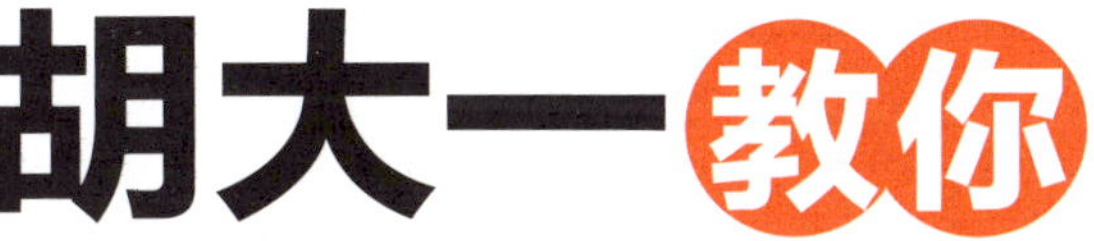

胡大一教你 高血脂就该这样吃

增订版

主编 胡大一 北京大学人民医院心血管研究所所长、主任医师、心脏中心主任、博士生导师

副主编 张　晔 解放军 309 医院营养科前主任

成向东 北京市鼓楼中医医院康复科主任

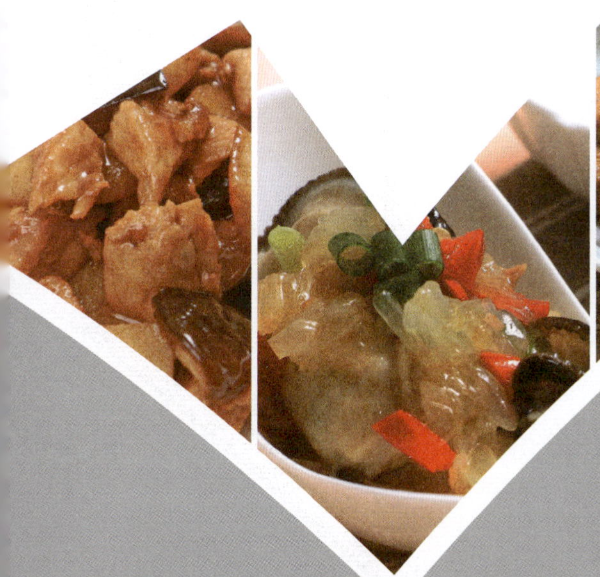

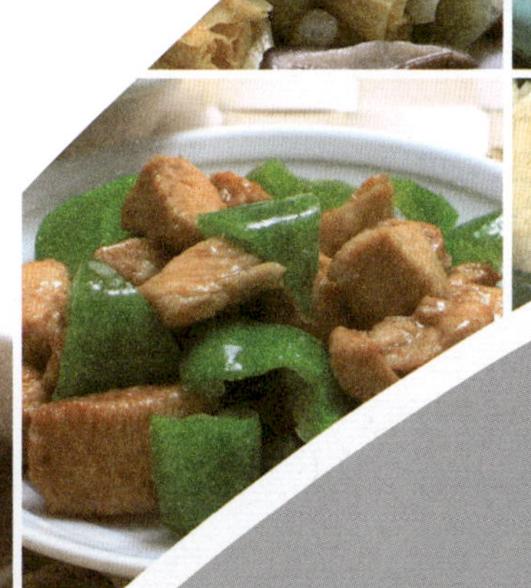

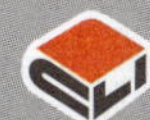

中国轻工业出版社

图书在版编目（CIP）数据

胡大一教你高血脂就该这样吃 / 胡大一主编 . —北京：中国轻工业出版社，2018.12

ISBN 978-7-5019-8722-1

I.①胡… II.①胡… III.①高血脂病—食物疗法 IV.①R247.1

中国版本图书馆 CIP 数据核字（2012）第 043474 号

责任编辑：侯满茹　　责任终审：张乃柬　　整体设计：悦然文化

策划编辑：翟　燕　侯满茹　　责任校对：李　靖　　责任监印：张京华

出版发行：中国轻工业出版社（北京东长安街 6 号，邮编：100740）

印　　刷：北京画中画印刷有限公司

经　　销：各地新华书店

版　　次：2018 年 12 月第 1 版第 4 次印刷

开　　本：720×1000　1/16　印张：14

字　　数：270 千字

书　　号：ISBN 978-7-5019-8722-1　定价：48.00 元

邮购电话：010-65241695

发行电话：010-85119835　传真：85113293

网　　址：http://www.chlip.com.cn

Email：club@chlip.com.cn

如发现图书残缺请与我社邮购联系调换

181197S2C104ZBW

前言

随着人们饮食结构的改变、运动量减少、吸烟和大量饮酒，心脑血管疾病已成为中国头号健康杀手。心血管疾病患病率呈明显上升趋势，每年因心血管疾病死亡人数约 300 万。目前高脂血症的患病率在 30%~50％。而且，高脂血症年轻化趋势明显。人们迫切需要能科学、有效地解决高脂血症问题的办法。

不管哪一类高脂血症，无论是否需要采取药物治疗，首先都得调理生活方式，调节饮食。健康合理的饮食是预防控制高脂血症的重要途径。高脂血症是未来发生或复发心脑血管疾病的危险因素，高脂血症患者需要接受药物治疗，同时也需要健康合理的饮食。

本书紧扣“高脂血症患者吃什么，怎样吃”这一广大读者最关注的话题，讲解高脂血症的基础知识，并对高脂血症不同人群的饮食进行全新图解、详细解析、分步指导；将食物作为防御和控制疾病的重要手段，用健康的饮食理念、具体的食物制作方法传递诸多的实用信息，达到“无病时有助预防、有病时可助治疗、病后又有助于康复”的效果。从此，为高脂血症患者打开一扇通向健康的大门。

目录 CONTENTS

第3章 吃对食物，调理高脂血症

谷薯类

豆类

蔬菜类

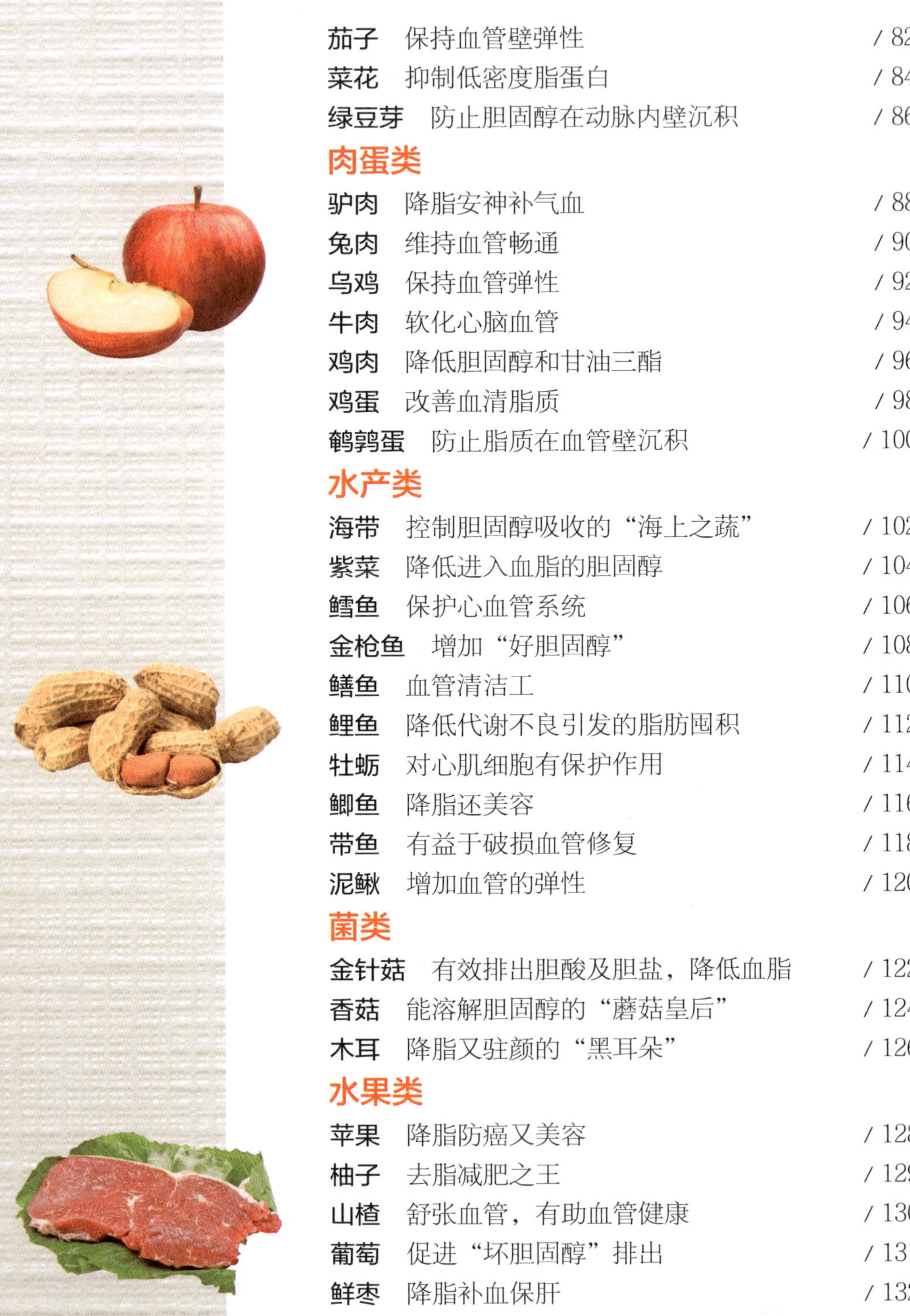

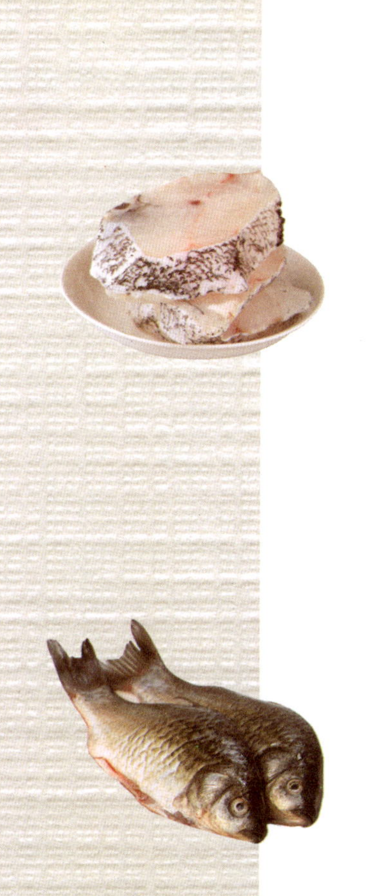

8周降低血脂的饮食方案

附录

本书提出的食谱为2~3人份，仅供参考，不必刻板照搬照用，要结合自己的情况灵活掌握。同时，应特别强调，饮食调节不能替代药物治疗。目前大量伪科学的骗人宣传与广告忽悠广大患者，误导高血压、糖尿病、高脂血症患者，甚至冠心病患者停用药物，这是谋财害命，绝不可听信。

专家连线

了解高脂血症

高脂血症及其危害

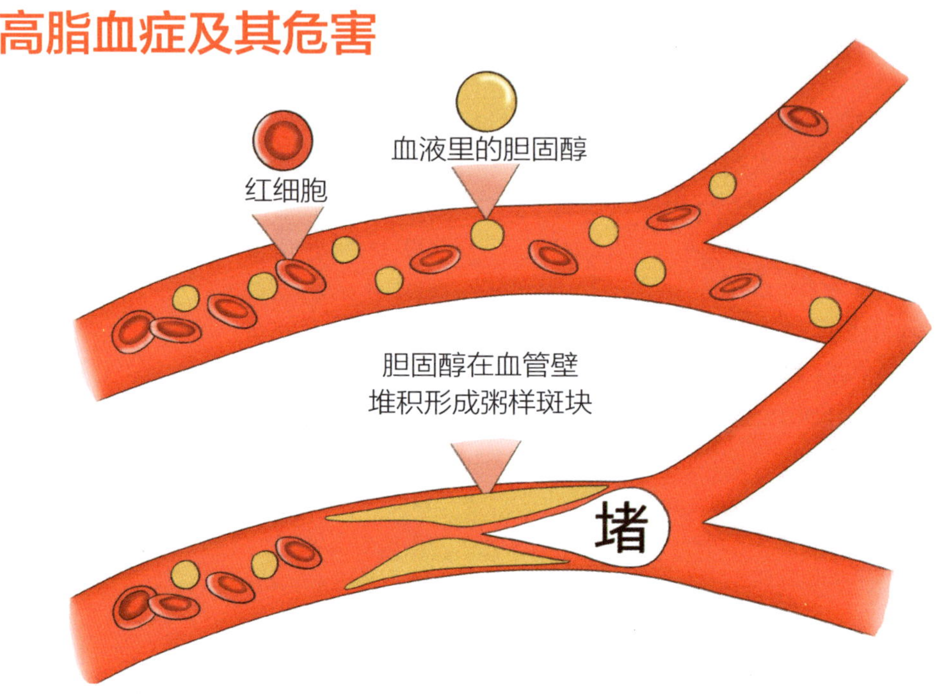

血液中低密度脂蛋白胆固醇含量升高，在血管壁沉积，形成粥样斑块，造成血液不畅，甚至堵住血管。

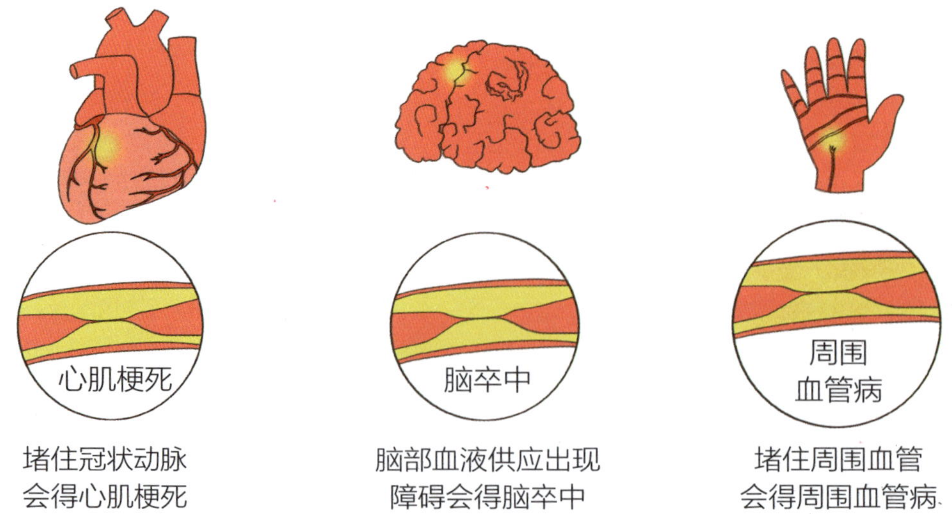

堵住冠状动脉会得心肌梗死

脑部血液供应出现障碍会得脑卒中

堵住周围血管会得周围血管病

高脂血症易发人群

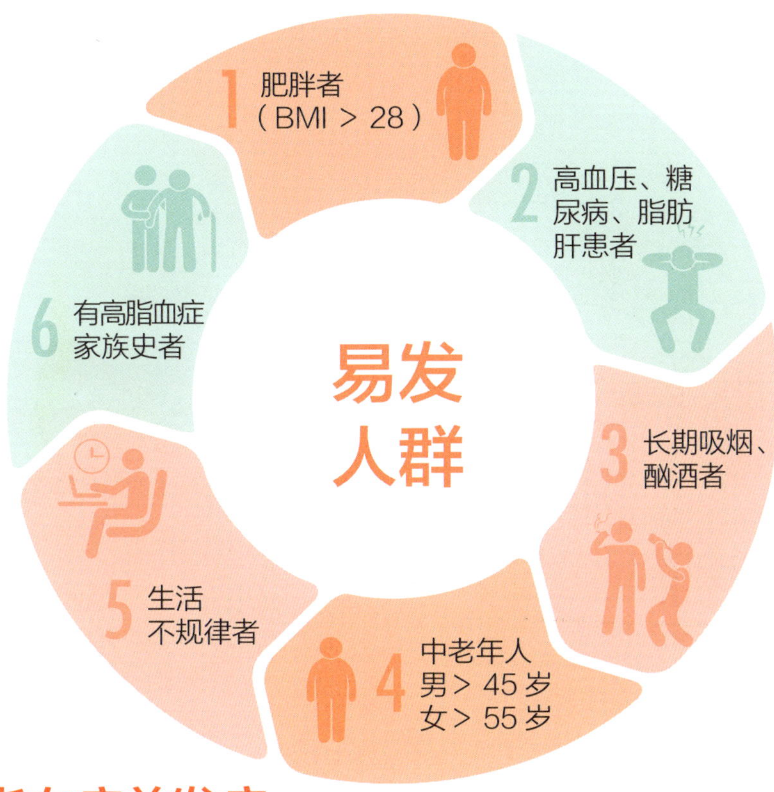

高脂血症并发症

动脉粥样硬化
高血压
糖尿病
冠状动脉粥样
硬化性心脏病①
肥胖症
脑卒中
痛风
肾病综合征

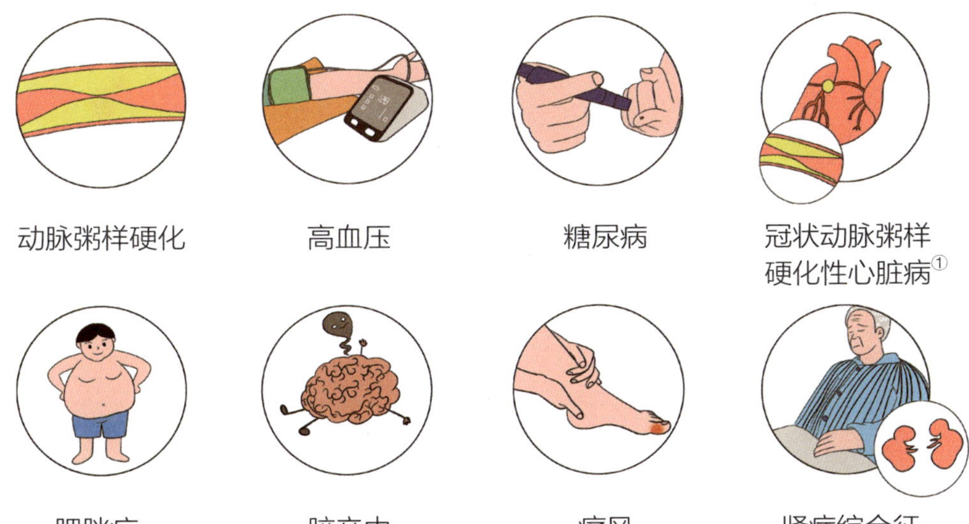

①冠状动脉粥样硬化性心脏病，即冠心病，本书以后出现此病皆称为冠心病。

高脂血症检测频率及判断标准

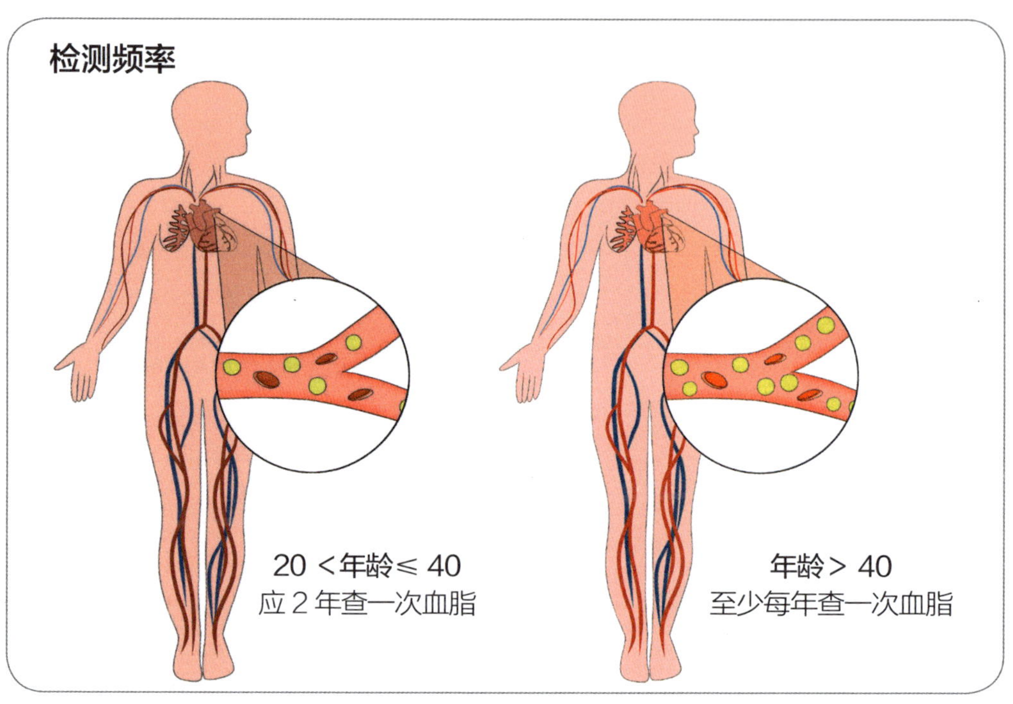

判断标准

项目	判断标准
甘油三酯（TG）	正常范围 < 1.7 毫摩 / 升
总胆固醇（TC）	正常范围 < 5.2 毫摩 / 升
低密度脂蛋白胆固醇（LDL-C）	正常范围 < 3.4 毫摩 / 升
非高密度脂蛋白胆固醇（非 -HDL-C）	正常范围 < 4.2 毫摩 / 升

注：①数据参考《中国成人血脂异常防治指南（2016 年修订版）》。
②非高密度脂蛋白胆固醇（非 -HDL-C），是总胆固醇减去高密度脂蛋白胆固醇的量。

高脂血症患者降脂方法

药物调脂治疗降脂法

1. 他汀类药物是高脂血症进行药物治疗的基石
2. 他汀类药物是中国高脂血症人群的常用药物，通常采用中等强度的药量
3. 他汀类药物不耐受、胆固醇水平不达标者或严重混合型高脂血症者应考虑调脂药物联合应用

非药物调脂治疗降脂法

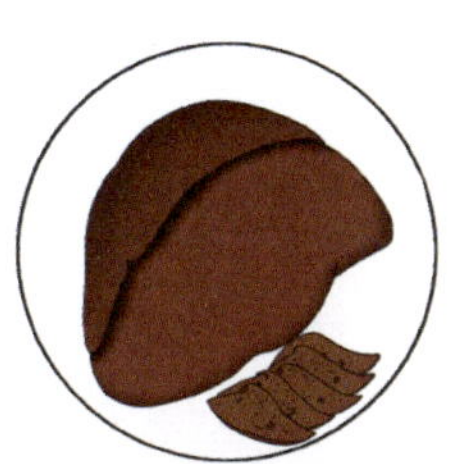

少吃富含“坏胆固醇[①]”的食物

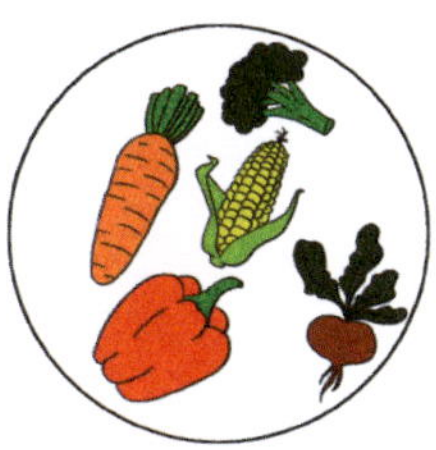

多吃粗粮、蔬果

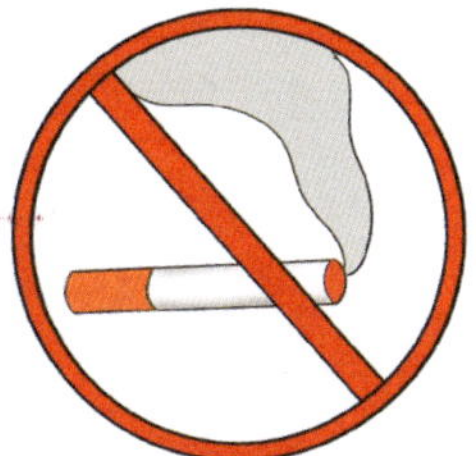

戒烟

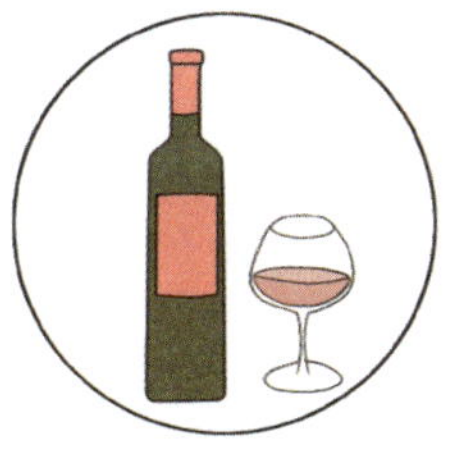

限酒

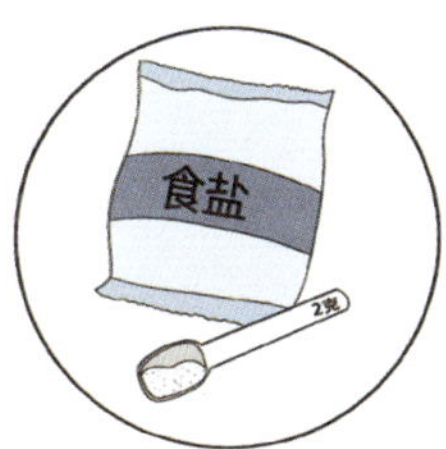

控盐

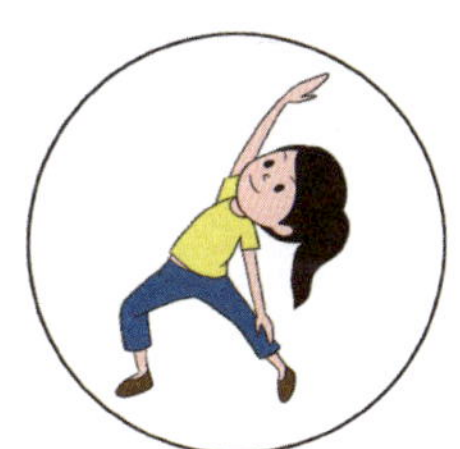

每天进行中等强度的运动

① “坏胆固醇”即低密度脂蛋白胆固醇，而高密度脂蛋白胆固醇为“好胆固醇”。

高脂血症患者问得最多的问题

Top
1
血脂检查应该
注意什么

答 ①三天内避免高脂饮食。②保持平时的饮食习惯。③检测前空腹10~12小时。④特殊时期不宜进行检查（包括急性感染、发热、女性月经期、妊娠期，以及会使血脂水平产生变化的情况）。

Top
2
胆固醇和甘油三酯
升高的原因有哪些

答 引起胆固醇和甘油三酯升高的原因有很多，其中最常见的有以下几种：①饮食习惯和生活习惯不好。②疾病和药物。③遗传因素。

Top
3
血脂化验单上无箭
头就表示正常吗

答 血脂检查报告单上的正常值范围是针对健康人群的标准。对于患有心脑血管疾病等人群或是未患有心脑血管疾病但存在危险因素（高血压、糖尿病）的人群，即使化验单上无箭头，也不能判定为正常，需要找专业医生进行解读。

Top
4
血脂化验需要
查哪几项

答 临床上检查血脂包括以下几个主要项目：总胆固醇、甘油三酯、高密度脂蛋白胆固醇、低密度脂蛋白胆固醇、载脂蛋白A1（ApoA）、载脂蛋白B（ApoB）6项。

Top 5 高脂血症患者可以每天都吃鸡蛋吗

答 鸡蛋清中含有优质蛋白质，还有水和极少量的脂肪；蛋黄所含的脂肪以多不饱和脂肪酸为主，富含的油酸能有效预防心脏病。一个鸡蛋黄含胆固醇接近200毫克，而高脂血症患者每天胆固醇总摄入量小于200毫克。故高脂血症患者建议每周吃3～4个鸡蛋。

Top 6 被确诊为高脂血症后还需要做哪些检查

答 患者一旦被确诊为高脂血症，还需根据自身的症状及其他并发症，选择做心电图、B超检查、检查眼底、监测血压等，以便对个人健康有综合了解。

Top 7 坚持长跑能治愈高脂血症吗

答 坚持长跑能够提高身体代谢机能，及时排出体内废物，优化血管功能，稀释黏稠的血液，有调节高脂血症的作用。但是，长跑虽然有调理血脂的效果，却无法完全治愈高脂血症，还需要配合药物调理和饮食调节。

答 据研究证实，血液中的血脂水平与局部动脉斑块跟血管的阻塞程度、斑块的稳定性均无关。这也就是说血脂正常，也不能说不会存在局部斑块异常的危险。因此，对冠心病、糖尿病、脑卒中、心肌梗死等高危人群来说，服用调节血脂的药可减少心脑血管突发。

答 头晕、视力模糊、食欲差、肥胖、腹痛、神疲乏力、失眠健忘、肢体乏力麻木、胸闷、心悸等症状是高脂血症的先兆。

Top 10 高血压与高脂血症有关系吗

答 高血压的发生和发展与高脂血症密切相关。大量研究资料表明，许多高血压患者伴有脂质代谢紊乱，血中胆固醇和甘油三酯的含量较正常人显著增高，而高密度脂蛋白胆固醇含量则较低。

Top 11 哪些高脂血症患者不适合服用烟酸

答 如果患者有下列情况之一，则说明患者不适合服用烟酸。①活动性溃疡或近期有动脉出血。②对烟酸或其产品中任何其他成分过敏。③严重或原因未明的肝功能损坏。④严重痛风或酗酒，妊娠期或哺乳期。

Top 12 什么是强化降脂治疗

答 强化降脂治疗就是指对冠心病高危人群使用他汀类药物以降低低密度脂蛋白胆固醇，使其血脂降到目标值。

第1章

高脂血症患者怎样安排日常饮食

日常饮食三步走，轻松安全调血脂

人活动的时候会消耗热量，热量主要来源于食物中的蛋白质、脂肪和碳水化合物。如果热量摄入过多，就会以脂肪的形式储存在体内，这样的后果很可怕：很可能导致血中胆固醇类物质过高，出现高脂血症。所以高脂血症患者一定要限制热量摄入。

第 1 步　计算每天所需热量

一个人一天所需的热量根据性别、年龄、身高、体重、活动量不同而有所差异。热量摄入过多，不仅是高脂血症的诱因，也是高血压、糖尿病等高脂血症相关疾病的诱因。但是如果长期摄入热量过少，没有达到维持身体机能的最小限度热量，则易出现饥饿性酮症，久而久之就会营养不良。为了更好地掌握高脂血症患者日常饮食安排，这里为大家举例详细讲解一下日常饮食安排的计算公式。

例子

张先生最近参加单位体检，发现患有高脂血症。这可急坏了他，一时不知道如何安排饮食来辅助治疗。首先，让我们来一起看看张先生的基本情况：张先生，30 岁，身高 1.75 米，体重 72 千克，办公室职员。

1. 计算标准体重

标准体重：身高（米）的平方 × 标准系数（男性 22，女性 20）= 标准体重（千克）

张先生标准体重：$(1.75)^2 \times 22 = 67.375 \approx 67$ 千克

您的标准体重 身高 ______ 米 × 身高 ______ 米 × 标准系数 = ______ 千克

2. 判断体质类型

体重指数（BMI）是经常用来衡量体重是否超标的重要指标。

BMI= 体重（千克）÷ 身高（米）的平方

张先生的 BMI=$72 \div (1.75)^2 \approx 23.5$

查询“BMI 的评定标准表”可看出张先生的体重属于正常范围，但是需要注意控制。

您的BMI = 体重 ______ 千克 ÷（身高 ______ 米 × 身高 ______ 米）= ______

BMI 的评定标准表

等级	BMI 值	等级	BMI 值
极重度肥胖	≥ 40	超重	24 ~ 27.9
重度肥胖	30 ~ 40	标准	18.5 ~ 23.9
肥胖	28 ~ 29.9	消瘦	<18.5

3. 判断日常活动强度

日常活动强度一般分为四种：卧床休息、轻体力劳动、中等体力劳动、重体力劳动。具体的界定方法如下。

轻体力劳动	以站着或少量走动为主的工作，如教师、售货员等；以坐着为主的工作，如售票员、办公室职员等
中等体力劳动	如学生的日常活动等
重体力劳动	如运动员，非机械化的装卸、伐木、采矿、砸石等类型工作的从业者

张先生为办公室职员，属于轻体力劳动者。

4. 查出每天每千克标准体重需要的热量

成人高脂血症热量供给标准表

（单位：千卡）

劳动强度	每天每千克标准体重所需的热量
卧床休息	20~25
轻体力劳动	26~30
中等体力劳动	31~35
重体力劳动	36~40

张先生体重正常，从事的是轻体力劳动，对应的热量供给值是每天每千克26~30 千卡。

5. 计算每天所需总热量

每天所需总热量 = 标准体重（千克）× 每天每千克标准体重需要的热量（千卡）

张先生每天所需总热量 =67 ×（26~30）=1742~2010 千卡

您每天所需总热量= 标准体重 ______ 千克 × 每天每千克标准体重需要的热量 ______ 千卡 = ______ 千卡

第 2 步　能量配比计算每天吃多少

1. 确定三餐能量分配比例

可以按照日常饮食习惯，将一日三餐按照 1 ：2 ：2 的能量比例分配，也可以按照 1 ：1 ：1 的比例分配，或按照 3 ：4 ：3 的比例分配。如果没有其他与饮食有关的疾病和特殊饮食习惯，餐次安排可按正常早、午、晚一日三餐安排。可以偶尔加餐，但是尽量不要吃夜宵，因为夜间进食过多会导致肝脏合成胆固醇明显增多。

前面的例子已列出了张先生每天需要的总热量为 1742~2010 千卡，按照早、午、晚餐 1 ：2 ：2 的比例分配三餐的热量，就得出下面的结果：

早餐的热量 =（1742~2010）千卡 ×1/5 = 348~402 千卡

午餐的热量 =（1742~2010）千卡 ×2/5 = 697~804 千卡

晚餐的热量 =（1742~2010）千卡 ×2/5 = 697~804 千卡

您的早餐热量= 每天所需总热量 ______ 千卡 ×1/5 = ______ 千卡

您的午餐热量= 每天所需总热量 ______ 千卡 ×2/5 = ______ 千卡

您的晚餐热量= 每天所需总热量 ______ 千卡 ×2/5 = ______ 千卡

2. 确定主食量

主食即富含碳水化合物的食物，如大米、面粉、玉米等，是全天食物中热量的主要来源。主食吃多了吃少了都会影响血脂，建议高脂血症患者每天主食的热量摄入量大约为摄入总量的 55%。

性别	每天建议主食量
男	500 克
女	400 克

注：老年人的主食摄入量每天不宜超过 300 克。

3. 确定副食量

一般情况下，高脂血症患者每天的副食品种及摄入量如下。

副食品种	推荐用量	副食品种	推荐用量
蔬菜	400~500 克	水果	200 克
肉、鱼贝类和大豆类	65~100 克	油脂	< 20 克
蛋类	一周 3~4 个	盐	< 6 克
奶及奶制品	250 克	糖类	10 克

第 3 步　食物交换份，让你吃喝有度不逾矩

1. 认识食物交换份

食物交换份是将食物按照来源、性质分成若干类。同类食物在一定重量内所含的蛋白质、脂肪、碳水化合物和热量相似，不同类食物间所提供的热量是相同的，各类食物提供同等热量（90 千卡），以便交换使用。食物交换份的应用可以使高脂血症患者的食谱设计趋于简单，并能通过饮食获取均衡营养，便于患者了解和控制总热量，做到食品多样化，方便灵活掌握。

同类食物可以互换，如大米换成小米、面粉、荞麦、燕麦等，不同类食物，营养成分差不多的也可以互换，如水果和粮食互换，吃 1 个 200 克左右的苹果，减少 25 克主食。需要注意的是，如果有的患者想多吃肉，少吃饭，是否可以将粮食换成肉类呢？这是不可以的，因为要平衡饮食，碳水化合物、蛋白质、脂肪的量都要有一定的比例，不可只吃肉不吃饭，也不可以只吃饭不吃肉，要注意荤素搭配、粗细搭配。

四大组（八小类）食物内容的营养价值表

组别	类别	重量（克）	热量（千卡）	蛋白质（克）	脂肪（克）	碳水化合物（克）	主要营养素
谷薯组	谷薯类	25	90	2.0	—	20.0	碳水化合物
	大豆类	25	90	9.0	4.0	4.0	膳食纤维
蔬果组	蔬菜类	500	90	5.0	—	17.0	矿物质
	水果类	200	90	1.0	—	21.0	维生素
肉蛋组	浆乳类	160	90	5.0	6.0	—	蛋白质
	肉蛋类	50	90	9.0	6.0	—	脂肪
油脂组	坚果类	15	90	4.0	7.0	2.0	脂肪
	油脂类	10	90	—	10.0	—	脂肪

2. 计算食物交换份的数量

食物交换份的份数 = 每天所需的总热量（千卡）÷ 90(千卡)

张先生每天所需食物交换份的份数 =（1742~2010）÷ 90 ≈（19~22）份

您食物交换份的份数= 每天所需总热量 ______ 千卡 ÷ 90 = ______ 份

3. 分配食物

计算出了食物交换份的份数，就可以根据自己的饮食习惯和口味来选择并交换食物了。通过前面的计算我们知道张先生每天所需的总热量为 1742~2010 千卡，我们按 1800 千卡计算，查“高脂血症患者不同热量饮食内容举例表”（见下表）1800 千卡一栏，查出张先生每天需要主食 300 克（计 12 份），蔬菜 500 克（计 1 份），水果 200 克（计 1 份），肉蛋豆类 150 克（计 3 份），浆乳类 250 克（计 1.5 份），油脂类 20 克（计 2 份），一共 20.5 份，约合 21 份。

高脂血症患者不同热量饮食内容举例表

热量（千卡）	交换单位（份）	谷薯类		蔬菜类		水果类		肉蛋豆类		浆乳类		油脂类	
		重量（克）	单位（份）	重量（克）	单位（份）	重量（克）	单位（份）	重量（克）	单位（份）	重量（克）	单位（份）	重量（克）	单位（份）
1200	14	150	6	500	1	200	1	150	3	250	1.5	20	2
1400	16	200	8	500	1	200	1	150	3	250	1.5	20	2
1600	18	250	10	500	1	200	1	150	3	250	1.5	20	2
1800	20	300	12	500	1	200	1	150	3	250	1.5	20	2
2000	22	350	14	500	1	200	1	150	3	250	1.5	20	2
2200	24	400	16	500	1	200	1	150	3	250	1.5	20	2

4. 制订食谱

决定好食物种类并计算出每天所需食物量后，再结合“四大组（八小类）食物内容的营养价值表（见第 21 页）”，就可以拿这些食物制订菜谱了。下面就是应用食物交换份制订的菜谱。

食谱举例

	食谱一	食谱二
早餐	牛奶 1 袋（250 克） 法式牛角面包（70 克） 拌黄瓜丝小碟（黄瓜 100 克） 盐 1 克，植物油 3 克	热豆浆 1 杯（200 克） 馒头片 50 克 凉拌绿豆芽（绿豆芽 100 克） 盐 1 克，植物油 3 克
午餐	米饭 100 克 豆腐干炒芹菜（芹菜 100 克，豆腐干 50 克，香肠 20 克） 拌海带丝（水发海带 150 克） 盐 2 克，植物油 9 克	花卷 100 克 鸡丁炒白萝卜（白萝卜 100 克，鸡胸肉 50 克） 鲜蘑炖小白菜（小白菜 200 克，鲜蘑 100 克） 盐 2 克，植物油 9 克

晚餐	小米面发糕（小米面 25 克，面粉 25 克） 大米粥 1 碗（大米 25 克） 清炖鲤鱼（鲤鱼 100 克） 蒜香油菜（油菜 150 克） 盐 2 克，植物油 8 克	绿豆饭（大米 45 克，绿豆 30 克） 香菇冬瓜汤（冬瓜 150 克，香菇 25 克） 豆腐烧虾（豆腐 150 克，对虾 28 克，番茄 50 克） 盐 2 克，植物油 8 克

等热量谷薯类食物交换表（每份提供热量 90 千卡，碳水化合物 20 克，蛋白质 2 克）

食物	重量（克）	食物	重量（克）
大米、小米、糯米、薏米	25	红豆、绿豆、芸豆、干豌豆	25
高粱米、玉米面	25	烧饼、烙饼、馒头	35
面粉、米粉、混合面	25	咸面包、窝头、切面	35
挂面、龙须面、燕麦面	25	土豆、芋头	100
莜麦面、荞麦面、苦荞面	25	湿粉皮	150
通心粉、干粉条、干莲子	25	鲜玉米（带棒心）	200
苏打饼干	25		

等热量蔬菜类食物交换表（每份提供热量 90 千卡，碳水化合物 17 克，蛋白质 5 克）

食物	重量（克）	食物	重量（克）
大白菜、圆白菜、菠菜、油菜	500	白萝卜、青柿子椒、茭白、冬笋	400
韭菜、茴香、芹菜、茼蒿	500	南瓜、菜花	350
莴笋、油菜心、苦瓜	500	扁豆、洋葱、蒜薹	250
西葫芦、番茄、黄瓜、冬瓜	500	胡萝卜	200
茄子、丝瓜、芥蓝	500	山药、藕、红薯	150
苋菜、龙须菜、豆芽、鲜蘑	500	鲜百合	100
水发海带	500	毛豆、鲜豌豆	70

等热量水果类食物交换表（每份提供热量 90 千卡，碳水化合物 21 克，蛋白质 1 克）

食物	重量 / 克	食物	重量 / 克
柿子、香蕉、鲜荔枝	150	草莓	300
梨、桃、苹果、橘子、橙子	200	西瓜	500
柚子、猕猴桃、李子、杏	200	葡萄	200

注：以上水果均包括皮核。

等热量大豆类食物交换表（每份提供热量 90 千卡，碳水化合物 4 克，蛋白质 9 克，脂肪 4 克）

食物	重量 / 克	食物	重量 / 克
腐竹	20	北豆腐	100
大豆、大豆粉	25	南豆腐	150
豆腐丝、豆腐干	50	豆浆（黄豆 1 份加水 8 份）	400

等热量奶类食物交换表（每份提供热量 90 千卡，碳水化合物 6 克，蛋白质 5 克，脂肪 5 克）

食物	重量 / 克	食物	重量 / 克
奶粉	20	牛奶、羊奶	160
脱脂奶粉、乳酪	25	无糖酸奶	130

等热量坚果类食物交换表（每份提供热量 90 千卡，脂肪 10 克）

食物	重量 / 克
核桃、杏仁、花生米	15
葵花子（带壳）、南瓜子（带壳）	25
西瓜子（带壳）	40

等热量肉蛋类食物交换表（每份提供热量 90 千卡，蛋白质 9 克，脂肪 6 克）

食物	重量 / 克	食物	重量 / 克
猪瘦肉、牛肉、羊肉、鸡肉、鸭肉、鹅肉	50	鸡蛋、鸭蛋、松花蛋、鹌鹑蛋	60
五花肉	25	鸡蛋清	150
排骨	70	草鱼、鲤鱼、鲫鱼、鲢鱼、甲鱼、鳝鱼	80
熟火腿、香肠	20	带鱼、黄鱼、比目鱼	80
无糖叉烧肉、午餐肉、大肉肠	35	对虾、青虾、鲜贝	80
酱牛肉、酱鸭	35	兔肉、蟹肉、水发鱿鱼	100

等热量油脂类食物交换表（每份提供热量 90 千卡，脂肪 10 克）

食物	重量 / 克	食物	重量 / 克
花生油、玉米油、菜籽油	10	大豆油、香油	10
猪油、牛油、羊油、黄油	10	芝麻酱	15

第2章

摄入均衡营养
辅助防治高脂血症

让你又爱又恨的三大营养成分

为人体提供热量的是三大营养成分，其中碳水化合物占 50% ~ 65%，蛋白质占 15% ~ 20%，脂肪占 20% ~ 30%。这三大类营养成分，摄入过少则营养不足，摄入过量身体会将多余的营养成分转化为脂肪，严重时出现高脂血症，故应均衡摄入三大营养成分。

碳水化合物

碳水化合物与脂肪、蛋白质被称为人体必需的三大产能营养素，主要以各种不同的淀粉、糖、纤维素的形式存在于粮、谷、薯、杂豆以及米面制品和蔬菜水果中。碳水化合物是人体热能的主要来源，它供给人体的热量约占人体所需总热能的 55%。碳水化合物还是构成组织的重要物质，能促进蛋白质的合成和利用，维持脂肪的正常代谢，并保护肝脏功能。

碳水化合物分为单糖、双糖和多糖，对血脂的影响度与其种类有关。单糖（如葡萄糖、果糖）和双糖（如蔗糖、麦芽糖）摄入过多可使血清甘油三酯含量增高，对肥胖或已有甘油三酯增高的人影响更为明显。而多糖又分为不溶性多糖（如膳食纤维）和可溶性多糖（如淀粉、肝糖原等）。不溶性多糖虽属于多糖，但不能供给人体热量，可溶性多糖可经酶催化水解后释放单糖以供应热量。

摄入单糖、多糖、可溶性多糖过多使脂肪酸合成增加，导致脂肪堆积，从而造成体重增加和血脂升高，并最终诱发高脂血症。所以，适量摄入碳水化合物，对人身体才是有益的。

蛋白质

蛋白质是组成人体细胞、组织、器官的重要成分。机体重要组成部分都有蛋白质参与，同时蛋白质可有效促进人们生长发育，以及新陈代谢。另外蛋白质是构成多种重要生理活性物质的成分，如免疫蛋白、酶、激素、神经递质等，参与调节机体的生理功能，并供给人体热量。

理论上成人每天摄入约 30 克蛋白质就可满足身体需要，但从安全性和消化吸收等其他因素考虑，成人按每天每千克体重摄入 0.8 克蛋白质为宜。我国由于以植物性食物为主，所以成人蛋白质推荐量为每天每千克体重为 1.16 克。蛋白质营养正常时，人体内有关反映蛋白质营养水平的指标也应处于正常水平。

摄入过多的蛋白质会加重肾脏代谢负担，加速钙的丢失，甚至导致蛋白质中毒或死亡。虽然摄入适量蛋白质对机体有益，但决不可过量。蛋白质摄入不足，同样可引起体力下降、水肿、抗病力减弱等。

脂肪

脂肪存在于动物的皮下组织及植物体中，是生物体的组成部分和储能物质，也是食用油的主要成分。脂肪包括不饱和脂肪酸与饱和脂肪酸两种，脂肪酸是脂肪水解的产物，动物脂肪以含饱和脂肪酸为多，在室温中为固态；植物油则含不饱和脂肪酸较多，在室温下为液态。

不饱和脂肪酸又分为单不饱和脂肪酸与多不饱和脂肪酸。在多不饱和脂肪酸中又有 ω-3（甲种亚麻油酸）脂肪和 ω-6（亚麻油酸）脂肪，其中有一部分是人体必需脂肪酸。

大家不必谈脂变色，其实脂肪对人体有非常重要的作用，如是构成细胞膜的主要成分，促进脂溶性维生素吸收以及为人体提供热量等，是人们饮食当中不可或缺的营养物质。只要正确摄入，就不必担心因摄取过多脂肪而导致各种疾病。

中国营养学会提出，从健康出发，每人每天脂肪摄入量应在总热量的 30% 以下，而膳食中饱和脂肪酸、单不饱和脂肪酸及多不饱和脂肪酸的比例为 1 ∶ 1 ∶ 1；且 ω-3 和 ω-6 的比例以 1 ∶ 4 为最佳，因为 ω-6 摄入过多，将会降低身体吸收 ω-3。另外，一般食物中含单不饱和脂肪酸很少，但橄榄油中却高达 75%。单不饱和脂肪酸有利于降低胆固醇、甘油三酯和低密度脂蛋白胆固醇，还具有抗氧化作用。所以，在日常生活中摄入适量的橄榄油有益于身体健康。

1. 膳食脂肪的种类及其作用

膳食脂肪的类别	高密度脂蛋白胆固醇	低密度脂蛋白胆固醇	血压	斑块形成概率	胆固醇氧化程度
饱和脂肪酸：多脂肉类、黄油、棕榈油、可可脂、乳酪、全脂奶制品	不会减少，可能增加	增加	可能升高	可能增加	不变
反式脂肪酸：人造奶油、油酥、重油煎炸食品、一般的馅饼或油炸类小吃	减少	增加	效果不明	不变	效果不明
ω-6油类：玉米油、葵花子油、大豆油、花生油、香油	可能增加	减少	可能升高	可能减少	增加
单不饱和脂肪酸：橄榄油、菜籽油、高油酸红花油、高油酸葵花子油	可能增加	减少	可能降低	不变	减少
ω-3油类：鱼油、菜籽油、亚麻子油、核桃油	可能增加	可能减少或轻微增加	降低	减少	不变

2. 膳食脂肪的脂肪酸含量表及建议烹调使用方式

膳食脂肪类别	分类	饱和脂肪酸百分比	单不饱和脂肪酸百分比	多不饱和脂肪酸百分比	适合烹饪方法
植物性油脂	玉米油	6%	58%	36%	适合中火烹饪
	香油	15%	42%	43%	适合小火烹饪
	大豆油	15%	23%	62%	适合中火烹饪
	花生油	23%	40%	37%	适合中火烹饪
	葵花子油	12%	23%	65%	适合中火加水烹饪
动物性油脂	猪油	40%	44%	16%	适合高温炒煎炸
	牛油	54%	44%	2%	适合高温炒煎炸
	动物性奶油	73%	24%	3%	适合高温炒煎炸

10 种能降脂的营养素

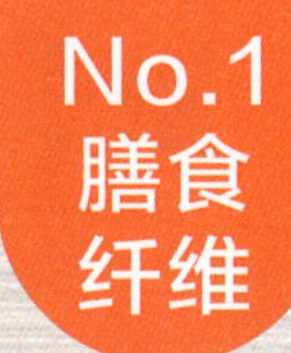

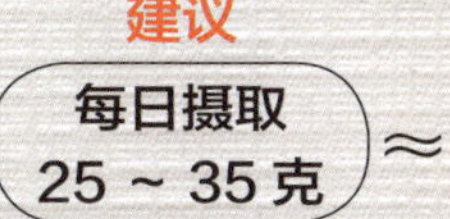

≈

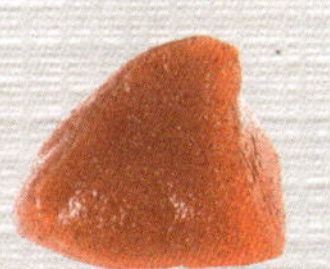

80 克魔芋

+

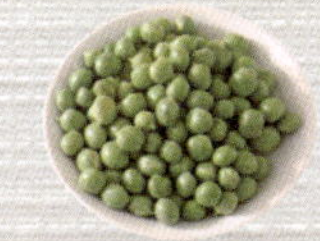

50 克豌豆

+

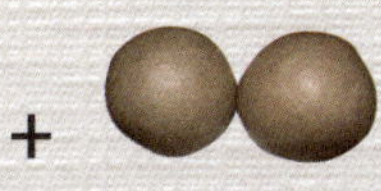

100 克荞麦馒头

注： 25~35 克膳食纤维，大约吃 80 克魔芋、50 克豌豆和 100 克荞麦馒头就够了。此处的食材类别和克数是建议用量，读者可根据实际情况摄入。

清脂作用

增进脂质代谢，增强消化功能，加快排泄胆固醇。

膳食纤维可增强消化功能，增强肠道蠕动，清洁肠道，促进体内血脂和脂蛋白代谢，又可与胆酸、胆固醇结合，有降低血中胆固醇浓度的作用。

膳食纤维还能促进排便，抑制肥胖；预防结肠癌、直肠癌、妇女乳腺癌、痔疮、胆结石；降低血脂，预防心血管病、糖尿病等；改善口腔环境及牙齿功能。

缺乏膳食纤维的症状

人体缺乏膳食纤维，会表现为肥胖、便秘、口臭、恶心、腹痛、腹胀等，严重缺乏膳食纤维者面容憔悴，伴色素沉着、全身酸痛不适、精神不振等。

补给须知

最好从广泛的食物来源中获得膳食纤维。饮食均衡的同时摄入足够多的水溶性膳食纤维与非水溶性膳食纤维才能获得不同的益处。

膳食纤维最佳含量排行榜

每 100 克食材含膳食纤维量 / 克

裙带菜（干）	小麦皮	魔芋	黄豆	豌豆	黑豆	红豆	荞麦	燕麦
40.6	31.3	20~30	15.5	10.4	10.2	7.7	6.5	5.3

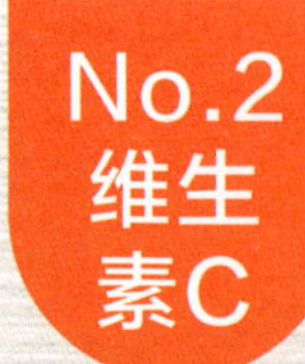

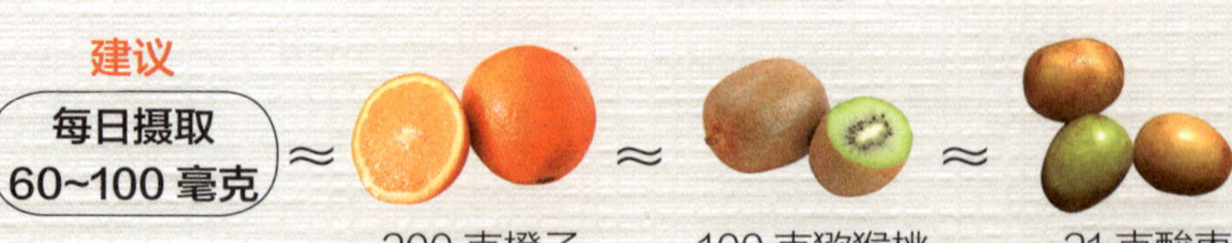

200 克橙子　100 克猕猴桃　21 克酸枣

≈ 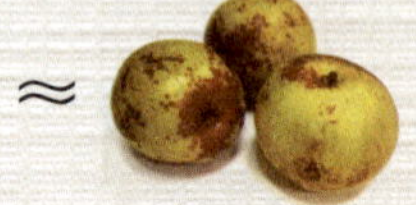 ≈ ≈ 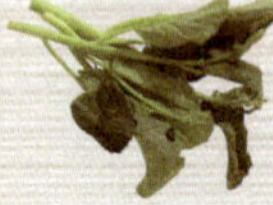

30 克鲜枣　50 克莼菜　100 克芥蓝

注：摄入 60~100 毫克维生素 C，吃大约 200 克橙子，或 100 克猕猴桃，或 21 克酸枣，或 30 克鲜枣，或 50 克莼菜，或 100 克芥蓝就够了。

清脂作用

降低血清总胆固醇和甘油三酯水平，降低血脂浓度。

维生素 C 可使胆固醇降低并且将胆固醇转为胆酸排出体外，又可增加体内脂蛋白酶的活性，加速血清中甘油三酯的降解，从而降低血清总胆固醇和甘油三酯水平，达到降低血脂的目的。

维生素 C 不仅能辅助防治高脂血症、动脉硬化，还能提高人体免疫力，对辅助治疗克山病、贫血、坏血病等疾病也有很好的疗效，还能预防牙龈萎缩、出血，且具有防癌作用。

缺乏维生素 C 的症状

缺乏维生素 C 会导致全身无力、营养不良、面色苍白、轻度贫血、精神抑郁、牙龈肿胀、牙龈出血、关节及肌肉疼痛，皮肤出现淤点、淤斑。

补给须知

维生素 C 遇水、热、光、氧、烟都会被破坏，因此蔬菜水果加热烹调处理、经太阳照射、水泡等，都会损失一定的维生素 C。一次性大量摄取维生素 C 不会全部被吸收，应分时间段摄取维生素 C，以提高吸收率。

维生素 C 最佳含量排行榜

每 100 克食材含维生素 C 量 / 毫克

酸枣	鲜枣	小红辣椒	莼菜	芥蓝	柿子椒	猕猴桃	菜花	苦瓜	草莓	橙子
900	243	144	89	76	62	62	61	56	47	33

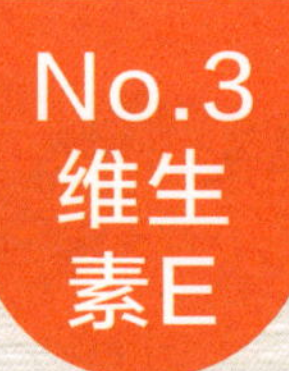

建议

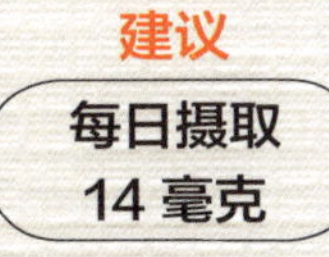

≈ 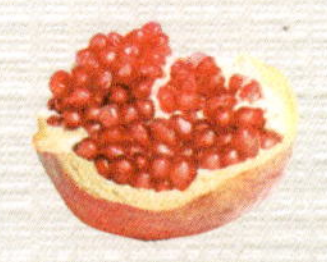 150 克石榴

≈ 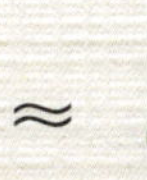 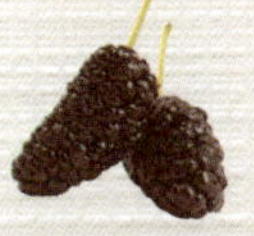 150 克桑葚

≈ 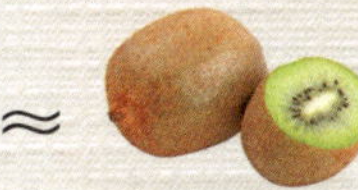 100 克猕猴桃

≈ 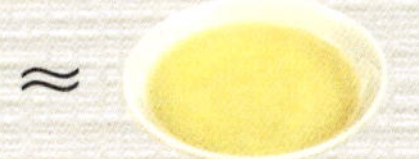 15 克大豆油

≈ 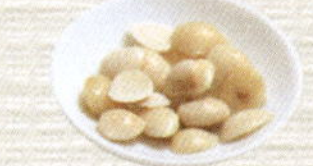 20 克杏仁

≈ 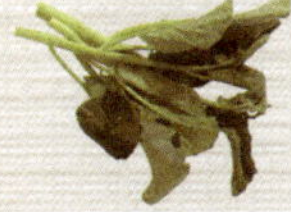 100 克芥蓝

注：摄入 14 毫克维生素 E，大约吃 150 克石榴，或 150 克桑葚，或 100 克猕猴桃，或 15 克大豆油，或 20 克杏仁就够了。

清脂作用

减少氧化过程中低密度脂蛋白的产生，促进胆固醇排泄。

维生素 E 参与低密度脂蛋白的代谢，既可改善脂质代谢，又能增强低密度脂蛋白的抗氧化能力，减少氧化修饰的低密度脂蛋白的产生。氧化修饰的低密度脂蛋白可导致胆固醇排泄减少，进而使血脂升高。

维生素 E 能预防动脉硬化、冠心病；抗衰老，延长寿命；提高机体免疫力；保护肝脏，延缓慢性肝纤维化；预防和辅助治疗贫血；预防流产等。

缺乏维生素 E 的症状

缺乏维生素 E 会过早衰老，出现生殖机能障碍，表现为不孕不育。女性较早患更年期综合征，出现流产，贫血，免疫力下降，色斑增多，皮肤干燥、粗糙等。

补给须知

过食维生素 E 会出现反胃、胃肠气胀、腹泻和心脏急速跳动等不良反应，长期大剂量摄入维生素 E 会增加脑出血的危险。所以摄入维生素 E 的量不可过少，也不可过多。

维生素 E 最佳含量排行榜

每 100 克食材含维生素 E 量 / 毫克

豆油	葵花子仁	香油	玉米油	黑芝麻	芝麻酱	核桃	榛子	松子仁	黄豆
93.1	79.1	68.5	50.9	50.4	35.1	41.2	36.4	32.8	18.9

No.4 胡萝卜素

建议

每日摄取 4000 微克 ≈ 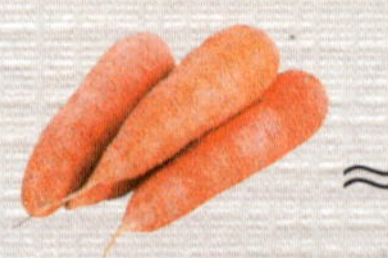 ≈ 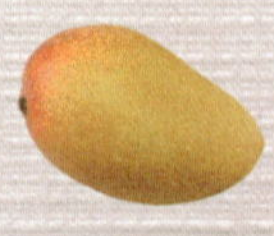 ≈ 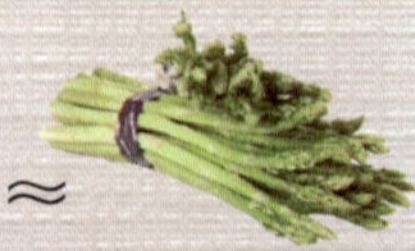

100 克胡萝卜 20 克芒果 10 克芦笋

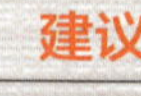

注： 摄入 4 毫克胡萝卜素，大约吃 100 克胡萝卜，或 20 克芒果，或 10 克芦笋就够了。

清脂作用

改善血脂，预防并发症。

胡萝卜素作为一种抗氧化剂，是保持人体健康的重要营养元素，具有解毒、抗氧化的作用，能预防心血管疾病、白内障，有助于预防由衰老引起的多种退化性疾病。

胡萝卜素除了能改善人体的血脂水平，还具有预防动脉硬化、冠心病、脑卒中等高脂血症并发症的作用。此外，胡萝卜素还能预防糖尿病；保护眼睛和皮肤；预防前列腺疾病清除体内氧自由基等。

缺乏胡萝卜素的症状

人体缺乏胡萝卜素会增加心血管疾病、癌症、白内障、生殖系统疾病、泌尿系统疾病及呼吸道感染的发生概率，还可能引发夜盲症、干眼症等眼部疾病，以及出现失眠、过早衰老、皮炎、皮肤角质化的症状，口腔、消化道、呼吸道容易出现感染。

补给须知

胡萝卜素为脂溶性营养素，进食含胡萝卜素的食物要用油烹调才能提高吸收率。但胡萝卜素不宜与醋同食，因为醋会破坏胡萝卜素。

胡萝卜素最佳含量排行榜

每 100 克食材含胡萝卜素量 / 微克

红薯叶	胡萝卜	百里香	芥蓝	芹菜叶	豌豆尖	豌豆苗	香菜
5960	4010	3510	3450	2930	2710	2667	1160

No.5 钙

建议
每日摄取 800 毫克 ≈

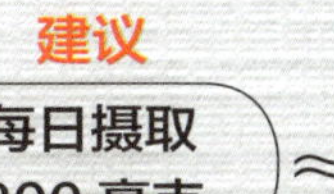
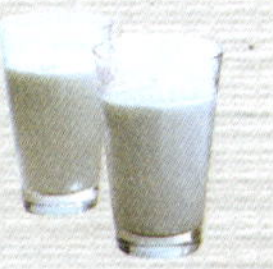
约 200 克牛奶
+
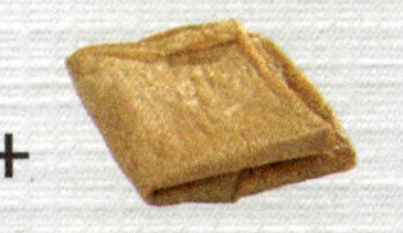
150 克大豆制品
+
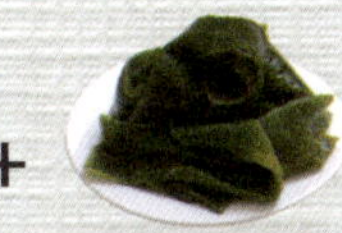
150 克海带

注：摄取 800 毫克钙，大约喝 200 克牛奶，吃 150 克大豆制品和 150 克海带就够了。

清脂作用

钙能降低血胆固醇的浓度。

血液中的钙与胆固醇结合后形成化合物沉积在骨中来降低血胆固醇总量，进而降低血脂浓度。人体补充充足的钙，尤其是离子钙，能够使食物里的脂肪酸、胆固醇与钙结合，减少肠道对脂肪的吸收。

钙还能镇静安神，防治失眠、头痛；也有利于预防中老年人骨质疏松；还有助于骨折后的恢复。

缺乏钙的症状

缺钙会导致睡眠质量下降，出现骨质疏松、骨质增生、手足抽搐症等症状。

补给须知

补钙要尽量通过多吃含钙丰富的食物。食用含钙丰富的食品时，应避免过多食用含磷酸、草酸、蛋白质丰富的食物，以免影响钙吸收。在服用补钙药品时同时尽量不要饮用碳酸饮料，以免降低钙的吸收率。补钙剂量不宜过大，以防引发泌尿系统结石。

钙最佳含量排行榜

每 100 克食材含钙量 / 毫克

田螺	芝麻酱	虾皮	黑芝麻	白芝麻	虾仁	花茶	海带
1030	1170	991	780	620	555	454	348

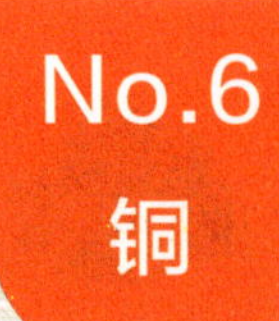

建议

每日摄取
0.8 毫克

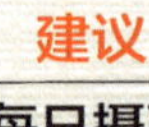

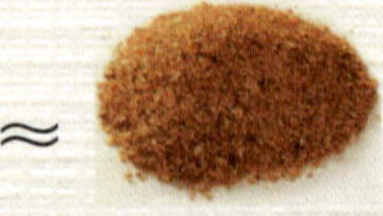

大约 39 克麸皮

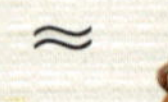

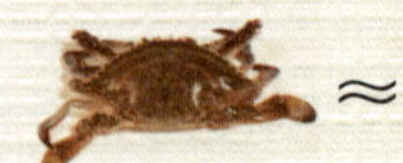

27 克河蟹

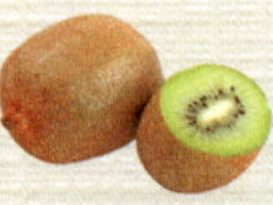

43 克猕猴桃

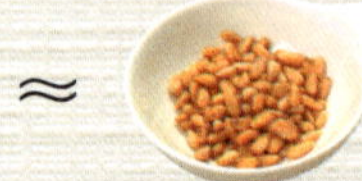

66 克炒松子

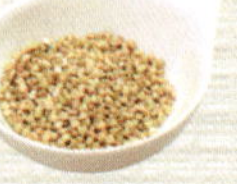

143 克荞麦

注：摄入 0.8 毫克铜，大约食用 39 克麸皮，或 27 克河蟹，或 43 克猕猴桃，或 66 克炒松子，或 143 克荞麦就够了。

清脂作用

铜缺乏可使胆固醇和低密度脂蛋白浓度升高。

人体缺铜，血中胆固醇水平明显上升，低密度脂蛋白浓度上升，补铜后胆固醇水平可恢复正常。

人体内的铜有助于造血；保护心脏，预防心脏病；还能预防脑障碍；也可以抑制癌细胞的生长，预防癌症；还有抗衰老、助孕的作用。

缺乏铜的症状

人体缺铜容易导致毛发干枯、骨质疏松、女性不孕、胆固醇升高、记忆衰退、反应迟钝，还可能引起白癜风及少白头等黑色素丢失症。

补给须知

过量补充铜元素，可能会出现恶心、呕吐、上腹部疼痛、急性溶血和肾小管变形等中毒现象。

铜最佳含量排行榜

每 100 克食材含铜量 / 毫克

带皮荞麦	生蚝	杏干	口蘑	酸梨	榛子	河蟹	松子（生）	海米
14.1	11.5	7.7	5.9	4.5	3	2.9	2.7	2.3

No.7 锌

建议

每日摄取
男 12.5 毫克
女 7.5 毫克

≈ 男 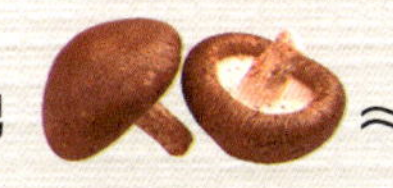 ≈ 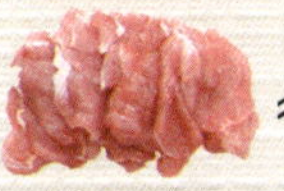 ≈ 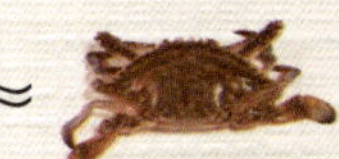

146 克香菇　388 克羊肉　227 克梭子蟹

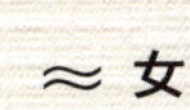 ≈ 女 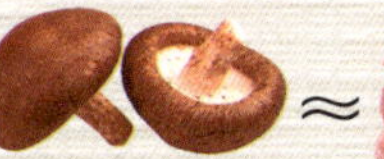 ≈ 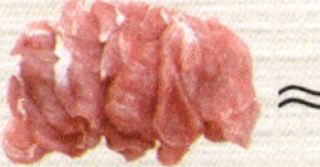 ≈ 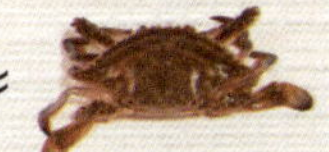

88 克香菇　233 克羊肉　136 克梭子蟹

注：男性摄入 12.5 毫克锌，大约吃 146 克香菇，或 388 克羊肉，或 227 克梭子蟹就够了。女性摄入 7.5 毫克锌，大约吃 88 克香菇，或 136 克羊肉或 136 克梭子蟹。

清脂作用

影响脂质代谢，有助于清除外围组织中的胆固醇。

锌可影响脂质代谢，有助于提高高密度脂蛋白水平，清除外围组织中的胆固醇，预防或延缓高脂血症。

锌会加速伤口愈合；有助于辅助治疗生殖障碍；预防前列腺疾病；辅助治疗精神失常；防止味觉丧失；提高免疫力。

缺乏锌的症状

人体缺锌会食欲减退，还可能出现异食癖、皮肤粗糙、口腔溃疡反复发作、视力下降、皮肤无光泽，容易紧张、疲倦等症状；长期缺锌还可能出现性功能减退。

补给须知

夏季天气炎热，出汗较多，锌会随汗液流失，应该适量增加食用富含锌的食物。

锌最佳含量排行榜

每 100 克食材含锌量 / 毫克

牡蛎	口蘑	干香菇	白瓜子	炒西瓜子	羊瘦肉	猪肝	梭子蟹	牛肉
9.4	9	8.6	7.1	6.8	6.1	5.8	5.5	4.7

No.8 镁

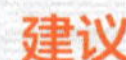

每日摄取 330 毫克 ≈ 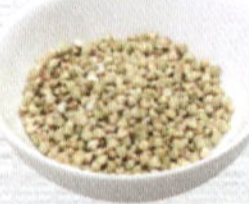 128 克荞麦 ≈ 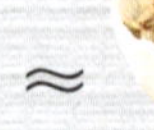 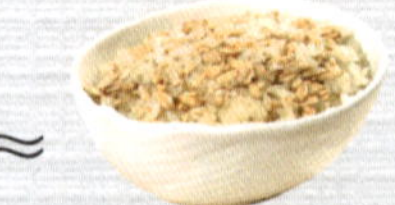 100 克燕麦饭 + 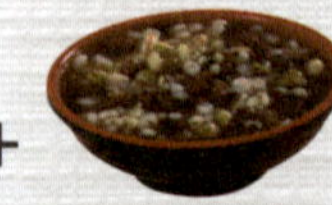 100 克五谷饭

注：摄入 330 毫克镁，大约吃 128 克荞麦，或 100 克燕麦饭加 100 克五谷饭就够了。

清脂作用

降血脂浓度，预防动脉硬化。

镁能提升被称为“好胆固醇”的高密度脂蛋白胆固醇，降低被称为“坏胆固醇”的低密度脂蛋白胆固醇，有效降低血脂浓度，防止动脉硬化进而保护心脑血管等。

镁还能保护骨骼健康；维持神经和肌肉的正常功能；对心脏活动具有重要的调节作用，有利于预防心律不齐；预防肾结石、胆结石；改善消化不良。

缺乏镁的症状

人体缺乏镁容易出现头脑不清醒、神经过敏、低血糖、注意力不集中、应变能力差、心动过速、情绪不安、容易激动等情况。

补给须知

在吃富含镁的食物时，要避免同时吃富含脂肪的食物，否则会干扰人体对镁的吸收。

镁最佳含量排行榜

每 100 克食材含镁量 / 毫克

榛子	荞麦	莲子	黄豆	绿茶	口蘑	海参	黑米
420	258	242	199	196	167	149	147

No.9 烟酸

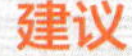

建议

每日摄取
男 15 毫克
女 12 毫克

≈ 男

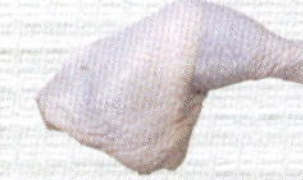

268 克鸡肉

≈

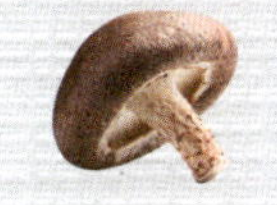

73 克香菇

≈

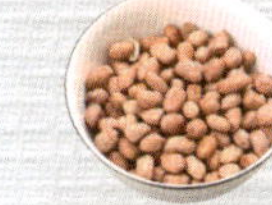

79 克炒花生仁

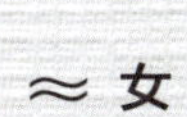

≈ 女

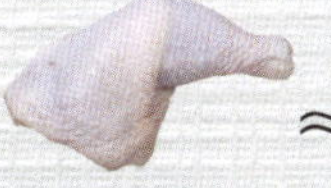

214 克鸡肉

≈

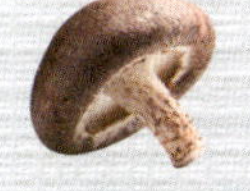

59 克香菇

≈

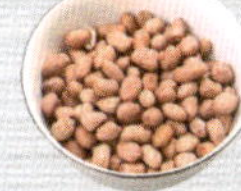

63 克炒花生仁

注：男性摄入 15 毫克烟酸，大约吃 268 克鸡肉，或 73 克香菇，或 79 克炒花生仁就够了。
女性摄入 12 毫克烟酸，大约吃 214 克鸡肉，或 59 克香菇，或 63 克炒花生仁就够了。

清脂作用

烟酸能抑制合成和促进分解极低密度脂蛋白。

烟酸既能抑制极低密度脂蛋白的合成，又能促进极低密度脂蛋白的分解，从而使血中极低密度脂蛋白明显降低。

烟酸还能预防糙皮病；辅助治疗高脂血症；预防血管性偏头痛、脑动脉血栓形成、肺栓塞等；预防冻伤、中心性视网膜脉络膜炎等。

缺乏烟酸的症状

缺乏烟酸可发生糙皮病，发病初期有体重下降、倦怠无力、舌炎、口角炎、消化不良、腹痛、腹泻、失眠、头痛、健忘、烦躁等症状，随之暴露的皮肤发红、发痒，久之皮肤变为暗红色或棕色，有色素沉着、脱屑等症状。有的糙皮病患者可有继发感染、肌肉震颤，还可进展到精神错乱、定向障碍、癫痫发作甚至死亡。

补给须知

烟酸有降低胆固醇及甘油三酯的作用，但不良反应也较多。糖尿病、痛风、肝功能不全、消化性溃疡病患者，补充烟酸应咨询医生。

烟酸最佳含量排行榜

每 100 克食材含烟酸量 / 毫克

香菇	花生（炒）	铁观音茶	花生（生）	土鸡	小麦皮	榛子（炒）	桂圆肉
20.5	18.9	18.5	17.9	15.7	12.5	9.8	8.9

No.10 硒

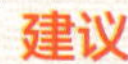

每日摄取 60 微克

≈ 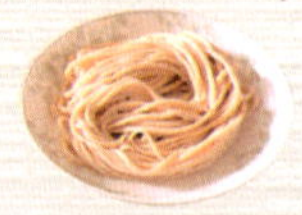 511 克手切面

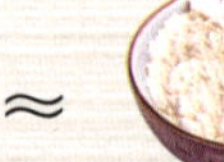

≈ 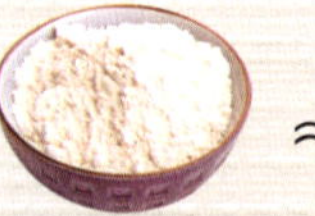 92 克小麦胚芽粉

≈ 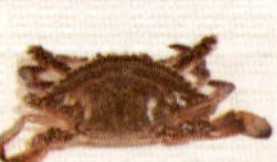 66 克梭子蟹

≈ 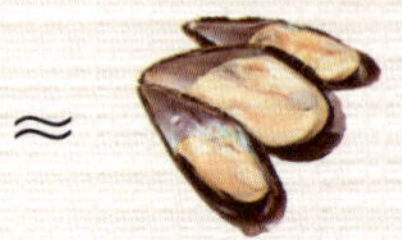 50 克干淡菜

≈ 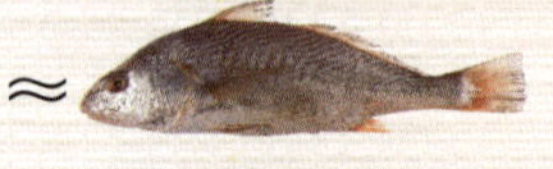 141 克大黄花鱼

注：摄入 60 微克硒，大约吃 511 克手切面，或 92 克小麦胚芽粉，或 66 克梭子蟹，或 50 克干淡菜，或 141 克大黄花鱼就够了。

清脂作用

促进体内胆固醇及甘油三酯代谢。

硒能在细胞质中破坏过氧化物，依靠强大的抗氧化功能，促进体内胆固醇及甘油三酯代谢，降低血黏度，预防心血管疾病发生。

硒还有抗衰老的作用；有助于预防女性更年期的潮热、烦躁；改善头皮屑过多；预防心血管疾病；降低重金属、有毒物质、致癌物质等对人体的损害。

缺乏硒的症状

人体缺硒容易精神不振，易患感冒，出现脱发、脱甲，皮肤干燥无光泽等，还会导致男子精子活力降低。

补给须知

硒有助于促进损坏人肾脏、生殖腺和中枢神经活动的有害金属离子排出体外，大幅度降低癌症的发病率。工作中常接触辐射，如从事核工业相关工作的人需注意补充硒。

硒最佳含量排行榜

每 100 克食材含硒量 / 微克

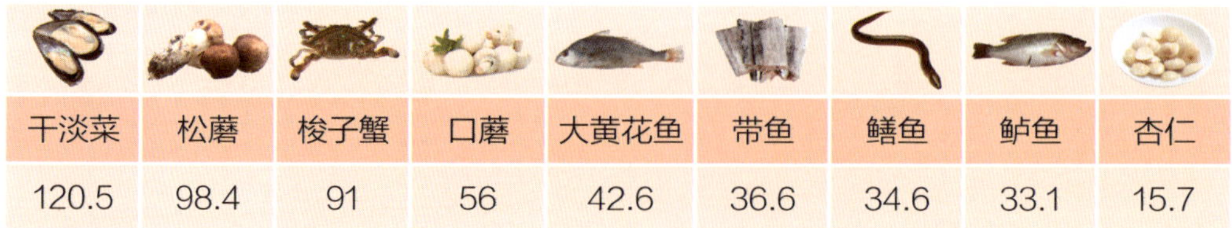

干淡菜	松蘑	梭子蟹	口蘑	大黄花鱼	带鱼	鳝鱼	鲈鱼	杏仁
120.5	98.4	91	56	42.6	36.6	34.6	33.1	15.7

第3章

吃对食物，调理高脂血症

谷薯类

每日推荐用量

鲜玉米	玉米面、玉米糙
100 克	50~100 克

玉米

解酒、利尿、促进血液循环

热量及营养素 每 100 克含量	热量	胆固醇	脂肪	蛋白质
	112 千卡	—	1.2 克	4.0 克

降血脂明星营养成分

烟酸 ✔ 亚油酸 ✔ 维生素 E ✔

对高脂血症和并发症的益处

降低胆固醇、甘油三酯浓度，有效预防高脂血症和动脉硬化。玉米中含丰富的烟酸，能降低血中胆固醇、甘油三酯的浓度；玉米所含亚油酸和玉米胚芽中的维生素 E 协同作用，可降低血中胆固醇的浓度，并防止胆固醇在血管壁上沉积。

改善葡萄糖耐量，稳定血糖水平，降低血压。玉米中含有丰富的膳食纤维，长期食用有较好的稳定血糖、血脂、血压及改善葡萄糖耐量的作用。玉米中所含的镁，有强化胰岛素功能的作用；而玉米中含的谷胱甘肽能消除破坏胰岛素的自由基，延缓人体对葡萄糖的吸收，稳定血糖水平的作用。食用玉米对高脂血症并发糖尿病和高脂血症并发高血压有一定帮助。

这样吃最健康

1 鲜玉米以煮、蒸的方法烹饪最佳，营养成分流失最少。用玉米面做玉米粥、蒸窝头、贴玉米饼时加点小苏打，做出来的食品不但色香味俱佳，而且营养成分易被人体吸收、利用。

2 玉米含的蛋白质中缺乏色氨酸，宜与富含色氨酸的杂豆类搭配食用。

专家连线

瘦人就不会得高脂血症吗?

不是。血脂高低与体形的确有一定关系，但不是绝对的。瘦人虽然体形不胖，但如果长期抽烟，嗜吃动物内脏、蛋黄、高脂肪的甜食，以及精神压力大、情绪不好等都可能导致高脂血症。

降脂这样吃

玉米胡萝卜排骨汤

材料 玉米1根（约150克），胡萝卜100克，排骨150克。

调料 姜片10克，盐2克。

做法

1. 玉米去皮去须，洗净，切段；胡萝卜洗净，去皮，切斜块；排骨洗净，斩成小块，放入沸水锅中氽烫。
2. 锅内倒入适量清水，加排骨块、姜片，大火煮开，转小火煮1小时。
3. 加胡萝卜块、玉米段，继续用小火煮20分钟，加盐调味即可。

烹饪秘招 在锅中放些猪骨垫底，能防止煳锅。

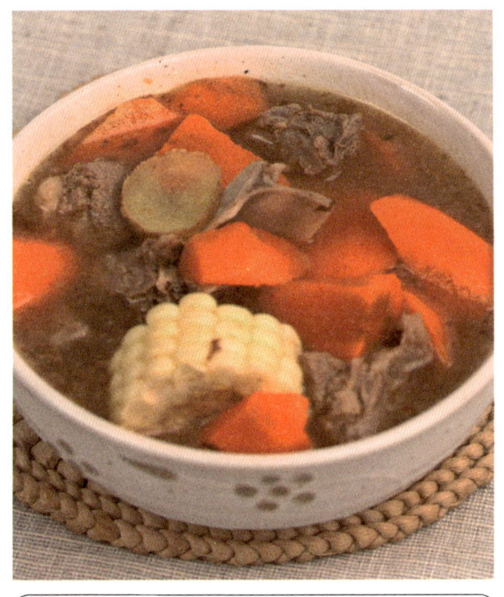

热量计算器	总热量约685千卡	胆固醇219毫克
	蛋白质31.1克	脂肪29.7克

蒸玉米

材料 鲜玉米2根（约300克）。

做法

1. 鲜玉米去玉米皮去须，洗净。
2. 蒸锅置火上，倒入适量清水，放上蒸屉，放入玉米，待锅中的水开后再蒸20分钟即可。

烹饪秘招 玉米蒸着吃最好。与其他烹饪方法相比，蒸玉米油脂含量最少，降脂效果好，营养流失也最少。

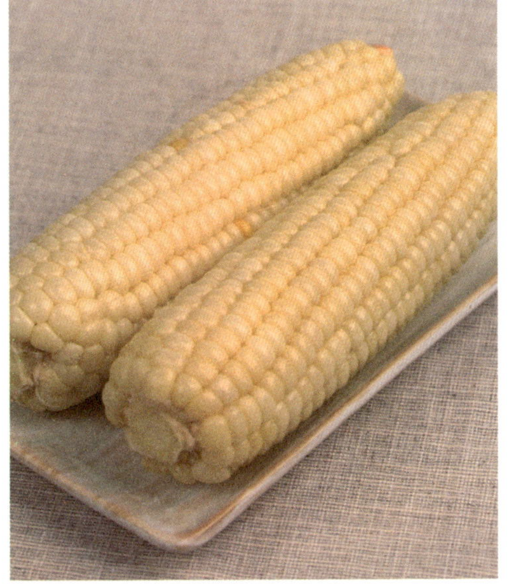

热量计算器	总热量约336千卡	胆固醇—
	蛋白质12克	脂肪3.6克

每日推荐用量

40克左右

燕麦

降脂减肥刮油最佳食品

热量及营养素 每100克含量	热量	胆固醇	脂肪	蛋白质
	377千卡	—	6.7克	15克

降血脂明星营养成分

膳食纤维 ☑ **亚油酸** ☑

对高脂血症和并发症的益处

降低血中胆固醇、甘油三酯的浓度。燕麦中含有丰富的亚油酸，可降低血中胆固醇、甘油三酯的浓度；燕麦中的水溶性膳食纤维，可促进肠蠕动，又可与胆酸结合，从而降低血中胆固醇浓度，有效降血脂。

防止餐后血糖急剧升高。燕麦含的膳食纤维，还可以增加胰岛素的敏感性，防止餐后血糖急剧升高，对高脂血症并发糖尿病有很好的辅助疗效。

这样吃最健康

燕麦以煮粥、冲服的方法烹饪为佳。如果燕麦与牛奶一起食用，或在燕麦粥中加入少量瘦肉末调味，不仅味美，在降血脂的同时还补充了优质蛋白质，有利于保证饮食营养均衡。

专家连线

儿童在什么情况下需要检查血脂？

如果孩子患有1型糖尿病、肥胖症、肾病、黏性水肿或黄色瘤（又名黄瘤，是由于血浆脂质中过度增高的胆固醇、磷脂在皮肤的真皮内或四肢肌腱附近局限性沉积）等疾病时，医生会给患儿做血脂检查。

降脂这样吃

燕麦南瓜粥

材料 燕麦片 50 克，大米 60 克，南瓜 200 克。

做法

1. 将南瓜洗净，去皮，切成小块；大米洗净，浸泡 30 分钟。
2. 将大米放入煮锅中，加适量水，用大火煮沸后换小火煮 20 分钟，加入南瓜块，小火煮 10 分钟。
3. 最后加入燕麦片，小火煮 5 分钟，关火即可。

烹饪秘招 南瓜中的果胶可与胆固醇结合，使血胆固醇浓度下降，所以南瓜有“降脂佳品”之誉，与燕麦一起食用可更好地降血脂。

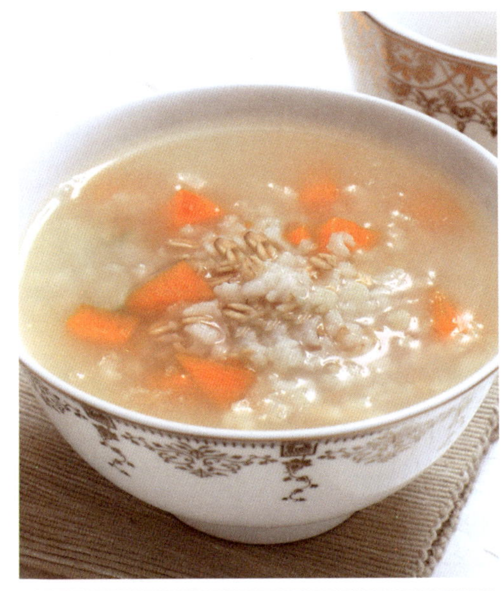

热量计算器	总热量约 442.7 千卡	胆固醇 —
	蛋白质 13.3 克	脂肪 4 克

燕麦牛奶粥

材料 燕麦片 50 克，牛奶 250 克。

做法

1. 将燕麦片放入煮锅中，加少量清水，大火煮沸，并不断搅拌煮至熟软。
2. 将牛奶倒入煮软的燕麦粥中，小火煮开即可食用。

烹饪秘招 燕麦要煮至熟软再倒牛奶，牛奶不要煮得时间太长，以防蛋白质变性，导致营养成分流失。牛奶燕麦一同食用既可降脂又可增加蛋白质，一举两得。

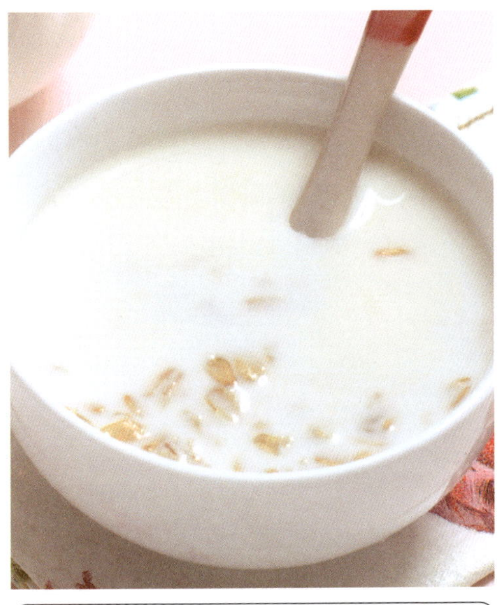

热量计算器	总热量约 323.5 千卡	胆固醇 37.5 毫克
	蛋白质 15 克	脂肪 11.3 克

每日推荐用量

宜吃
60 克（熟重）

荞麦

降低血中的胆固醇

热量及营养素	热量	胆固醇	脂肪	蛋白质
每 100 克含量	337 千卡	—	2.3 克	9.3 克

降血脂明星营养成分

膳食纤维 ✔ 镁 ✔ 烟酸 ✔ 硒 ✔

对高脂血症和并发症的益处

降低血液中的胆固醇含量。荞麦含大量膳食纤维和烟酸，可降低血液中的胆固醇含量。荞麦中含的镁元素可促进人体纤维蛋白溶解，抑制凝血酶的生成，从而有效降低血中胆固醇浓度。

平稳血糖，清肠胃。荞麦中的一些黄酮成分有平稳血糖功效；荞麦还具有清理肠胃的功能，被称为“清肠草”。所以常食荞麦对高脂血症并发糖尿病、高脂血症并发肠胃病有很好的帮助。

这样吃最健康

1 荞麦烹饪方法多样，可以煮粥、蒸饭，还可以做成各种面食，如荞麦面条、荞麦饼、荞麦面包等。

2 荞麦性寒凉，容易伤胃，食用时与性热的羊肉搭配食用，可使性味寒热互补，味道也不错。

专家连线

如何确定个体的基础血脂水平？

为确定基础血脂水平，患者应按要求进行血脂测定，在 1~3 个月内到同一检验科重复进行血脂测定。如果两次测定的血脂值非常接近，其平均值即为患者的基础血脂水平。若两次所测定的血脂值相差较大，需进行第三次血脂测定，三次测定的血脂平均值为患者的基础血脂水平。

葱香荞麦饼

材料 荞麦面150克，面粉50克。

调料 葱花10克，盐1克。

做法

1. 荞麦面、面粉倒入足够大的容器中，加适量温水，和成光滑的软面团，醒发30分钟；葱花拌入植物油和盐。
2. 醒发好的面团擀成面片，把葱花均匀地撒在上面，卷成面卷，分成3等份，将面卷露出葱花的两头捏紧，用擀面杖擀薄，放入饼铛中烙熟即可。

烹饪秘招 如果直接将荞麦面做成花卷蒸熟更健康，可以减少用油量，有利于降脂。

荞麦蒸饺

材料 荞麦面250克，鸡蛋1个，韭菜100克，虾仁30克。

调料 姜末、盐各适量，香油6克。

做法

1. 鸡蛋打散，加盐，煎成蛋饼，切碎；韭菜洗净，切末；虾仁洗净。
2. 将鸡蛋、虾仁、韭菜、姜末放入盆中，加盐、香油拌匀，调成馅料。
3. 荞麦面放入盆内，用温水和成软硬适中的面团，擀成饺子皮，包入馅料，收边捏成饺子形，码入笼屉。
4. 锅中加水煮沸，放入笼屉，大火蒸20分钟即可。

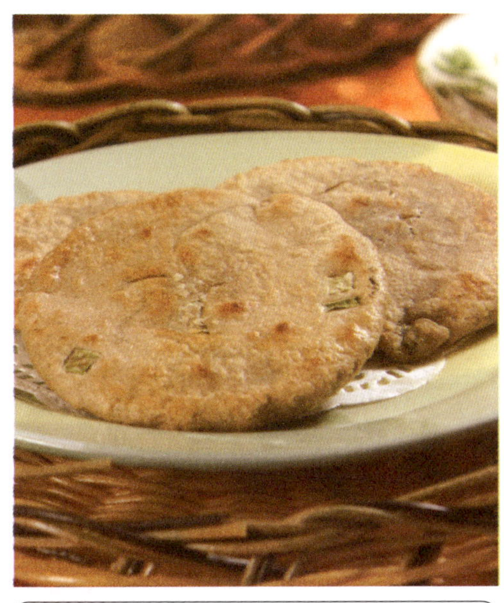

热量计算器 总热量约770千卡 蛋白质20克 | 胆固醇6毫克 脂肪14.8克

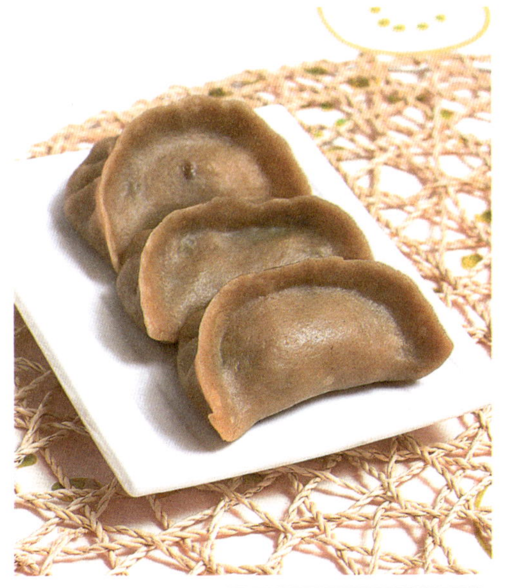

热量计算器 总热量约1071千卡 蛋白质47克 | 胆固醇— 脂肪12克

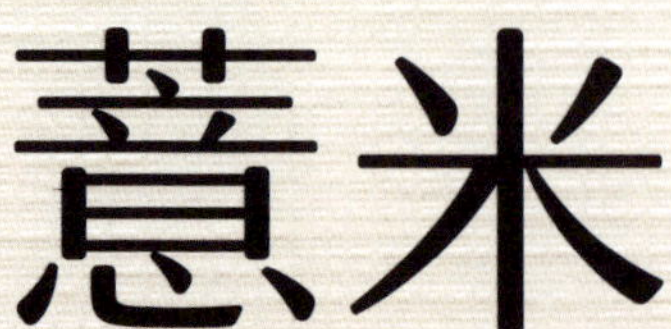

薏米

改善血脂代谢紊乱

每日推荐用量

宜吃
60 克（熟重）

热量及营养素 每 100 克含量	热量	胆固醇	脂肪	蛋白质
	361 千卡	—	3.3 克	12.8 克

降血脂明星营养成分

薏苡仁多糖 ☑

羟基不饱和脂肪酸 ☑

对高脂血症和并发症的益处

改善血脂代谢紊乱。 薏米中含的羟基不饱和脂肪酸和薏苡仁多糖，可改善血脂代谢紊乱。

降血压、调节血糖。 薏米可用来降血压；薏米中的微量元素硒可修复胰岛β细胞，维持正常胰岛素分泌，从而起到调节血糖的作用。故常食薏米对高脂血症并发高血压、高脂血症并发糖尿病都有益处。

这样吃最健康

1 薏米的烹饪方法多样，可以煮粥、熬汤食用。

2 薏米和红豆均含有较丰富的碳水化合物以及多种维生素和一些人体必需的氨基酸，同食不仅能降低血脂，还对糖尿病有一定的预防作用。

专家连线

中老年高脂血症患者能吃肥肉吗？

可以。从营养学方面讲，适当地吃肥肉是有益于健康的，特别是中老年人常吃一些炖得熟烂的肥肉（炖 2 小时左右），可以辅助降血脂、降血压，还有延年益寿美容等功效。这主要是因为肥肉在经过长时间的炖制之后，饱和脂肪酸的含量大幅下降，而对人体有益的不饱和脂肪酸含量升高了，并且还保留了肉中的维生素 B_1、蛋白质及人体必需的脂肪酸，因此特别适合老年人食用。

需要注意的是，这类肥肉主要指的是五花肉、肘子肉上的一部分。炖时最好用高压锅，这样炖得更熟、更烂。

降脂这样吃

薏米南瓜粥

材料 南瓜200克，薏米、大米各50克，银耳、枸杞子各适量。

调料 蜂蜜少许。

做法

1. 将南瓜洗净，去皮，切成丁，大米和薏米、枸杞子洗净，大米泡30分钟，薏米泡2小时，银耳用冷水浸泡1小时。
2. 在锅中倒入清水，用大火加热，水开后加入薏米再次煮开，转成小火煮20分钟，加大米煮30分钟。
3. 放入南瓜丁和银耳，用小火继续煮15分钟，最后放入枸杞子，再煮5分钟关火，食用时加入蜂蜜调味。

烹饪秘招 此粥中南瓜已有甜味，可不放蜂蜜以减少患者摄糖量，另外糖尿病患者不加蜂蜜。

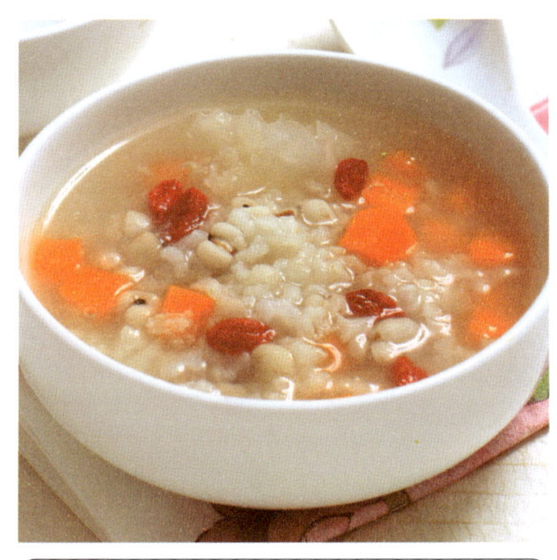

热量计算器	总热量约430千卡 蛋白质12.2克	胆固醇— 脂肪2.4克

薏米红豆糙米饭

材料 薏米50克，红豆25克，糙米50克，大米50克。

做法

1. 薏米、糙米、红豆分别淘洗干净，用清水浸泡2～3小时；大米洗净，泡30分钟。
2. 把大米、薏米、红豆和糙米一起倒入电饭锅中，倒入没过米面2个指腹的白开水，盖上锅盖，按下蒸饭键，蒸至电饭锅提示米饭蒸好即可。

烹饪秘招 蒸饭时最好用烧开后凉凉的白开水，因为未烧开的水中含有氯气，在烧饭过程中会大量破坏粮食中的维生素。

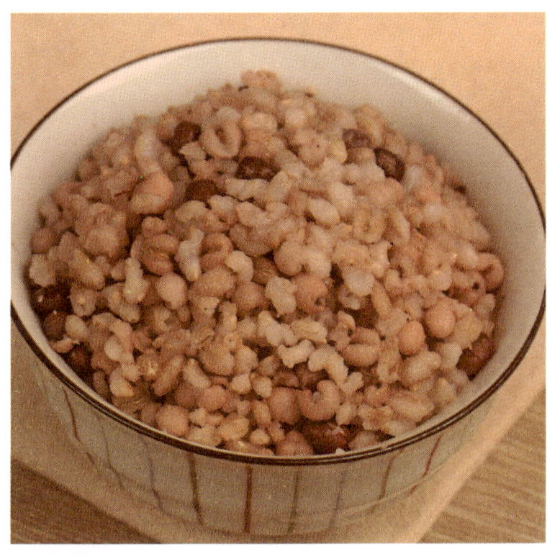

热量计算器	总热量约327.5千卡 蛋白质15.5克	胆固醇— 脂肪2.8克

每日推荐用量

宜吃
50 克

黑米

降低低密度脂蛋白胆固醇浓度

热量及营养素 每100克含量	热量	胆固醇	脂肪	蛋白质
	341 千卡	—	2.5 克	9.4 克

降血脂明星营养成分

花色苷类化合物 ☑

不饱和脂肪酸 ☑

对高脂血症和并发症的益处

降低甘油三酯、总胆固醇、低密度脂蛋白胆固醇的浓度。黑米的提取物花色苷类化合物和不饱和脂肪酸可显著降低血清总甘油三酯、总胆固醇、低密度脂蛋白胆固醇的浓度，从而有效降低血脂水平，改善血脂代谢，减少动脉粥样硬化的危险因素，预防心血管疾病。

控制血压。黑米中的钾、镁等有利于控制血压，减少患心脑血管疾病的风险，因此对高脂血症并发高血压者有益。

这样吃最健康

1 黑米煮粥口感较好，煮粥时，最好配糯米来增加黏度；因为黑米、糯米黏性都较大，烹煮时可添加适量普通大米来调节黏度。

2 黑米和川贝母同食可缓解支气管炎导致的咳喘。

3 黑米和牛奶同食补益气血，适合贫血、脾胃虚弱者食用。

专家连线

吃水果能降血脂吗？

不能。水果含有果糖等容易消化的单糖和双糖，过食甜度高的水果会造成体内累积过多的热量，无形中给甘油三酯升高创造了机会，从而导致血脂升高。所以，高脂血症患者一定要选择糖分含量少的水果食用。

八宝黑米粥

材料 黑米30克，莲子、薏米、红豆、花生仁、核桃仁、百合各10克，红枣5枚。

调料 冰糖5克。

做法

1. 将除冰糖外的8种食材洗净后，浸泡一晚，备用。
2. 将8种食材连同浸泡的水一同倒入锅中，再加入适量清水，用大火煮沸后转小火煮2小时，在煮的时候要不时搅动以免煳锅，直至8种食材软烂，粥黏稠。
3. 往粥中放入冰糖调味，冰糖化开后即可食用。

烹饪秘招 这8种食材泡过水再煮口感较佳，且泡食材用过的水要与食材同煮，有利于保存其中的营养成分。此粥不适合糖尿病患者。

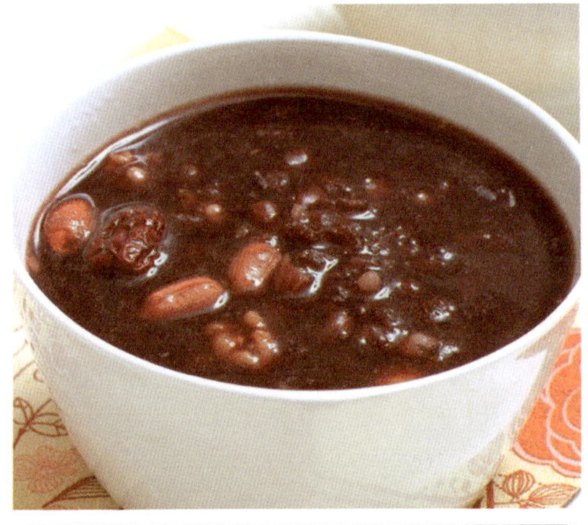

热量计算器	总热量约382.5千卡	胆固醇—
	蛋白质12.8克	脂肪7.8克

黄豆桑叶黑米豆浆

材料 黄豆50克，黑米20克，鲜桑叶10克。

做法

1. 黄豆洗净，用清水浸泡10~12小时；黑米洗净，浸泡2小时；鲜桑叶洗净。
2. 将黄豆、黑米和鲜桑叶倒入全自动豆浆机中，加水至上下水位线之间，煮至豆浆机提示豆浆做好，过滤后倒入碗中即可。

烹饪秘招 浸泡黑米的水保留，和清水一起倒入豆浆机使用，可更好地保留和利用黑米的营养成分。

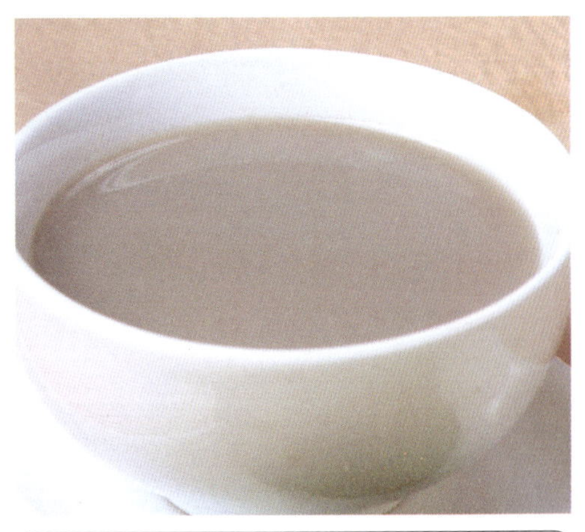

热量计算器	总热量约253.2千卡	胆固醇—
	蛋白质19.4克	脂肪8.5克

每日推荐用量

宜吃 50 克

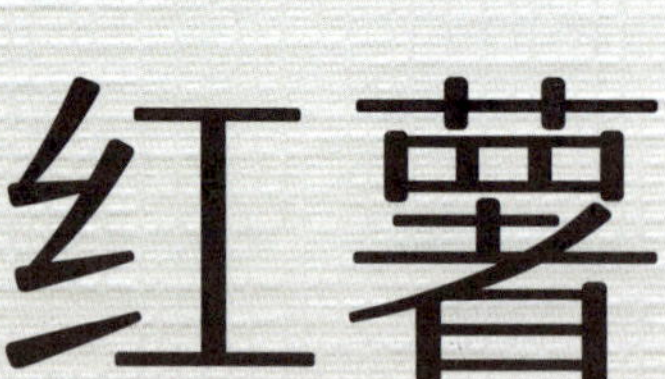

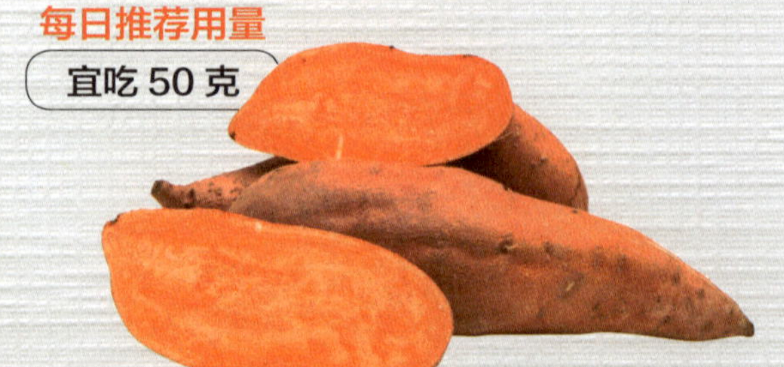

红薯

清除血管壁上的胆固醇硬化斑

热量及营养素 每 100 克含量	热量	胆固醇	脂肪	蛋白质
	102 千卡	—	0.2 克	1.1 克

降血脂明星营养成分

胡萝卜素 ✔ 维生素 C ✔

对高脂血症和并发症的益处

预防心血管系统的脂质沉积。红薯含的胡萝卜素、维生素 C 具有抗氧化作用，能够预防心血管系统的脂质沉积，预防动脉粥样硬化。

减少皮下脂肪，减肥。红薯富含膳食纤维，有利于刺激肠道蠕动，促进排便，避免出现过度肥胖，对高脂血症并发肥胖症有益。

这样吃最健康

1 红薯的烹饪方法多样，对高脂血症患者来说，用来煮粥，做成红薯饮，和米面做成红薯点心都是不错的选择。

2 红薯与牛奶同食，红薯中的膳食纤维与牛奶中的牛磺酸结合在一起，对强化心脏与肝脏功能，预防动脉硬化与高血压，降低胆固醇都有益。

专家连线

高脂血症患者能吃海鲜吗？

可以吃，但要讲究技巧。虾、贝等海鲜虽然胆固醇含量高，但通常是以整只来计算的。如果高脂血症患者吃海鲜时将头部、内脏和卵黄部分剔除，就可以放心享用低脂肪、低热量的美味海鲜了。

降脂这样吃

红薯玉米粥

材料 红薯 200 克，玉米面 100 克。

做法

1. 红薯洗净，去皮，切小块；玉米面用水调成稀糊。
2. 将红薯块倒入锅中，加入适量清水，用大火煮沸后转小火煮 20 分钟，边煮边用勺子轻轻搅动，直至红薯软烂。
3. 一边往红薯粥中加入玉米面糊，一边搅动，继续小火煮 10 分钟，至玉米面熟，并与红薯块充分混匀即可关火。

烹饪秘招 红薯煮沸后改小火，这样煮红薯特别香甜糯软。

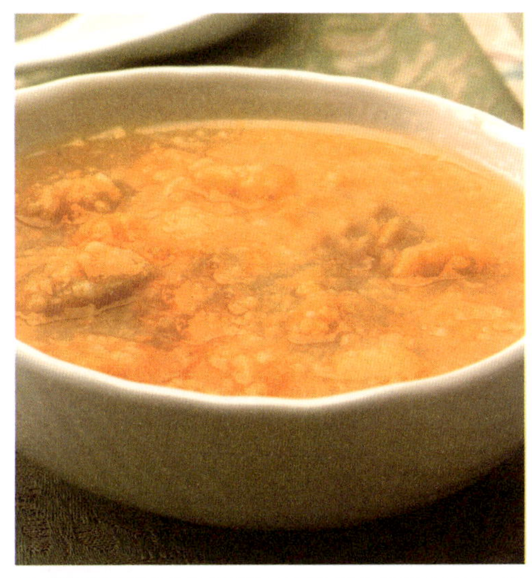

总热量约 557 千卡 | 胆固醇 —
蛋白质 10.2 克 | 脂肪 4.9 克

红薯米糊

材料 大米50克，红薯30克，燕麦20克。

做法

1. 大米和燕麦淘洗干净，燕麦浸泡 1~2 小时，大米浸泡 30 分钟；红薯洗净，去皮，切粒。
2. 将大米、燕麦和红薯粒倒入全自动豆浆机中，加水至上下水位线之间，煮至豆浆机提示米糊做好即可。

烹饪秘招 这个米糊带着淡淡的甜味，所以不用加糖。

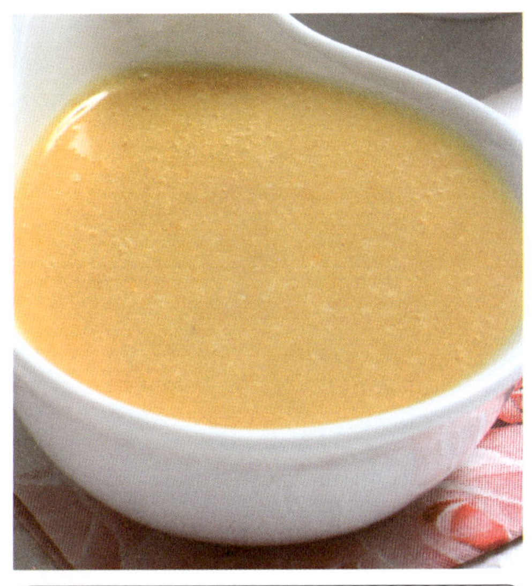

热量计算器

总热量约 279.5 千卡 | 胆固醇 —
蛋白质 4.2 克 | 脂肪 2.9 克

每日推荐用量

宜吃 80 克

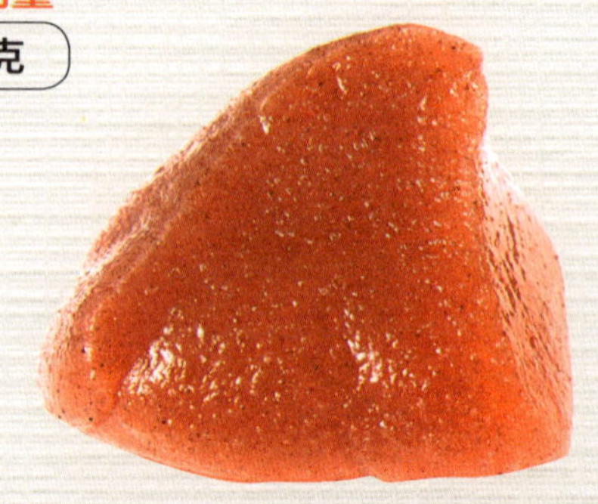

魔芋

血液垃圾的清洁者

热量及营养素 每100克含量	热量	胆固醇	脂肪	蛋白质
	37 千卡	—	0.1 克	4.6 克

降血脂明星营养成分

水溶性膳食纤维 ☑

对高脂血症和并发症的益处

延缓脂肪吸收，降低胆固醇浓度。魔芋的膳食纤维在肠胃中吸收水分后膨胀，增强饱腹感，形成胶态物质，延缓脂肪吸收，从而使血脂水平逐渐下降。同时，膳食纤维还能促进胆固醇转化为胆酸，减少胆酸通过肝脏再循环，从而降低胆固醇浓度，抑制胆固醇浓度的上升。

清理肠道，平稳血糖。魔芋能开胃化食，又能清理肠道，可以用来预防多种肠胃消化系统疾病，对高脂血症并发肠胃病有效果；魔芋中的葡甘露聚糖有利于平稳血糖，对高脂血症并发糖尿病有预防作用。

这样吃最健康

1 魔芋豆腐、魔芋丝、魔芋块等魔芋食品用来烧制或凉拌最好了。

2 魔芋适宜和肉类搭配，利于保持人体的酸碱平衡。两者同时可使原本没什么味道的魔芋吸收肉的鲜美，又使肉不过于油腻。

3 魔芋经过加工会流失一些矿物质、维生素，搭配富含矿物质和维生素的蔬菜一起食用，能提高其营养价值。

专家连线

老年人服用降脂药物要注意什么？

患高脂血症的老年人多数伴有其他病症，同时老年人的肝肾功能正逐渐衰退，所以，老年人在服用他汀类药物等降脂药时，剂量不宜过大，并定期做检查。

凉拌魔芋丝

材料 魔芋丝150克，火腿、黄瓜各20克。

调料 香油 5 克，盐 2 克，白糖 2 克。

做法

1. 将魔芋丝洗净；黄瓜洗净，切丝；火腿切丝。
2. 魔芋丝放入滚水中余烫捞起，沥干备用。
3. 魔芋丝、火腿丝、黄瓜丝全部放入碗中，加盐、白糖、香油拌匀即可。

烹饪秘招 将魔芋丝焯水后放入冰箱冷藏再凉拌，口感更好，是夏季消暑去脂的不错选择。

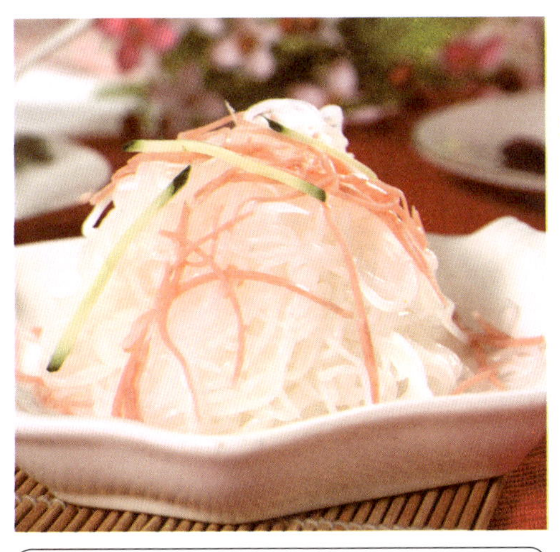

热量计算器	总热量约 125 千卡	胆固醇 2.4 毫克
	蛋白质 4 克	脂肪 10 克

魔芋烧鸭

材料 鸭子 250 克，魔芋豆腐 250 克。

调料 葱段、蒜片、泡姜片、郫县豆瓣酱、生抽、料酒各 10 克，泡椒 5 克，花椒 2 克，盐 2 克。

做法

1. 将洗净的鸭子切成两指宽的块；魔芋豆腐切成小块；泡椒切碎。
2. 锅中烧水，水开后下魔芋豆腐块焯水，备用；另换水烧开，下切好的鸭块焯水，备用。
3. 炒锅置火上，倒入油烧至八成热，下葱段、蒜片、泡姜片、花椒、郫县豆瓣酱、泡椒碎爆出香味，下鸭块翻炒均匀后，再下魔芋豆腐块翻炒，加入料酒、生抽、盐翻炒均匀。
4. 加入开水没过锅中的材料，盖上锅盖，中小火炖 30 分钟后收汁。

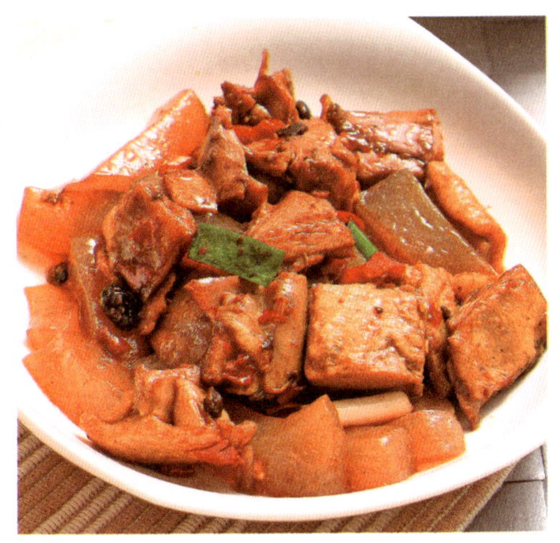

热量计算器	总热量约 783 千卡	胆固醇 241 毫克
	蛋白质 56 克	脂肪 61 克

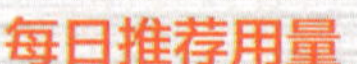

宜吃 200 克

土豆

预防心血管甘油三酯沉积

热量及营养素 每 100 克含量	热量	胆固醇	脂肪	蛋白质
	77 千卡	—	0.2 克	2.0 克

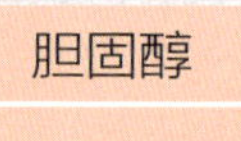

降血脂明星营养成分

维生素 C ✔ 膳食纤维 ✔

对高脂血症和并发症的益处

加速胆固醇排出体外。土豆中含大量维生素 C 和膳食纤维，可促进胃肠蠕动，加速胆固醇在肠道内代谢，从而促进胆固醇排出体外，有通便和降低血胆固醇，预防动脉硬化的作用。

预防高血压。土豆含有丰富的钾，可以将钠排出体外，以有效预防高血压。

这样吃最健康

1 土豆可谓最没脾性的菜，用什么方法做都可以，高脂血症患者吃的时候最好选用拌、炒、炖、烧的烹调方法。

2 含有碳水化合物的土豆与含维生素 B_1 及锌的猪肉搭配食用，有助于消除疲劳。

3 土豆与芹菜同食可起到降血压，缓解疲劳，防治便秘，健脾除湿的作用。

专家连线

高脂血症患者在做运动时应特别注意什么？

1. 重视在运动过程中以及运动后所出现的自身感觉，如果出现严重呼吸费力、前胸压迫感、头昏眼花，面色苍白等现象，应立即停止运动。条件允许的情况下最好卧床休息，症状严重者及时去医院。

2. 对于高脂血症合并轻度高血压、肥胖、糖尿病者，应掌握锻炼的强度和时间，在身体能承受的范围下进行，运动时最好有家属陪伴。另外，对于并发症严重者，要在医生的指导下进行运动，不建议擅自运动。

3. 运动要持之以恒，贵在坚持。

降脂这样吃

醋熘土豆丝

材料 土豆 300 克。

调料 醋 8 克，干辣椒 5 克，盐 2 克，生抽、葱花各少许。

做法

1. 将土豆洗净去皮，切丝，放入水中浸泡 5 分钟以去掉过多的淀粉，捞起沥干备用。
2. 炒锅烧热后，放入适量植物油，油热后倒入干辣椒、葱花爆香，再放入土豆丝大火翻炒，将熟之时放入醋、盐、生抽调味，再翻炒拌匀即可关火盛盘。

烹饪秘招 土豆丝放进醋水中浸泡，除了能去除淀粉还可以避免在空气中氧化变黑，能保证菜色鲜亮，口感清脆。

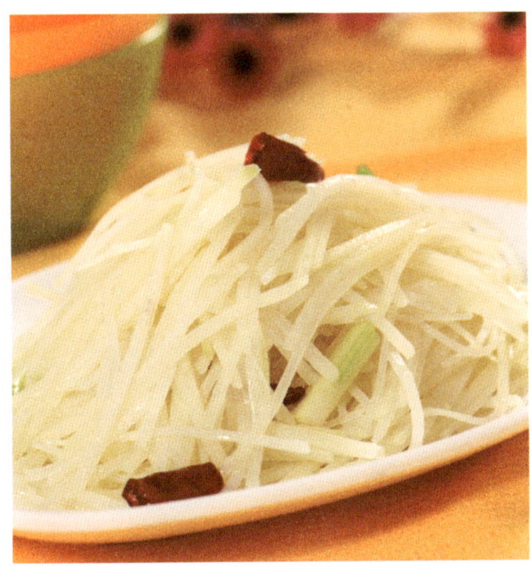

热量计算器	总热量约 248.6 千卡 蛋白质 6.2 克	胆固醇 — 脂肪 6 克

土豆拌海带丝

材料 土豆 250 克，鲜海带 150 克。

调料 蒜泥、葱花各 10 克，酱油 3 克，醋 8 克，盐、辣椒油各 2 克。

做法

1. 将海带洗净，切成丝备用；土豆洗净去皮，切成丝备用。
2. 在锅中放入适量清水，大火煮沸后，分别将海带丝、土豆丝放入沸水锅中，焯熟，沥干备用。
3. 将葱花、蒜泥、酱油、醋、盐和辣椒油放在同一个碗内，调成味汁。
4. 将海带丝、土豆丝同时放入一个大器皿中，加入调好的味汁，拌匀装盘即可。

烹饪秘招 拌好的凉菜可放入冰箱冷藏一下，口感更好。

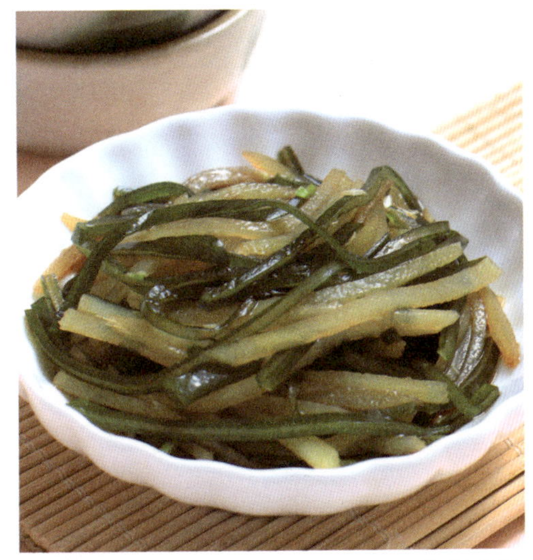

热量计算器	总热量约 250 千卡 蛋白质 7.8 克	胆固醇 — 脂肪 4 克

每日推荐用量

宜吃 200 克

山药

阻止血脂在血管壁沉淀

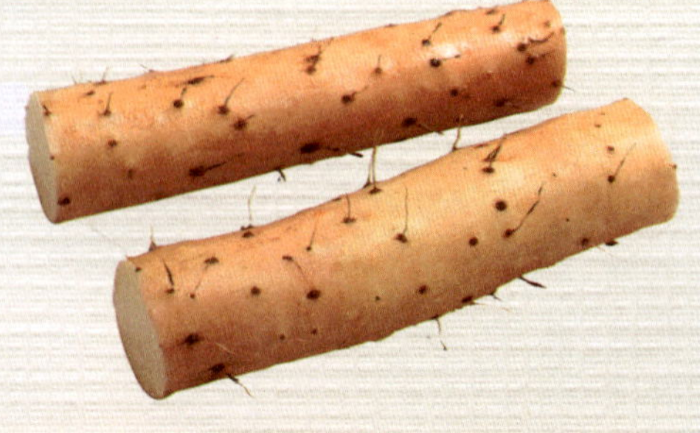

热量及营养素 每 100 克含量	热量	胆固醇	脂肪	蛋白质
	57 千卡	—	0.2 克	1.9 克

降血脂明星营养成分

黏液蛋白 ☑

对高脂血症和并发症的益处

能有效阻止血脂在血管壁沉淀，预防心血管疾病。山药含有大量的黏液蛋白、维生素及微量元素，既能平稳血糖，又能有效阻止血脂沉淀在血管壁上。山药所含的皂苷能够降低胆固醇浓度和甘油三酯浓度，有效改善高脂血症和高血压等。

有助于平稳血糖，可用于辅助治疗糖尿病，是高脂血症合并糖尿病患者的优先选择食材。山药含有淀粉酶、多酚氧化酶等，有健脾益胃、助消化的作用，能强健机体，滋肾益精，尤其适宜糖尿病患者、腹胀、病后虚弱者、慢性肾炎患者、长期腹泻者食用。

这样吃最健康

1 山药的吃法有很多，高脂血症患者食用山药最好选择拌、炒、炖、烧的烹饪方法。

2 薏米和山药同食能够补气健脾，缓解身体疲倦无力，脾胃虚弱等症。

3 鸭肉与山药同食，除了可以除油腻，还可滋阴平喘气，增强滋阴润的功效。

专家连线

为什么有氧运动能降脂？

有氧运动的特点是强度低，有节奏，持续时间长。更为重要的是，在进行有氧运动的过程中，所消耗的能量主要是通过氧化体内的淀粉、脂肪和蛋白质来实现。体内的能量被消耗了，血脂自然就会降下来。

降脂这样吃

山药香菇鸡

材料 山药150克，鸡肉100克，鲜香菇4朵（约20克）。

调料 料酒、酱油、盐、白糖各适量。

做法

1. 山药洗净去皮，切小块；香菇去蒂，切小块；鸡肉洗净，切成小块，放入沸水中稍煮，去血水，然后沥干水分。
2. 将鸡肉块放入锅中，加入料酒、酱油、白糖和适量清水，并放入香菇块同煮，大火烧沸后改小火继续炖15分钟，然后加入山药块煮至熟，收至汤汁稍干，加盐调味即可。

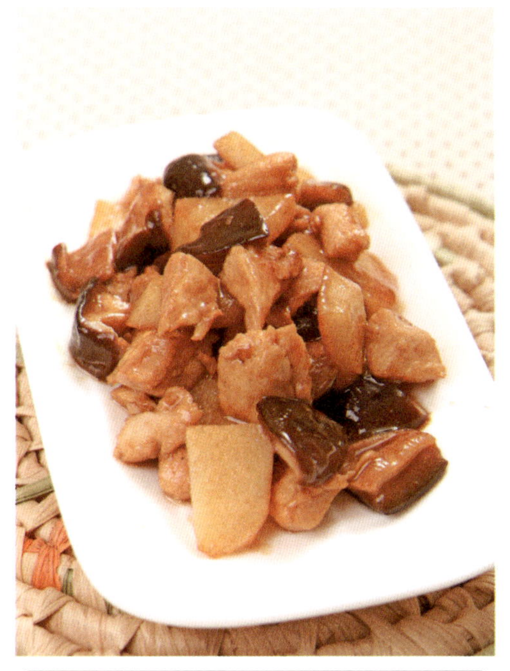

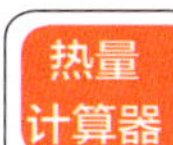

热量计算器

总热量约256.3千卡 | 胆固醇123.4毫克

蛋白质20克 | 脂肪12.3克

白萝卜山药粥

材料 山药50克，白萝卜、大米各100克。

调料 香菜末8克，盐2克，香油5克。

做法

1. 白萝卜去缨，洗净，切小丁；山药洗净，去皮，切小丁；大米淘洗干净，浸泡30分钟。
2. 锅置火上，加适量清水烧开，放入大米，用小火煮至八成熟，加入白萝卜丁和山药丁煮熟，加盐调味，撒上香菜末，淋上香油即可。

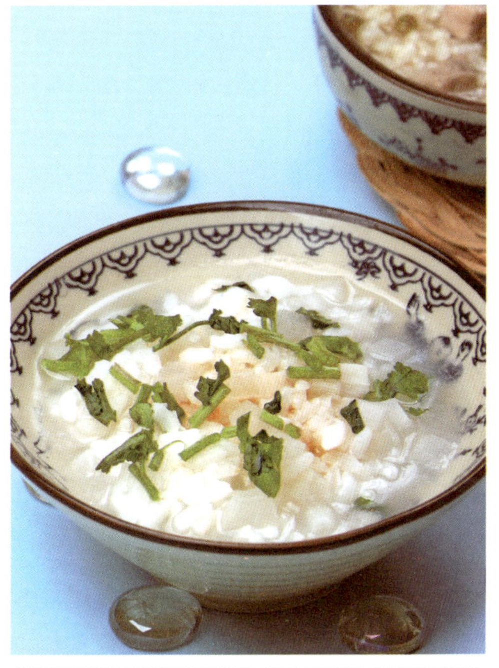

热量计算器

总热量约405千卡 | 胆固醇5.8毫克

蛋白质8.5克 | 脂肪6.7克

豆类

每日推荐用量

宜吃

40 克左右

黄豆

降脂豆中的“黄金豆”

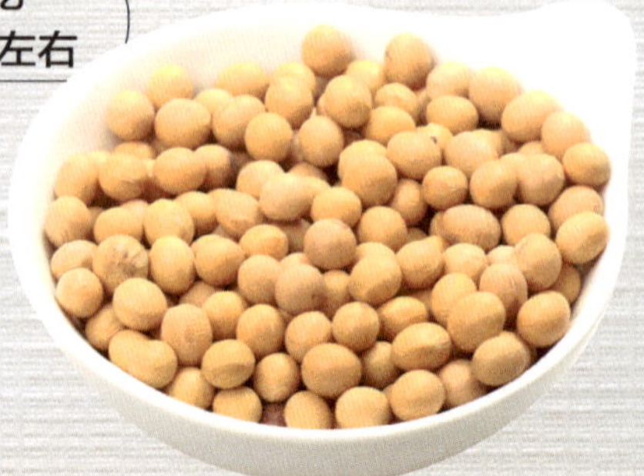

热量及营养素 每 100 克含量	热量	胆固醇	脂肪	蛋白质
	390 千卡	—	16 克	35 克

降血脂明星营养成分

皂苷 ☑ 亚油酸 ☑

不饱和脂肪酸 ☑

对高脂血症和并发症的益处

促进胆固醇代谢，减少动脉硬化的发生。黄豆富含皂苷，可消耗胆酸，胆酸消耗后需要动用体内胆固醇继续制造胆酸，从而促进了胆固醇的代谢。黄豆还富含亚油酸、不饱和脂肪酸，均具有降低血中胆固醇的作用，可减少动脉硬化的发生，预防高血压、冠心病等疾病。

抑制体重增长，减少血清脂质、肝中脂质含量和脂肪含量。黄豆所含的皂苷还可抑制体重增加，减少血清脂质、肝中脂质含量和脂肪含量。因此，黄豆对于预防高脂血症并发肥胖和脂肪肝均有益处。

这样吃最健康

1 早上喝一杯黄豆豆浆，既方便，又能促进各种营养素在人体内的吸收和利用。

2 黄豆蛋白质内赖氨酸较多，蛋氨酸却较少。为了使营养丰富，食用黄豆制品时应注意与含蛋氨酸丰富的食品搭配食用，如鸡、鸭、鸽、鹌鹑等的蛋类。

3 黄豆适合和小麦、玉米等谷类搭配食用，以提高蛋白质的营养价值。

专家连线

哪些高脂血症患者不适宜运动疗法？

合并这些疾病的高脂血症患者应禁止运动：急性心肌梗死、不稳定型心绞痛、充血性心力衰竭、严重的室性和室上性心律失常、重度高血压、严重糖尿病、肝功能不全、肾功能不全等。

黄豆猪蹄汤

材料 黄豆 100 克，猪蹄 300 克。

调料 黄酒、葱段、姜片各 10 克，盐 2 克。

做法

1. 将黄豆洗净，浸泡 8 小时备用；猪蹄用沸水烫后拔净毛，切块。
2. 将猪蹄放入煮锅内加入清水、姜片一起煮沸，撇沫，再加入黄豆、黄酒、葱段，改小火焖煮至猪蹄软烂，加盐调味。

烹饪秘招 猪蹄用沸水氽烫去油脂，然后用水冲洗。

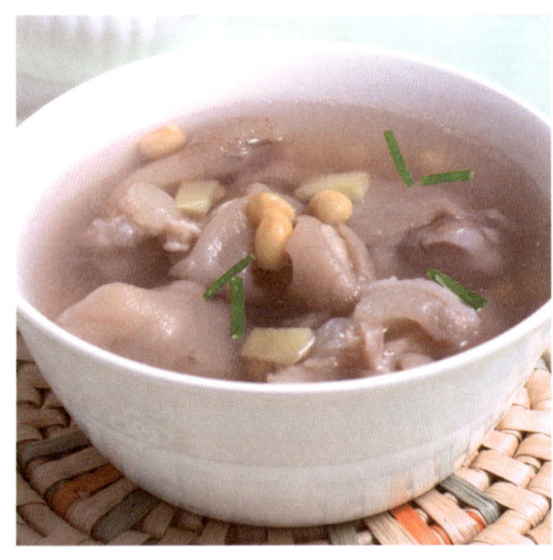

热量计算器		
	总热量约 1170 千卡	胆固醇 576 毫克
	蛋白质 103 克	脂肪 73 克

四喜黄豆

材料 黄豆 120 克，青豆、胡萝卜、莲子、猪瘦肉各 30 克。

调料 盐、白糖各 2 克，料酒、水淀粉各适量。

做法

1. 将材料分别洗净后，猪瘦肉切末；胡萝卜洗净，去皮切粒；黄豆先浸泡 2 小时后煮熟；莲子浸泡 4 小时后煮熟。
2. 将猪瘦肉末中加适量盐、料酒、水淀粉腌好后，倒入油锅中炒熟，再往油锅中加入黄豆、青豆、胡萝卜粒和莲子。
3. 将熟时，加入剩下的盐和白糖调味，再加入剩下的水淀粉勾芡即可。

烹饪秘招 黄豆浸泡时间可以长些，大火煮熟即捞出过水。

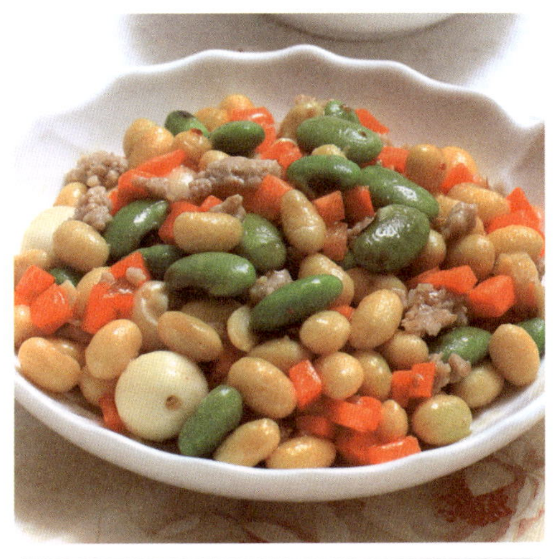

热量计算器		
	总热量约 750 千卡	胆固醇 24.3 毫克
	蛋白质 64 克	脂肪 30 克

每日推荐用量

宜吃
50~100 克

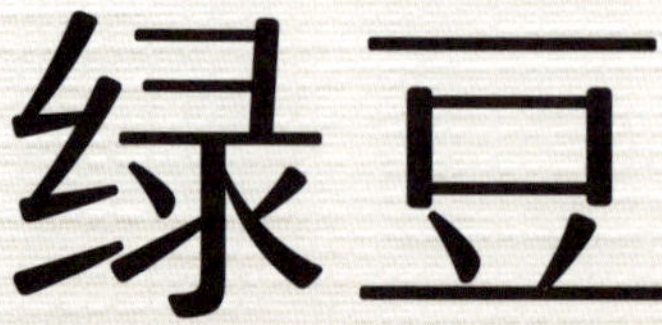

降血脂的“良药”

热量及营养素 每 100 克含量	热量	胆固醇	脂肪	蛋白质
	329 千卡	—	0.8 克	21.6 克

降血脂明星营养成分

植物甾醇 ☑

对高脂血症和并发症的益处

减少肠道对胆固醇的吸收。绿豆中所含的植物甾醇结构与胆固醇相似，植物甾醇与胆固醇竞争酯化酶，削弱胆固醇酯化率而减少肠道对胆固醇的吸收，并可促进胆固醇异化，在肝脏内阻止胆固醇的生物合成等，使血中胆固醇含量降低，有效降低血脂。

保肝护肝，降血压，平稳血糖。绿豆有保肝护肝的作用，能抑制机体对脂肪的吸收，可用于预防高脂血症并发脂肪肝；绿豆还含有降压成分，对预防高脂血症并发高血压有一定的帮助。

这样吃最健康

1 熬绿豆汤、做绿豆沙最能体现其营养价值。

2 绿豆可以搭配大米煮粥，能与大米协调补充微量元素和 B 族维生素，还能增进食欲。

专家连线

每个高脂血症患者都可以按摩吗?

不是。以下几类患者不宜按摩。

1. 孕妇、过度劳累者、醉酒者，以及严重受伤或骨折、背痛者。

2. 肌肉肿胀者、有皮肤病或静脉瘤者。

另外，有高血压、冠心病或糖尿病史者，要特别注意按摩力度，如果身体处于极度虚弱的状态，最好不要按摩，以免发生眩晕、休克。

降脂这样吃

绿豆汤

材料 绿豆100克。

做法

1. 将绿豆洗净，沥干水分后倒入锅中。
2. 加入沸水，煮开后改用中火，盖上锅盖，继续以中火焖煮至绿豆软烂即可关火。

烹饪秘招 绿豆汤中溶出的酚类物质在空气中会发生氧化聚合导致汤变红色。保持它们的活性，对于绿豆的营养功效十分重要，压力锅煮绿豆汤利于保留绿豆营养成分。

热量计算器 总热量约329千卡 蛋白质21.6克 | 胆固醇— 脂肪0.8克

绿豆海带粥

材料 大米、海带、绿豆各50克。

调料 白糖3克。

做法

1. 大米、绿豆洗净分别用清水浸泡30分钟、2小时；海带洗净切丝。
2. 将大米连同浸泡的水倒入煮锅中煮沸，然后加入海带丝煮沸，改小火焖煮。
3. 将绿豆放入蒸锅中蒸熟，然后倒入大米粥内一同焖煮至软烂，再加入白糖，搅匀即可关火。

烹饪秘招 海带含有一种结构特殊的氨基酸，有降血压的功效；其所含的褐藻胶还可辅助治疗动脉硬化，与绿豆同食可增强其降脂功效。

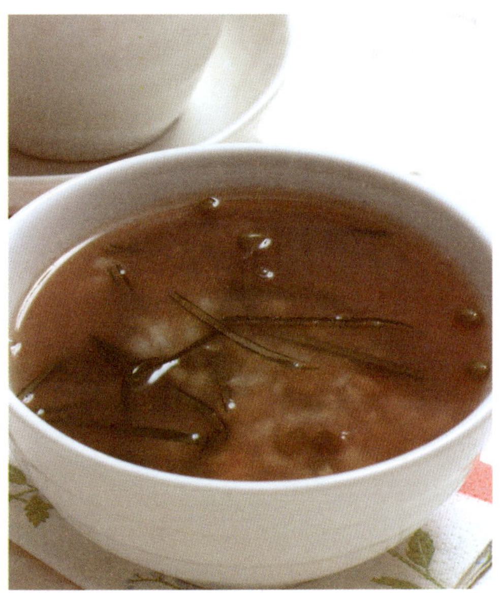

热量计算器 总热量约350千卡 蛋白质15克 | 胆固醇— 脂肪0.9克

每日推荐用量

宜吃
40 克左右

黑豆

软化血管，美容降脂

热量及营养素 每 100 克含量	热量	胆固醇	脂肪	蛋白质
	401 千卡	—	15.9 克	36.0 克

降血脂明星营养成分

不饱和脂肪酸 ☑ 镁 ☑

植物性固醇 ☑

对高脂血症和并发症的益处

促进胆固醇代谢。黑豆的油脂中主要是不饱和脂肪酸，可促进血液中的胆固醇代谢。此外黑豆所含的植物性固醇，可与其他食物中的固醇类相互竞争吸收，而加速固醇类排出体外，避免过多胆固醇堆积在体内。

促进胰岛素分泌。黑豆中含有胰蛋白酶和胰凝乳蛋白酶，能增强胰腺功能，促进胰岛素分泌。对预防高脂血症并发糖尿病有一定作用。

这样吃最健康

1 黑豆洗干净用水泡发，连豆子带水一起用来煮粥、磨豆浆非常好，既美味又养颜。

2 黑豆中的植酸会妨碍身体吸收锌和铁，适宜搭配富含维生素 C 的食品一起食用。

专家连线

高脂血症患者需要长期服用他汀类药物吗?

对于原发性高脂血症患者，即使尚未能查出引起高脂血症原因，也需要长期用药控制，如果停止服药，血脂可能再次升高。有部分患者在服用一段时间降脂药物后就自行停药，这种做法是错误的。

正确的做法是，服用他汀类降脂药物后，血脂得到控制后也要长期维持用药，并且坚持每半年复查一次血脂。只有当出现不良反应或者血脂太低时，才可以根据医生的建议停药或者减量。

总体来说，坚持服用他汀类药物效果会更好。

降脂这样吃

莲藕黑豆汤

材料 莲藕300克，黑豆50克，红枣10克。

调料 姜丝、陈皮各5克，盐2克。

做法

1. 黑豆干炒至豆壳裂开，洗去浮皮；莲藕去皮，洗净，切片；红枣洗净；陈皮浸软。
2. 锅置火上，倒入水煮沸，放入莲藕、陈皮、姜丝、黑豆和红枣煮沸，转小火煮1小时，加盐调味即可。

烹饪秘招 可以多加入清水，不要加高汤等热量高的汤类。

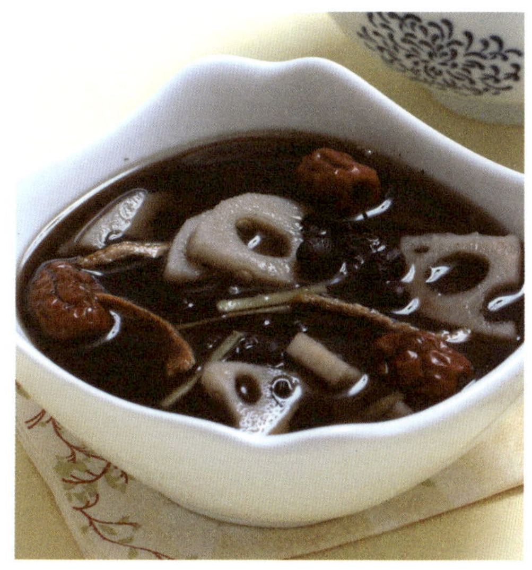

热量计算器	总热量约451千卡 蛋白质24克	胆固醇 — 脂肪8.6克

醋泡黑豆

材料 黑豆100克。

调料 醋300克，蒜瓣10克。

做法

1. 将黑豆清洗干净，沥干水分备用。
2. 将黑豆放入平底锅内，以中火炒干黑豆的水分，转小火炒至黑豆表皮裂开，关火待冷却。
3. 取一无油无水的干净容器，放入冷却的黑豆，倒入刚开瓶的醋（醋的分量以完全淹没黑豆为准，多少可以根据自身喜好决定），在表面放入蒜瓣。
4. 将容器密封起来，放置阴凉处或冰箱冷藏保存7天后即可分次食用。

烹饪秘招 建议用玻璃容器盛放，塑料盒容易被醋腐蚀。

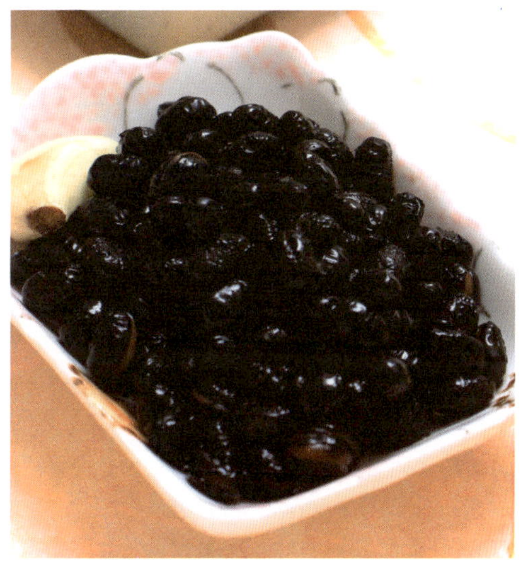

热量计算器	总热量约401千卡 蛋白质36.9克	胆固醇 — 脂肪16克

蔬菜类

每日推荐用量

宜吃
100~150 克

番茄

蔬菜中的降脂明星

热量及营养素 每 100 克含量	热量	胆固醇	脂肪	蛋白质
	20 千卡	—	0.2 克	0.9 克

降血脂明星营养成分

胡萝卜素 ☑ 维生素 C ☑

对高脂血症和并发症的益处

降血清及肝脏中的胆固醇含量。番茄含有丰富的胡萝卜素及维生素 C，可降低机体血清及肝脏中的胆固醇含量，能有效预防动脉粥样硬化及冠心病。

增加胃酸浓度，调整胃肠功能。番茄含苹果酸、柠檬酸等有机酸，能促使胃液分泌，增加胃酸浓度，调整肠胃功能，有助肠胃疾病的康复。对高脂血症并发肠胃疾病有一定疗效。

这样吃最健康

1 番茄的烹饪方法多样，可生食、凉拌、热炒、炖、煮，还可榨汁，也可以加工成番茄酱、番茄沙拉等食品。由于番茄红素在加热或有油脂的情况下容易被吸收，熟吃番茄要比生吃番茄的番茄红素吸收率高，可降低机体血清及肝脏中的胆固醇含量。

2 番茄含有铁元素，酸奶的蛋白质成分能促进铁的吸收，把番茄和酸奶搭配在一起榨出的番茄酸奶汁可促进铁元素的吸收，降低血中胆固醇的含量。

专家连线

什么是胆固醇吸收抑制剂？

顾名思义，胆固醇吸收抑制剂就是通过抑制胆固醇的吸收来达到降血脂目的一种药物。此类药物有降血脂的功效，但不能改善动脉硬化。依折麦布是首个获得 FDA（美国食品药品监督管理局）批准的胆固醇吸收抑制剂。据多项研究结果证实，依折麦布与最低剂量的他汀类药物联用时有降低低密度脂蛋白胆固醇的疗效，相当于单独使用最高剂量的他汀类药物的疗效。

番茄炒西蓝花

材料 西蓝花 150 克，番茄 50 克。

调料 盐 2 克。

做法

1. 西蓝花去柄，掰小朵，洗净，放入沸水中烫一下，立即捞出，放入凉水中过凉，捞出沥干；番茄洗净，切块，备用。
2. 炒锅置火上，倒油烧热，放入西蓝花快速翻炒，再放入番茄块翻炒，放盐稍炒即可。

烹饪秘招 最好用含有中链脂肪酸的油，有利于降脂减肥。

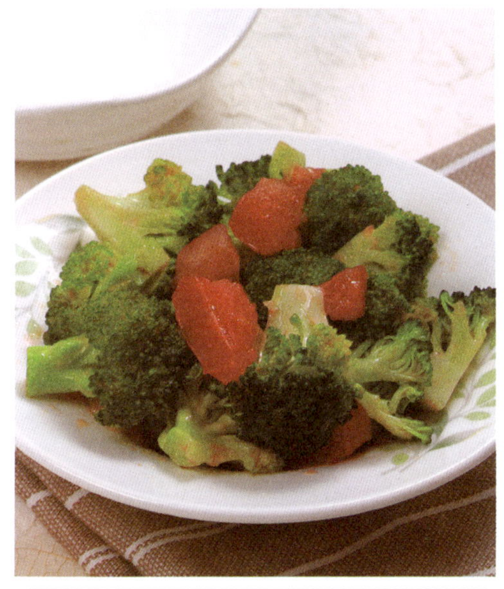

热量计算器	总热量约 54 千卡	胆固醇 —
	蛋白质 6.6 克	脂肪 6 克

番茄炒草菇

材料 草菇 300 克，番茄 200 克。

调料 葱花 5 克，盐 2 克，香油 2 克。

做法

1. 草菇洗净，切片，焯水，沥干水分；番茄洗净，去皮，去蒂，切块。
2. 锅内倒油烧热，放入葱花炝锅，下入草菇翻炒片刻，放入番茄块，待番茄汁收浓，加盐炒匀，淋上香油即可。

烹饪秘招 草菇沸水焯烫，可减少用油。

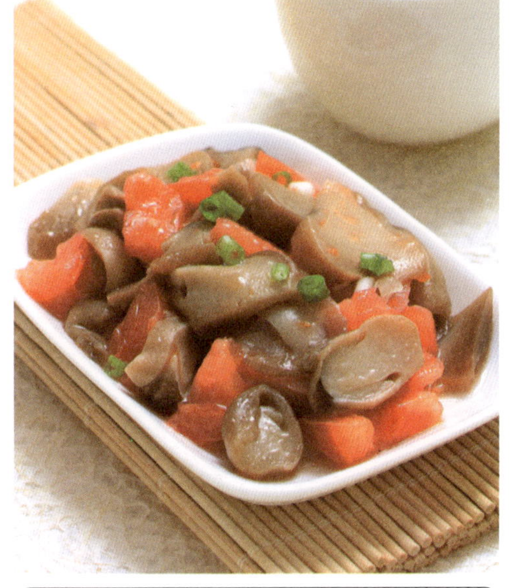

热量计算器	总热量约 121 千卡	胆固醇 —
	蛋白质 11 克	脂肪 3 克

每日推荐用量

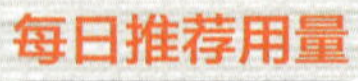

芹菜

降脂又降压的上品佳蔬

热量及营养素 每 100 克含量	热量	胆固醇	脂肪	蛋白质
	22 千卡	—	0.2 克	1.2 克

降血脂明星营养成分

黄酮类化合物 ✔ 维生素 P ✔

芹菜素 ✔ 芹绿素 ✔

对高脂血症和并发症的益处

溶解沉积于动脉上的胆固醇、甘油三酯。 芹菜含有丰富的维生素 P 及多种黄酮类化合物，均有降血脂的作用；另外还含有芹菜素，是公认的有效降血脂成分；芹绿素能迅速清除附着在血管壁上的胆固醇，能有效降脂。

降血压。 芹菜中的维生素 P、芹绿素都具有降血压作用，所以芹菜对高脂血症合并高血压有一定的防御作用。

这样吃最健康

1 芹菜用热水烫一下，放入调料凉拌，非常适宜肥胖、高脂血症、高血压、便秘的人食用。

2 芹菜含铁，牛肉同样富含铁，二者一起食用，补铁的效果更好，是缺铁性贫血患者的理想食物。

专家连线

高脂血症患者按摩时应注意什么？

在按摩时，必须注意以下 3 点。

1. 饭后不宜立即按摩，最好在饭后 1 小时进行按摩。

2. 按摩完毕后，要喝一杯温开水，以利于体内废物的排出。冠心病或肾功能不全的人，在按摩后补水 150 毫升就足够了。

3. 按摩会加速血液循环，使血管扩张，因此按摩后不宜立即用冷水洗澡或洗浴后用冷毛巾擦拭，以免引起全身不适。

降脂这样吃

芹菜木耳拌百合

材料 芹菜200克，木耳20克，百合60克，枸杞子5克。

调料 香油、盐、白糖各2克，醋5克。

做法

1. 芹菜洗净，取茎切段；木耳泡发洗净，撕成小片；鲜百合剥开后洗净；枸杞子洗净，用冷水泡软。
2. 芹菜段用滚水焯30秒钟后捞出，木耳用滚水焯1分钟，鲜百合用滚水焯30秒后捞出。
3. 将所有食材放入大碗中，倒入香油、盐、白糖、醋拌匀即可。

烹饪秘招 凉拌菜加醋既清脆爽口，增进食欲，又促进营养素的吸收，降低血压和血中胆固醇。

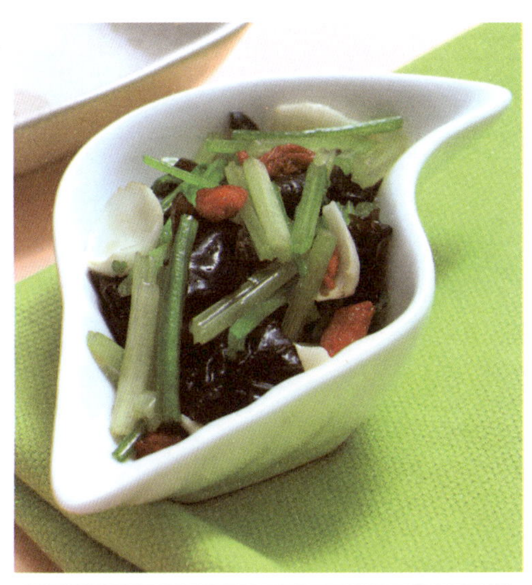

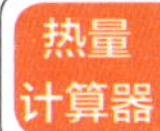

热量计算器	总热量约305千卡 蛋白质8.9克	胆固醇 一 脂肪2.7克

美肤芹菜汁

材料 芹菜200克，冰块适量。

调料 蜂蜜少许。

做法

1. 芹菜带叶洗净，切小段备用。
2. 将芹菜段、凉白开放入榨汁机中，打匀成汁。
3. 将汁液过滤，倒入装有冰块的杯中，加入蜂蜜调匀即可。

烹饪秘招 如果一餐中吃的油腻食物较多，喝杯糖分低的芹菜汁将大有裨益。

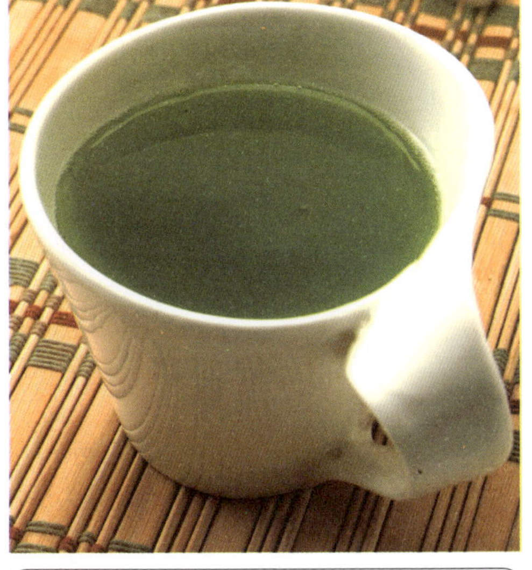

热量计算器	总热量约44千卡 蛋白质2.4克	胆固醇 一 脂肪0.4克

每日推荐用量

宜吃
150~300 克

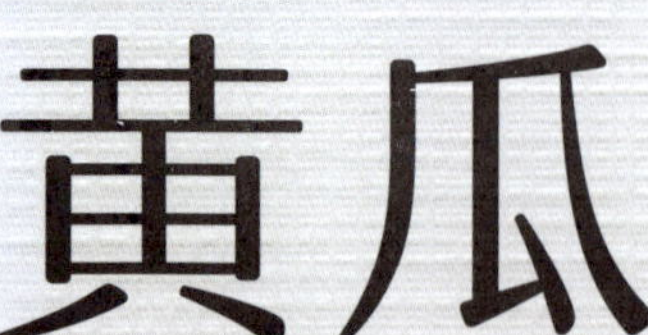

黄瓜

清脆爽口的降脂圣品

热量及营养素 每 100 克含量	热量	胆固醇	脂肪	蛋白质
	16 千卡	—	0.2 克	0.8 克

降血脂明星营养成分

膳食纤维 ☑ 丙醇二酸 ☑

对高脂血症和并发症的益处

减少胆固醇的吸收，调整脂质代谢。黄瓜所含的膳食纤维可以促进肠道蠕动，减少身体对胆固醇的吸收。

促进机体新陈代谢、平稳血糖。黄瓜中的黄瓜酶有很强的生物活性，能有效促进机体的新陈代谢；黄瓜所含的葡萄糖苷、果糖等不参与通常的糖代谢，糖尿病患者吃黄瓜，血糖不会迅速升高。所以，黄瓜对预防高脂血症并发高血压、糖尿病、肥胖症有较好的作用。

这样吃最健康

1 黄瓜适宜生吃。味道清香，甘脆，或高温煮后食用，但不宜加碱；不宜弃汁制馅食用。

2 黄瓜不仅含热量低，还能抑制碳水化合物转化为脂肪，和大蒜一起食用可以有效降低胆固醇，对糖尿病患者也有帮助。

3 黄瓜尾部含有较多的苦味素，苦味素有抗癌的作用，所以食用时不要把黄瓜尾部全部丢掉。

专家连线

哪些患者需要强化降脂治疗？

需要强化降脂治疗的患者主要有以下几种。

1. 急性冠脉综合征。
2. 冠心病合并多种危险因素，尤其是糖尿病。
3. 发生过心肌梗死、心绞痛或做过冠状动脉血运重建术。

降脂这样吃

双耳炒黄瓜

材料 银耳、木耳各10克，黄瓜150克，胡萝卜100克。

调料 姜丝、葱末各3克，盐少许。

做法

1. 将银耳、木耳用清水泡发，洗净后撕成小片备用；将黄瓜、胡萝卜分别洗净后切片备用。
2. 锅里放油，油热后，炒香姜丝、葱末，然后放入银耳、木耳炒至将熟之时放入黄瓜片和胡萝卜片，翻炒拌匀，加盐调味即可。

烹饪秘招 黄瓜最后放，翻炒几下即可出锅，以免炒的时间太长影响口感和营养吸收。

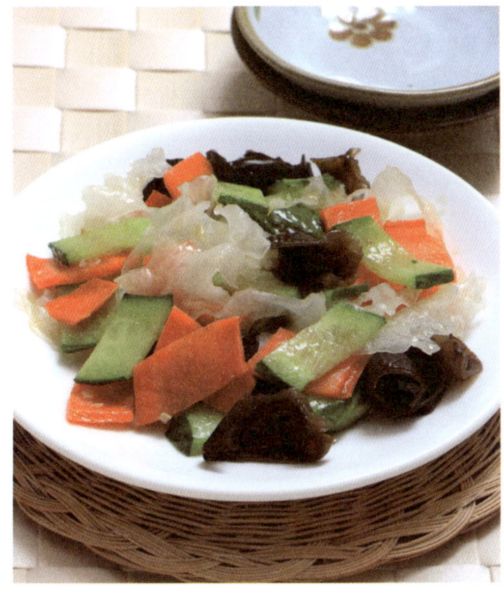

热量计算器	总热量约123千卡	胆固醇 —
	蛋白质4.8克	脂肪0.8克

木耳拌黄瓜

材料 水发木耳、黄瓜各100克。

调料 醋10克，盐2克，辣椒油、蒜末各5克。

做法

1. 水发木耳择洗干净，入沸水中焯透，捞出，沥干水分，凉凉，切丝；黄瓜洗净，切丝。
2. 取小碗，放入醋、盐、蒜末和辣椒油拌匀，制成调味汁。
3. 取盘，放入黄瓜丝和木耳丝，淋入调味汁拌匀即可。

烹饪秘招 木耳用沸水焯熟；木耳和黄瓜凉拌，降脂效果显著。

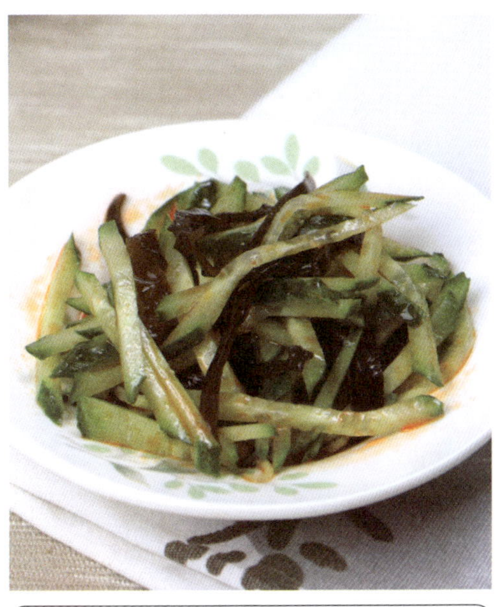

热量计算器	总热量约88千卡	胆固醇 —
	蛋白质3克	脂肪0.5克

每日推荐用量

宜吃 50 克

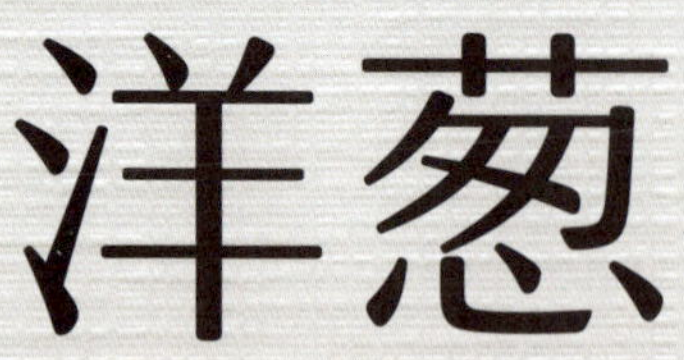

洋葱

杀菌、降脂、降压

热量及营养素 每 100 克含量	热量	胆固醇	脂肪	蛋白质
	39 千卡	—	0.2 克	1.1 克

降血脂明星营养成分

二烯丙基二硫化物 ✔ 蒜氨酸酶 ✔

对高脂血症和并发症的益处

降低血中胆固醇和甘油三酯含量。洋葱中所含有的二烯丙基二硫化物及蒜氨酸酶，可降低血中胆固醇和甘油三酯含量，从而有效降血脂，有防止血管硬化的作用。

辅助治疗消化不良、食欲不振，降血压，预防血栓。洋葱可用于缓解消化不良、食欲缺乏、食积内停等症；洋葱含有的前列腺素 A，能扩张血管，降低血液黏度，因而可降血压，预防血栓形成。因此常吃洋葱可预防高脂血症并发肠胃疾病、高脂血症并发高血压等。

这样吃最健康

1 洋葱的烹饪方法多样，生食、熟食均可，可以炒菜也可以做汤，也可以做配料、做凉菜。但要注意洋葱不宜加热过久，以有些微辣为佳。

2 猪肝可滋肝明目，补气养血，洋葱配猪肝可为人体提供丰富的蛋白质、维生素 A 等多种营养物质，以补虚损。

3 洋葱含有的活性成分，能和猪肉中的蛋白质相结合，可为人体提供丰富的营养成分，所以洋葱和猪肉搭配可起到滋阴润燥的作用。

专家连线

为什么高脂血症患者需要戒烟?

吸烟会引起或加重高脂血症。有研究表明，吸烟者的血清总胆固醇的水平显著高于非吸烟者，并且吸烟者的血清中高密度脂蛋白胆固醇水平明显降低。吸烟越多，发生高脂血症的概率越高。

降脂这样吃

洋葱番茄汤

材料 番茄 50 克，洋葱 100 克。

调料 姜片、盐、香油各少许。

做法

1. 将番茄、洋葱分别洗净，切成小块备用。
2. 在锅中加入适量清水，放入姜片，大火煮沸后，放入番茄块、洋葱块，继续煮沸后改小火煮 15 分钟。
3. 往锅中加入盐和香油调味即可。

烹饪秘招 用清水烧汤，不建议用高汤。

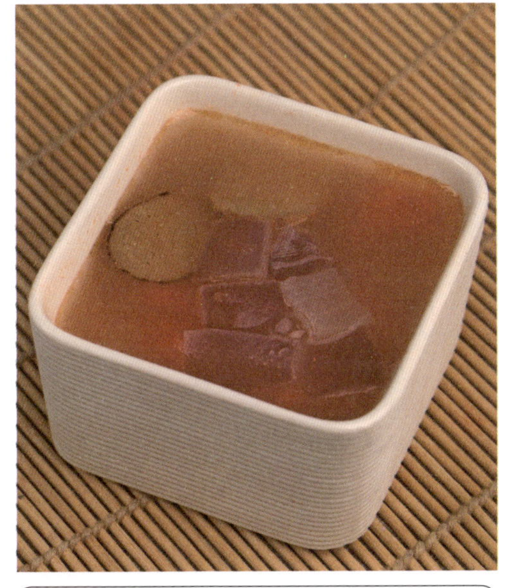

热量计算器 总热量约 49 千卡 | 胆固醇 —
蛋白质 1 克 | 脂肪 1.3 克

洋葱炒苦瓜

材料 洋葱、苦瓜各 150 克。

调料 姜丝 5 克，盐 2 克。

做法

1. 将洋葱去外皮，洗净后切丝备用；苦瓜洗净后，去子，切成薄片备用。
2. 炒锅中放入适量植物油，油热后，放入姜丝爆香，再继续放入苦瓜片、洋葱丝，翻炒将熟之时，放盐调味即可。

烹饪秘招 先放入生姜丝爆香再下材料，可以减少用油。

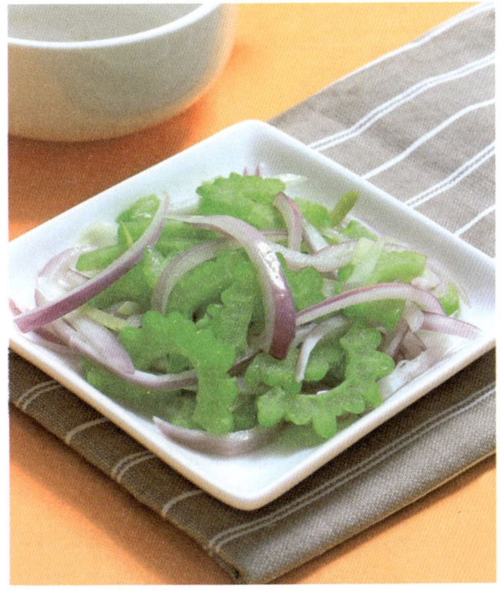

热量计算器 总热量约 91.5 千卡 | 胆固醇 —
蛋白质 3.2 克 | 脂肪 0.5 克

每日推荐用量

宜吃150克

竹笋

减少人体对胆固醇的吸收

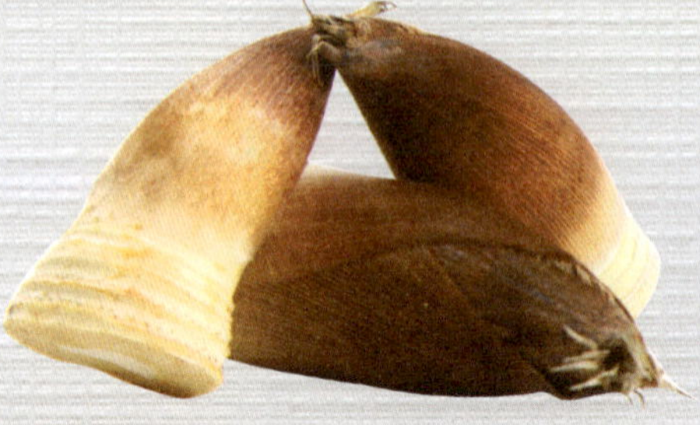

热量及营养素 每100克含量	热量	胆固醇	脂肪	蛋白质
	19千卡	—	0.2克	2.6克

降血脂明星营养成分

膳食纤维 ☑

对高脂血症和并发症的益处

减少人体对胆固醇的吸收。 竹笋膳食纤维含量高，可以减少人体对胆固醇的吸收，增加肠蠕动，有效降低血脂。

可降低体内多余脂肪。 竹笋具有低糖、低脂的特点，富含膳食纤维，可促进肠道蠕动，帮助消化，降低体内多余脂肪，对高脂血症并发高血压、高脂血症并发糖尿病有一定的预防作用。

这样吃最健康

1 竹笋适用于炒菜、烧肉、凉拌，也可做配料或馅料，味道鲜嫩清香。但是竹笋食用前要先用开水焯过，以去除竹笋中的草酸。

2 鸡肉脂肪含量相对较少，且富含膳食纤维、维生素和蛋白质，而竹笋有健脾养胃、清热利水等功效，两者同食可暖胃益气。

专家连线

高脂血症患者长期服用他汀类药物会对身体有伤害吗?

一般来说，他汀类药物安全性好，不良反应小。有很多患者连续服药10年，经检查没有发现不良反应。部分患者所说的服用他汀类药物会对肝脏造成损害，其实，只有0.5% ~ 2.0%的患者在服药时会出现肝功能不正常，而且与用药的剂量有关，减少剂量就可使肝脏功能化验指标恢复正常。此外，他汀类药物对肝炎以及肝功能指标不正常并无影响。

干烧春笋

材料 春笋200克，胡萝卜100克，鲜香菇40克，青豆30克。

调料 豆瓣酱20克，姜末、葱末各5克，盐、白糖各2克，水淀粉、料酒各8克。

做法

1. 春笋切片；香菇、胡萝卜洗净后切丁。
2. 将切好的春笋片、香菇丁、胡萝卜丁、青豆分别放入沸水中焯熟。
3. 炒锅内放植物油烧热，加入豆瓣酱翻炒至出现红油，将春笋片、胡萝卜丁、香菇丁、青豆放入翻炒，加盐、白糖、葱末、姜末、料酒调味，起锅前用水淀粉勾芡即可。

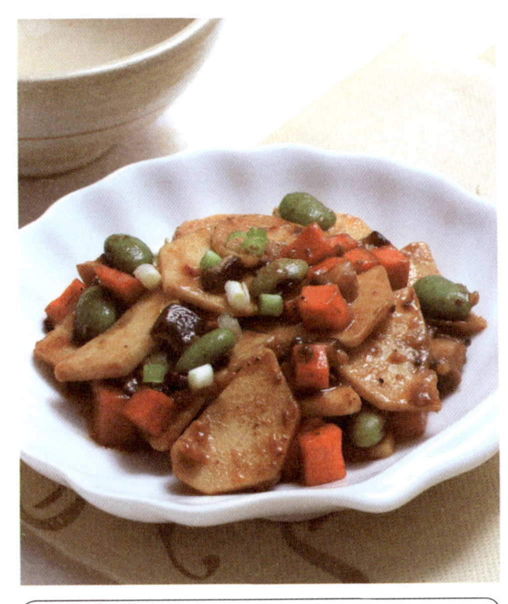

热量计算器	总热量约250千卡 蛋白质20.6克	胆固醇 — 脂肪7.5克

凉拌竹笋

材料 竹笋200克，黄瓜150克，水发木耳100克。

调料 蒜末、姜末、葱末各5克，盐、白糖各2克，醋10克，香油少许。

做法

1. 竹笋、黄瓜洗净切丁；木耳洗净，撕成小朵；分别将竹笋和木耳放入沸水中焯熟，捞出沥干。
2. 炒锅中放入植物油烧热，放入葱末、姜末、蒜末爆香，关火。
3. 将所有食材放入大碗内，加入盐、醋、白糖、香油，浇入炸好的油拌匀即可。

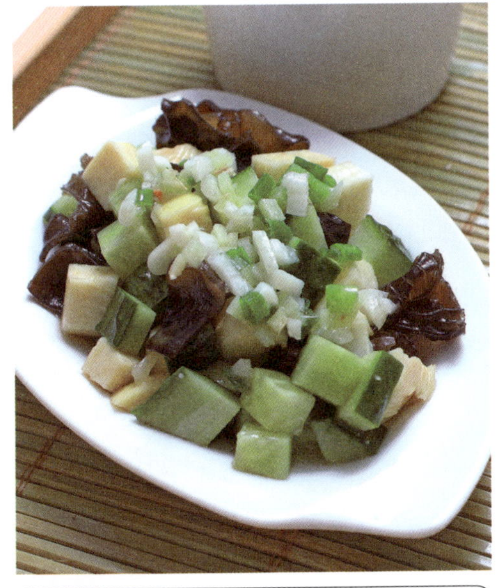

热量计算器	总热量约99.5千卡 蛋白质7.9克	胆固醇 — 脂肪1克

每日推荐用量

宜吃 60 克

冬瓜

控制体内糖类转化为脂肪

热量及营养素 每 100 克含量	热量	胆固醇	脂肪	蛋白质
	12 千卡	—	0.2 克	0.4 克

降血脂明星营养成分

丙醇二酸 ✔ 葫芦巴碱 ✔

膳食纤维 ✔

对高脂血症和并发症的益处

有效控制体内的糖类转化为脂肪，降低体内胆固醇含量。冬瓜富含丙醇二酸、葫芦巴碱，能有效控制体内的糖类转化为脂肪；所含的膳食纤维又可促进肠道蠕动，降低体内胆固醇含量，有效降血脂，预防动脉硬化、高血压等。

辅助治疗高血压、糖尿病以及肾病。冬瓜为高钾低钠食物，对高脂血症尤其是中老年患者合并高血压、糖尿病以及肾病有较好的辅助治疗作用。

这样吃最健康

1 冬瓜烹饪方法多样，可以炒菜、煮汤、炖汤、熬粥、捣汁；还可利用冬瓜皮、果肉及瓤、子进行饮料生产，制作冬瓜茶等饮料，具有独特的风味，可清热解暑，利尿消肿。

2 冬瓜含有维生素K，海米含有钙，两者同食，可以强化人体对钙的吸收，促进血液正常凝固，帮助骨骼成长。

专家连线

高脂血症患者适宜多大强度的运动？

一般来讲，单纯的高脂血症患者，在没有任何并发症的情况下，应保持中等强度运动量，即每天达到慢跑 3 ~ 5 千米。有并发症者应自行掌握，以锻炼时不发生明显的身体不适为原则，必要时应在医生或家人的监护下进行运动。

降脂这样吃

荷叶冬瓜盅

材料 小冬瓜 1 个（约 500 克），荷叶 1 张。

调料 香油 3 克，盐、胡椒粉各 2 克。

做法

1. 冬瓜洗净，切掉一端呈茶盅状，挖去冬瓜瓤及部分肉，并把冬瓜蒂部削平，口部周围切锯齿纹，口朝上摆放在蒸锅中，再将挖出的冬瓜肉切成小方块备用。
2. 将荷叶洗净后切碎，与冬瓜块一同放入冬瓜盅内，加适量清水。
3. 用大火蒸 25 分钟把冬瓜蒸熟，最后加盐、胡椒粉后关火，滴入香油。

热量计算器 总热量约 60 千卡　蛋白质 2 克 ｜ 胆固醇 —　脂肪 4 克

蘑菇冬瓜汤

材料 冬瓜 200 克，鲜蘑菇 50 克。

调料 葱花、姜片各 5 克，盐、香油各 2 克。

做法

1. 将冬瓜洗净去皮、去瓤，切成薄片备用；将鲜蘑菇洗净去蒂后切片备用。
2. 在锅中放入适量清水，大火煮沸后，放入冬瓜片及葱花、姜片，继续煮沸后，放入蘑菇片。
3. 待蘑菇片煮熟，香味四溢之时，放入盐、香油调味即可。

烹饪秘招 此汤味道鲜美、清淡，有较好的降脂作用，还适合动脉硬化、高血压等患者食用。

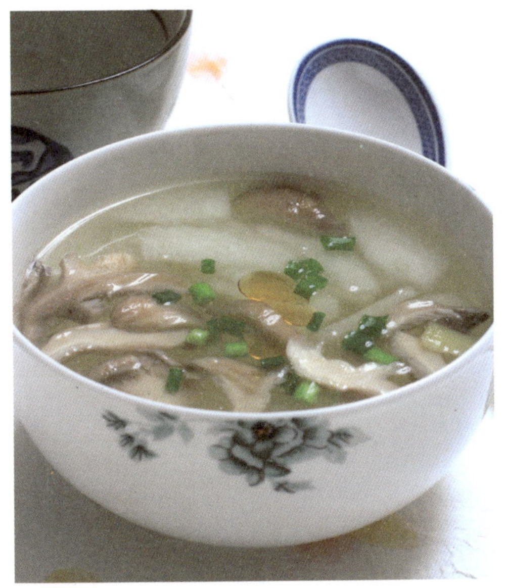

热量计算器 总热量约 40 千卡　蛋白质 3.9 克 ｜ 胆固醇 —　脂肪 2.5 克

每日推荐用量

宜吃 100~150 克

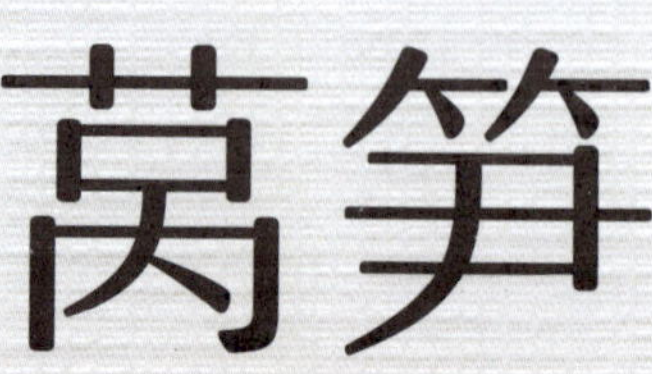

莴笋

软化血管降血脂

热量及营养素 每 100 克含量	热量	胆固醇	脂肪	蛋白质
	15 千卡	—	0.1 克	1.0 克

降血脂明星营养成分

膳食纤维 ☑

对高脂血症和并发症的益处

减少人体对胆固醇的吸收。莴笋膳食纤维含量高，可以减少人体对胆固醇的吸收，增加肠蠕动，有效降低血脂。

辅助治疗高血压、心脏病。莴笋对预防高脂血症并发高血压、心脏病有一定的食疗作用。

这样吃最健康

1 莴笋可用来凉拌、热炒、煮汤等，但焯莴笋时一定要注意时间和温度，焯的时间过长、温度过高会使莴笋绵软，失去清脆口感，另外莴笋怕咸，少放盐才好吃。

2 莴笋与含 B 族维生素的牛肉同食，可调养气血。

3 莴笋中维生素 C 的含量较高，可促进人体对铁元素的吸收，还有降脂补血作用。

专家连线

血脂高的人最好饮食无油吗？

不是的。很多人认为高脂血症是吃油多造成的，带点儿油的东西都不沾。这种认识过于片面。因为适量的油不仅能提供人体所需的脂肪酸，促进人体吸收维生素等有益物质，还能预防胆结石。即便在节食减肥的时候，每天也需要至少 20 克膳食脂肪才能维持胆汁的正常分泌。另外，如果膳食脂肪摄入不足，会导致脂肪酸缺乏，损害皮肤。

凉拌莴笋

材料 莴笋 400 克，白芝麻少许。

调料 盐、香油、蒜末各 2 克。

做法

1. 将莴笋去皮洗净，切丝备用。
2. 将莴笋丝放入较大容器内，加入盐、香油、蒜末拌匀调味，腌渍 20 分钟，撒上炒香的白芝麻，即可食用。

烹饪秘招 莴笋凉拌，可以减少用油量。

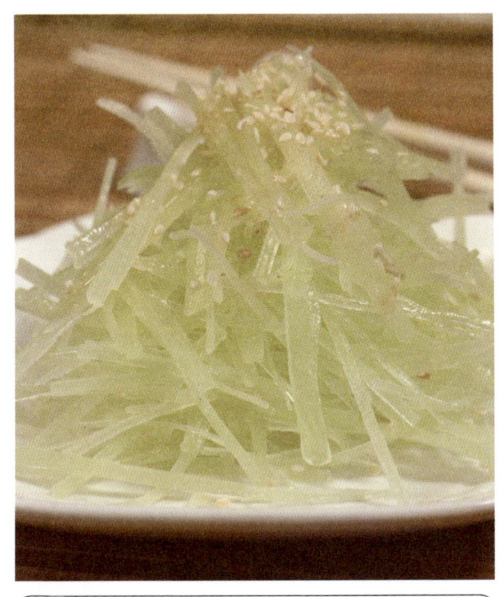

热量计算器	总热量约 82 千卡	胆固醇 —
	蛋白质 4.1 克	脂肪 2.5 克

鲜蘑炒莴笋

材料 莴笋 200 克，鲜蘑 50 克。

调料 葱花 5 克，盐 2 克。

做法

1. 莴笋去老皮和叶子，洗净，切片，沸水焯熟；鲜蘑择洗干净，撕成小瓣，放入沸水中焯烫，捞出。
2. 锅置火上烧热，倒油，炒香葱花，放入莴笋片翻炒均匀，淋入少许清水烧至熟透，下入焯好的鲜蘑瓣，加盐调味即可。

烹饪秘招 如果不喜欢此菜水淋淋的口感，出锅前勾芡即可。

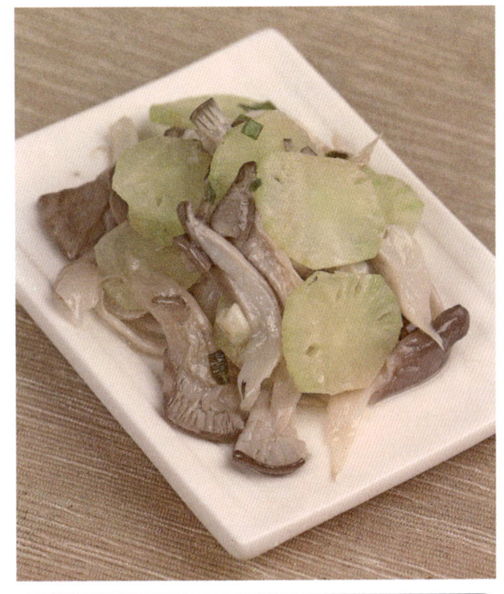

热量计算器	总热量约 42 千卡	胆固醇 —
	蛋白质 3.3 克	脂肪 0.3 克

每日推荐用量

宜吃 150 克

油菜

减少脂类吸收

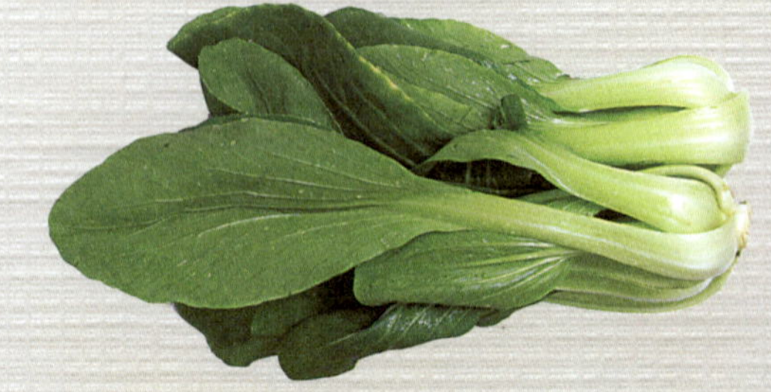

热量及营养素 每 100 克含量	热量	胆固醇	脂肪	蛋白质
	25 千卡	—	0.5 克	1.8 克

降血脂明星营养成分

膳食纤维 ☑

对高脂血症和并发症的益处

减少脂类的吸收。油菜为低脂肪蔬菜，且富含膳食纤维，能与胆酸盐和食物中的胆固醇及甘油三酯结合，排出体外，从而减少身体对脂类的吸收，故可用来降血脂。

促进肠道蠕动，缓解便秘。油菜中含有大量的膳食纤维，能促进肠道蠕动，缩短粪便在肠腔停留的时间，从而可缓解多种便秘，对高脂血症并发便秘有辅助疗效。

这样吃最健康

1 食用油菜时要用大火爆炒，这样既可保持油菜的鲜脆口感，又不会破坏其营养成分。

2 香菇与油菜搭配食用可抗老防衰，并缩短食物在胃肠道中停留的时间，促进肠道代谢，减少脂肪堆积，预防便秘。

专家连线

高脂血症会引起听力下降吗?

研究发现，血脂高低与听力的关系十分密切。血脂过高时，会造成内耳脂质的沉积，过氧化脂质增加，直接导致内耳细胞损伤，血管萎缩，进而引起听力减退乃至耳聋。此外，高脂血症还会使血液的黏度增加，易发生动脉粥样硬化，内耳动脉血流缓慢、供血不足，引起内耳微循环流发生障碍，进而影响听力。

降脂这样吃

香菇油菜

材料 油菜500克，鲜香菇100克。

调料 盐、酱油、葱花、白糖各2克。

做法

1. 将油菜洗净切段备用；鲜香菇洗净去蒂，切片备用。
2. 锅中放入适量油，烧热后用葱花炝锅，放入香菇，加入酱油、白糖调味，放入油菜，迅速翻炒。
3. 将熟之时，加盐调味，翻炒拌匀后，即可装盘食用。

烹饪秘招 食用油菜时要现做现切，因为油菜里所含的维生素是不稳定的，容易氧化而使营养成分流失。

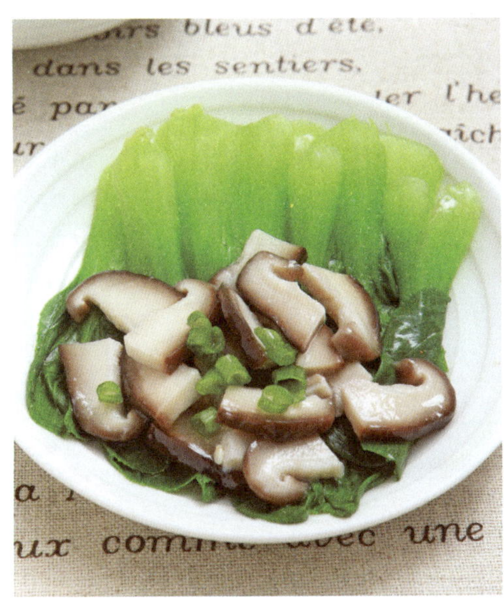

热量计算器 总热量约149千卡 | 胆固醇 —
蛋白质11.7克 | 脂肪2.6克

蒜蓉油菜

材料 油菜500克，大蒜60克。

调料 盐2克。

做法

1. 将油菜洗净后，分叶备用；大蒜剥皮洗净后，一半切成片状，一半剁成蒜末备用。
2. 锅烧热后放入适量油烧热，放入蒜片爆香，再将油菜放进锅中翻炒，将熟之时，放入盐、蒜末调味，即可关火盛盘。

烹饪秘招 如果不喜欢此菜水淋淋的口感，出锅前勾芡即可。

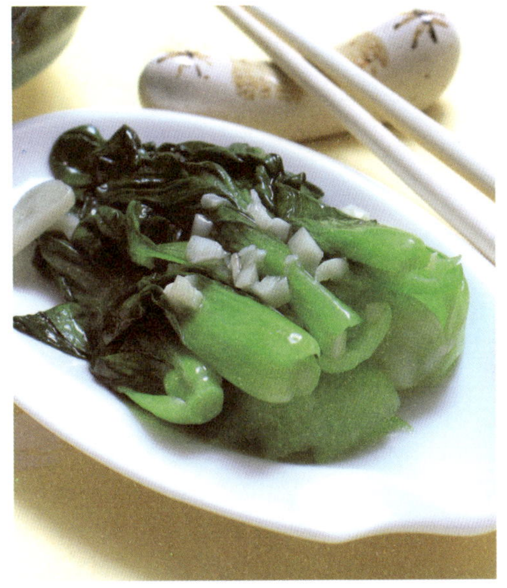

热量计算器 总热量约201.8千卡 | 胆固醇 —
蛋白质11.7克 | 脂肪2.6克

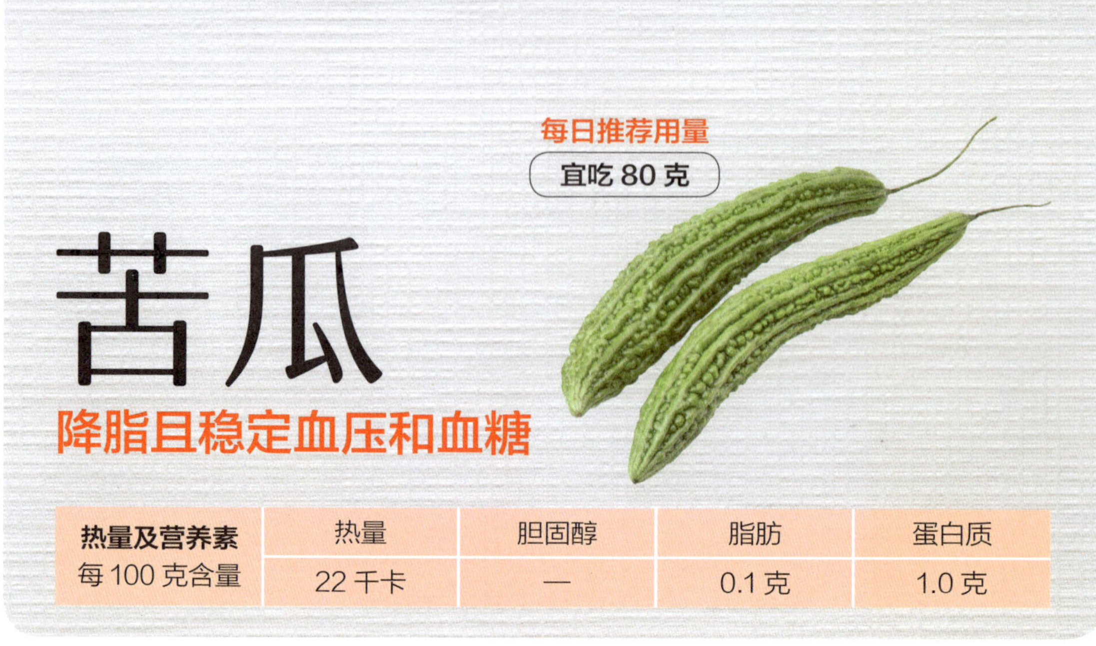

每日推荐用量

宜吃 80 克

苦瓜

降脂且稳定血压和血糖

热量及营养素 每 100 克含量	热量	胆固醇	脂肪	蛋白质
	22 千卡	—	0.1 克	1.0 克

降血脂明星营养成分

苦瓜素 ☑ **皂苷** ☑

对高脂血症和并发症的益处

有效降低血脂。苦瓜中的苦瓜素和皂苷两种成分可有效降低血脂，预防高血压、动脉粥样硬化、糖尿病等疾病。

稳定血压、血糖。苦瓜能稳定血压和血糖，适合高脂血症患者用来预防并发糖尿病、高血压等。

这样吃最健康

1 苦瓜炒熟后吃对肠胃刺激作用小，苦瓜的抗营养因子会因为加热而被消除，还能提高多种营养成分的吸收率，可起到滋补的作用。

2 苦瓜含有丰富的维生素 C，瘦肉富含铁，搭配烹调，苦瓜中的维生素 C 可以促进人体对瘦肉中铁的吸收和利用。

3 富含苦瓜素的苦瓜和含有丰富维生素 C 的柿子椒一起食用，可以有效降低血脂。

专家连线

高脂血症患者在非药物治疗时期应如何调理生活？

1. 要控制总热量，少食高脂肪、高糖的食物。
2. 要控制胆固醇的摄入量，少食蛋黄、动物内脏等高胆固醇的食物。
3. 应适当增加蛋白质并调整米、面等碳水化合物的比例。
4. 严格控制各类酒（包括啤酒）的摄入。
5. 注意运动锻炼和戒烟。

降脂这样吃

清炒苦瓜

材料 苦瓜300克。

调料 葱段5克，盐、白糖、香油各2克。

做法

1. 苦瓜洗净，纵向剖开，再将剖为一半的苦瓜斜切成片备用。
2. 锅中倒入适量油，烧热后放入葱段爆香，再倒入苦瓜片，迅速翻炒。
3. 将熟之时，加入盐、白糖调味，翻炒拌匀后淋上少量香油，即可装盘食用。

烹饪秘招 苦瓜翻炒约1分钟即可，炒的时间太长会破坏此菜脆嫩的口感。

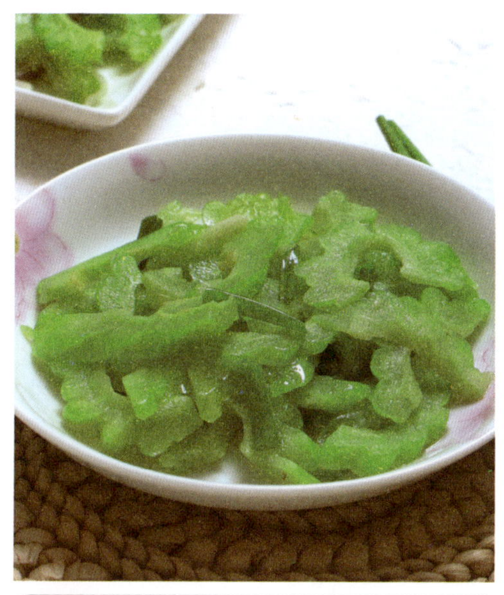

热量计算器	总热量约84千卡	胆固醇9毫克
	蛋白质3克	脂肪2.1克

苦瓜荠菜猪肉汤

材料 苦瓜250克，猪瘦肉100克，荠菜50克。

调料 料酒5克，盐少许。

做法

1. 将苦瓜洗净，剖开去瓜瓤，切成薄片备用；荠菜洗净后切碎备用；猪瘦肉洗净后切成薄片，用适量盐、料酒腌制拌匀。
2. 煮锅中加入适量清水，放入猪瘦肉片煮沸，再加入苦瓜片、荠菜碎同煮至熟，放入剩余盐调味即可。

烹饪秘招 肉片不要炒，用烧开的水煮熟，能减少油脂摄入。

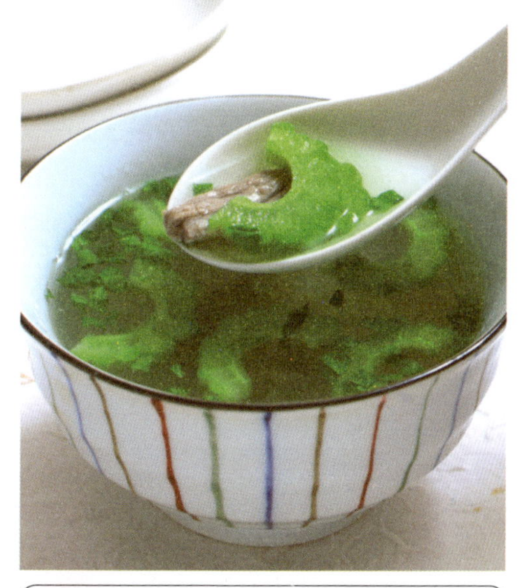

热量计算器	总热量约204.5千卡	胆固醇81毫克
	蛋白质23.2克	脂肪6.6克

每日推荐用量

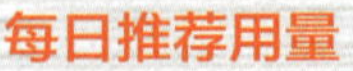

茄子

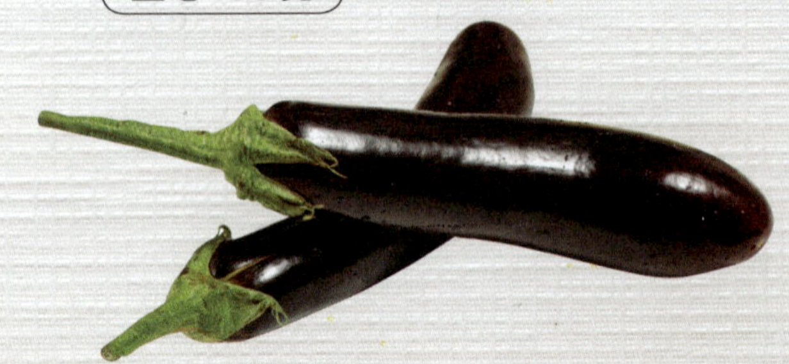

保持血管壁弹性

热量及营养素 每 100 克含量	热量	胆固醇	脂肪	蛋白质
	23 千卡	—	0.2 克	1.1 克

降血脂明星营养成分

维生素 P ☑

对高脂血症和并发症的益处

降低血脂。茄子所含的维生素 P 有降血脂的作用，还可使血管壁保持弹性和生理功能，能有效预防动脉硬化、冠心病等。

提高毛细血管韧性和弹性。茄子，尤其是紫茄子皮中含有丰富的维生素 P，对毛细血管有保护作用，能保持细胞和毛细血管壁的正常渗透性，增加毛细血管韧性和弹性，预防高脂血症并发高血压、冠心病、动脉硬化等。

这样吃最健康

1 茄子不宜用煎、炸的做法，因为烹调温度较高、时间较长，这样做出来的茄子很油腻，也会造成很大的营养损失。可以选择“蒸”这种加热时间短、用油少的烹饪方法（如拌茄泥），这样做可以有效保持茄子的营养成分。

2 猪肉中的胆固醇含量较高；茄子含有皂苷，可以降低胆固醇，二者搭配，营养价值更高，还可以降低胆固醇的吸收。

3 茄子中含有大量皂苷，它具有降低胆固醇的作用，鸡蛋与茄子同食，有利于人体吸收鸡蛋的营养，还能降低对鸡蛋中的胆固醇的吸收。

专家连线

什么情况下儿童高脂血症患者需要服用降脂药物？

儿童患上高脂血症后，首先要选择改变生活方式。由于不良生活方式引起高脂血症的儿童，在改变生活方式半年到一年后，如果“坏胆固醇”仍然高于 10.56 毫摩 / 升，应在医生的指导下进行药物治疗。

蒸茄子

材料 茄子 500 克。

调料 蒜泥 20 克，醋 5 克，盐、香油各 2 克。

做法

1. 将茄子洗净，切成大条状，放入盘中，入蒸笼蒸 10 分钟左右。
2. 将盐、醋、蒜泥放于小碗中，拌匀撒在蒸好的茄条上，再淋上适量香油即可食用。

烹饪秘招 茄子切条蒸熟，可减少油脂摄入，增加饱腹感。

番茄茄丁

材料 茄子 300 克，番茄 100 克。

调料 盐、醋、蒜末各 2 克。

做法

1. 将茄子与番茄洗净，分别切丁和小块备用。
2. 炒锅中放油，油热后放入蒜末爆香，再加入茄子丁煸炒，改小火加盖焖 3 分钟。
3. 待茄子变软时，放入适量盐、醋，并倒入番茄块，翻炒至熟即可。

烹饪秘招 番茄与茄子同炒，并加入醋，有利于保持茄子所含的维生素 C 和多酚类，营养丰富又能增强茄子降脂之效。

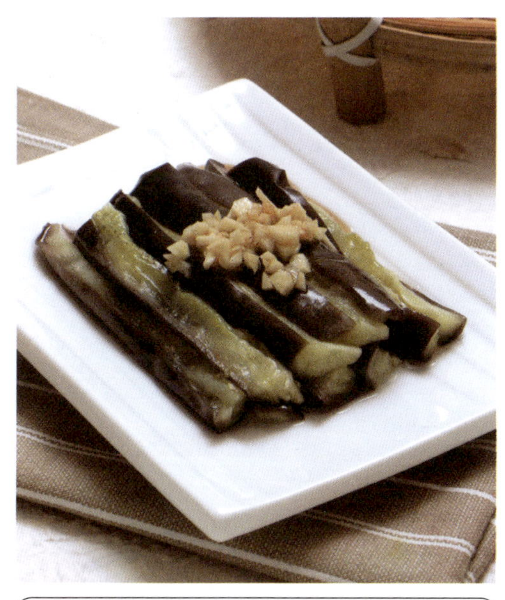

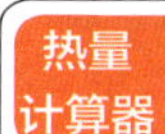

总热量约 133 千卡 | 胆固醇 —
蛋白质 5.5 克 | 脂肪 3 克

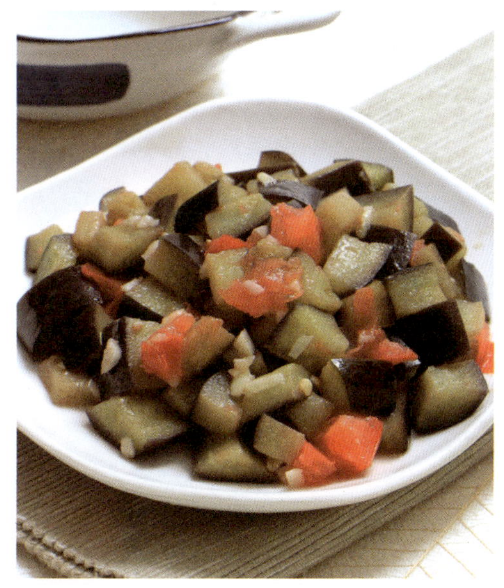

热量计算器 总热量约 89 千卡 | 胆固醇 —
蛋白质 4.2 克 | 脂肪 1.5 克

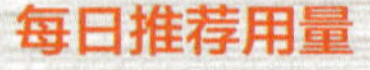

菜花

抑制低密度脂蛋白

热量及营养素 每 100 克含量	热量	胆固醇	脂肪	蛋白质
	26 千卡	—	0.2 克	2.1 克

降血脂明星营养成分

类黄酮 ☑

对高脂血症和并发症的益处

抑制低密度脂蛋白，减少细胞内胆固醇聚集。菜花中含有的类黄酮可以清除血管上沉积的胆固醇，防止血小板凝集，有效降低血中胆固醇。

降低心脑血管疾病，特别是冠心病的发病率和死亡率。菜花中类黄酮可以抑制有害的低密度脂蛋白的产生，改变毛细血管脆性，调节内皮细胞，抑制血小板聚集等功能，预防动脉硬化，降低血栓的形成，达到改善心血管疾病的作用，降低冠心病的发病率和死亡率。类黄酮物质还有增强机体非特异性免疫和体液免疫的功能，可以增强机体抵抗力。

这样吃最健康

1 在烹调菜花时，为了减少维生素 C 和抗癌化合物的损失，可先将其用沸水焯水，断其生味，再急火快炒，调味后迅速出锅，以保持其有益成分和清香脆嫩的特点。

2 菜花中含少量的可致甲状腺肿的物质，而碘可以中和这些物质，碘可由碘盐和海藻、海鱼、海带等海产品提供，因此在食用菜花时可搭配一些海产品。

专家连线

高脂血症可以治愈吗？

不管患者是使用非药物还是药物治疗，都只能将血脂控制在正常范围内，没有办法完全治愈。但如果是因其他疾病造成的高脂血症，则有可能会随疾病的治愈而使血脂水平降低。例如甲状腺功能减退治愈后，因其造成的高脂血症也会好转。但这种情形很少见，大部分高脂血症都需要长期控制。

降脂这样吃

香菇炒菜花

材料 菜花 250 克，干香菇 15 克。

调料 葱段、姜末各 5 克，水淀粉 15 克，盐少许。

做法

1. 将菜花冲洗干净切成小块，放入沸水锅内焯水后捞出备用。
2. 香菇泡发，去蒂洗净，切片备用。
3. 炒锅内放花生油烧热，放入葱段、姜末煸出香味，再放入适量清水，大火烧开后，放入香菇、菜花，改小火煨，用水淀粉勾芡，加盐调味即可。

烹饪秘招 香菇中含腺嘌呤、胆碱、酪氨酸、氧化酶以及某些核酸物质，能降血压、降胆固醇、降血脂，与菜花同用，效果更佳。

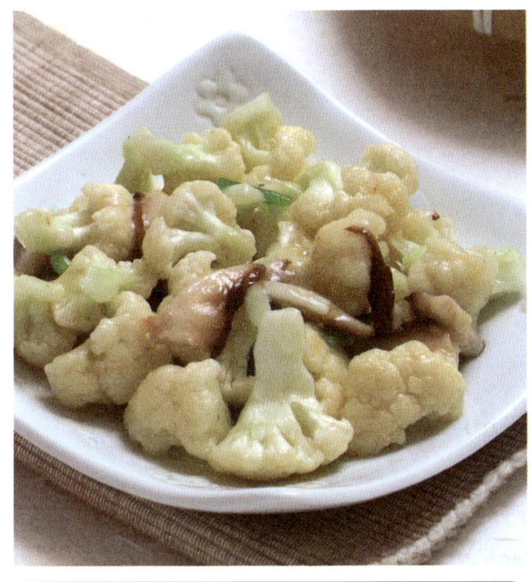

热量计算器		
	总热量约 106 千卡	胆固醇 —
	蛋白质 8.3 克	脂肪 0.7 克

菜花胡萝卜土豆汤

材料 菜花 150 克，土豆、胡萝卜、番茄各 80 克，洋葱 30 克。

调料 胡椒粉、姜丝、盐各 2 克。

做法

1. 将菜花冲洗干净切成小块；土豆和胡萝卜洗净后去皮，切成丁；番茄洗净，切成块；洋葱去皮洗净，切丝。
2. 炒锅烧适量清水至沸腾，放入菜花块、洋葱丝、土豆丁、胡萝卜丁、番茄块及姜丝，大火煮熟后，加入适量胡椒粉及盐调味即可。

烹饪秘招 此菜营养丰富，具有降脂功效，有益辅助调理动脉硬化、冠心病等。

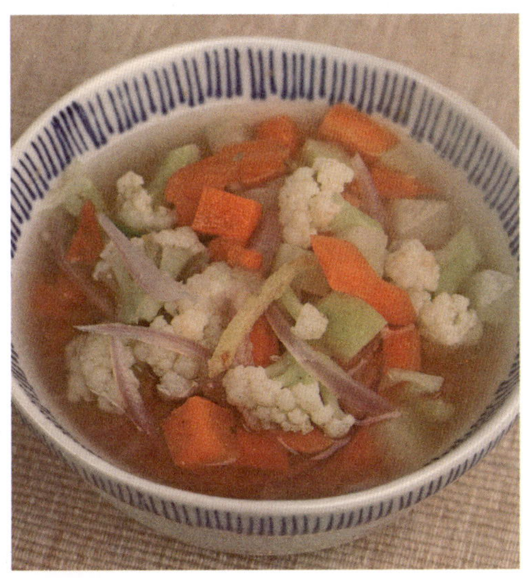

热量计算器		
	总热量约 173.2 千卡	胆固醇 6.4 毫克
	蛋白质 7.3 克	脂肪 0.9 克

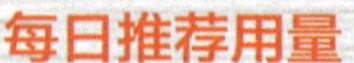

宜吃
50~100 克

绿豆芽

防止胆固醇在动脉内壁沉积

热量及营养素	热量	胆固醇	脂肪	蛋白质
每 100 克含量	19 千卡	—	0.1 克	2.1 克

降血脂明星营养成分

维生素 C ☑ **膳食纤维** ☑

对高脂血症和并发症的益处

降低胆固醇。绿豆芽含有大量维生素 C，可促进胆固醇排泄，防止胆固醇在动脉内壁沉积；绿豆芽还富含膳食纤维，可以与食物中的胆固醇相结合，并将其转化为胆酸排出体外，从而降低胆固醇水平。

预防心血管疾病。常吃绿豆芽可预防高脂血症并发心血管疾病。

这样吃最健康

1 绿豆芽凉拌、清炒最好，也最简单。绿豆芽下锅后要迅速翻炒，适当加些醋，以保存其水分、维生素 C 和清脆的口感。

2 烹制绿豆芽时加一点醋，既能防止维生素 C 的流失，还可以加强绿豆芽的减肥作用。

3 猪肚可以健脾胃，助消化，增食欲，但其胆固醇含量较高，而绿豆芽可以降低胆固醇，二者同食有利于人体对营养成分的吸收，提高人体免疫力。

专家连线

哪些高脂血症患者适宜服用血脂康？

血脂康主要适用于以下人群。

1. 胆固醇轻度升高者。
2. 用于以胆固醇升高为主的混合型高脂血症患者。
3. 用于甘油三酯轻度升高及高密度脂蛋白降低的高脂血症患者。
4. 也可用于服用其他他汀类药物不能耐受或引起肝酶和肌酶升高的高脂血症患者。

醋熘绿豆芽

材料 绿豆芽300克。

调料 醋、葱段、姜丝各5克，水淀粉15克，盐、白糖、花椒2克。

做法

1. 绿豆芽洗净后用沸水快速焯一下，捞出在凉水中过凉，沥干水分备用。
2. 锅烧热适量植物油，放入花椒炝锅炸焦，去掉花椒，再放入葱段、姜丝爆香。
3. 放入绿豆芽用大火快速翻炒，加盐、白糖、醋调味，再颠炒几下，用水淀粉勾芡即可。

烹饪秘招 烹调时油盐不宜太多，要尽量保持其清淡的口味和爽口的特点。

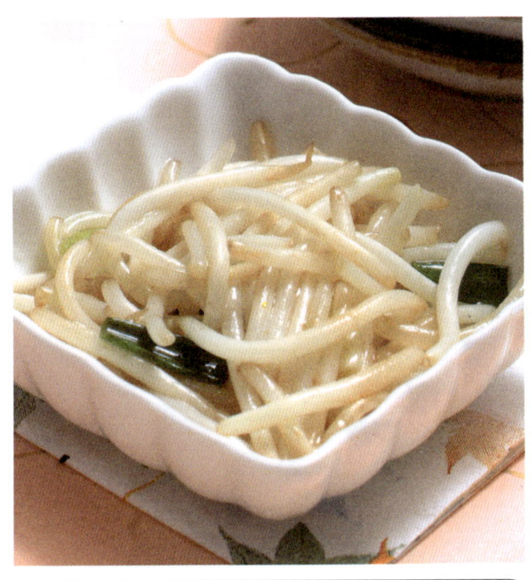

热量计算器	总热量约57千卡	胆固醇—
	蛋白质6.3克	脂肪0.3克

海蜇皮拌绿豆芽

材料 新鲜海蜇皮200克，绿豆芽、胡萝卜各100克。

调料 葱花、生抽、醋、香油各5克。

做法

1. 将新鲜海蜇皮洗净后切长条；绿豆芽洗净；胡萝卜洗净后去皮，切丝。
2. 在煮锅中放入适量清水，大火煮沸后分别放入海蜇皮条、绿豆芽、胡萝卜丝焯水，过凉，沥干备用。
3. 将海蜇皮条、绿豆芽、胡萝卜丝放入盘中，加入葱花、生抽、醋、香油调味，拌匀即可。

烹饪秘招 调味汁用生抽，可不放盐，不仅可以减少用盐量，且味道更加鲜美。

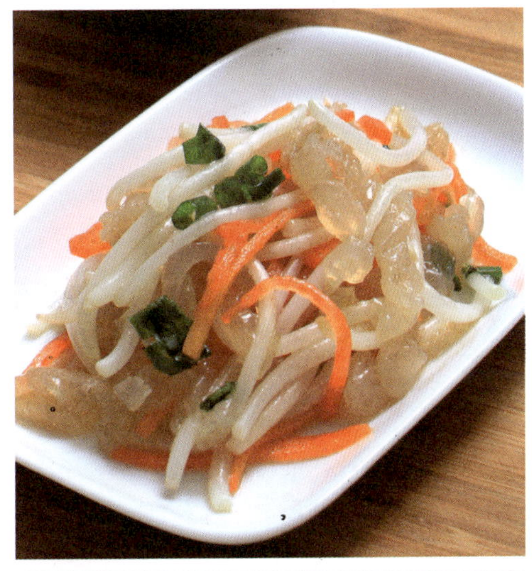

热量计算器	总热量约186千卡	胆固醇16毫克
	蛋白质11.5克	脂肪6克

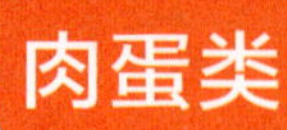

肉蛋类

每日推荐用量

宜吃 80 克

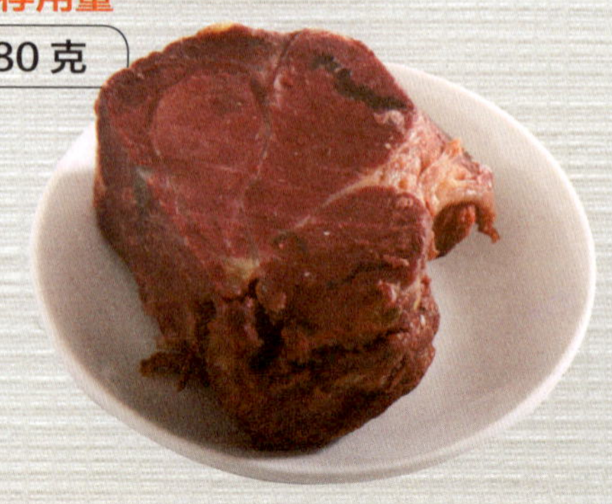

驴肉

降脂安神补气血

热量及营养素 每100克含量	热量	胆固醇	脂肪	蛋白质
	116 千卡	74 毫克	3.2 克	21.5 克

降血脂明星营养成分

不饱和脂肪酸 ☑

对高脂血症和并发症的益处

降低血液中的胆固醇和甘油三酯。驴肉中的不饱和脂肪酸能降低血液中的胆固醇和甘油三酯，提高对人体有益的高密度脂蛋白，可有效控制人体血脂的浓度，对预防心血管疾病有非常好的作用。

有益于动脉硬化、冠心病、高血压患者。驴肉中的亚油酸、亚麻酸对高脂血症并发动脉硬化、冠心病、高血压有良好的保健作用。

这样吃最健康

驴肉配合驴骨头熬成驴肉汤，具有补血益气，护肤养颜，安神宁志，降脂减压的功效。

专家连线

高脂血症患者应该饮什么茶?

研究人员对绿茶、茉莉花茶和人参茶中的茶多酚成分进行定性定量分析后，发现绿茶中含有 5 种儿茶素（儿茶素是茶多酚的主体成分，占茶多酚总量的 65% ~ 80%；除此之外，还包括黄酮类、黄酮醇类、花青素类、酚酸类等），茉莉花茶中含有 7 种儿茶素，人参茶中未检测到儿茶素类成分。研究初步确定，绿茶中茶多酚的含量为 2%、茉莉花茶中茶多酚的含量为 4%。由此可见，高脂血症患者最适宜饮用的是茉莉花茶和绿茶。此外，像乌龙茶、红茶也具有一定的降脂功效。

降脂这样吃

阿胶驴肉粥

材料 驴肉、大米各50克，阿胶10克。

调料 淀粉、酱油、料酒、花椒粉、盐各适量。

做法

1. 大米淘洗干净，浸泡30分钟；驴肉洗净，切细丝，拌入淀粉、酱油、料酒、花椒粉等，备用。
2. 将大米放入锅中，加适量水煮粥；待沸后放入驴肉、阿胶，煮至粥熟，调入盐，再煮沸即成。

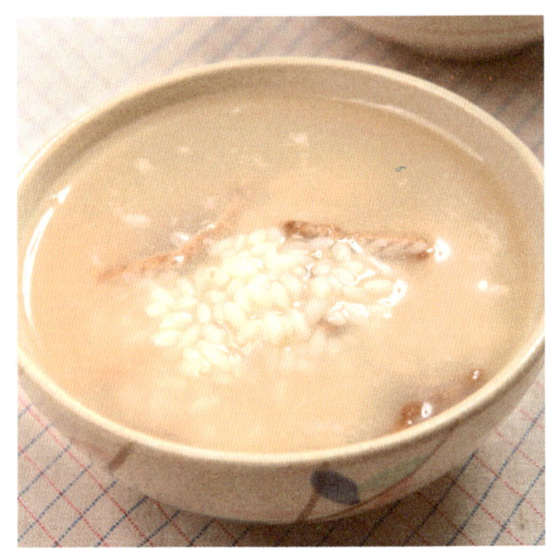

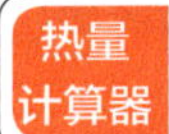

总热量约232千卡 | 胆固醇37毫克
蛋白质14.5克 | 脂肪2克

驴肉火烧

材料 熟驴肉一块（约500克），自发粉300克，香葱4～5棵，香菜一小把，白芝麻、柿子椒碎少许。

做法

1. 熟驴肉剁碎备用。
2. 香葱、香菜分别洗净切末，加入橄榄油拌匀腌制10分钟后与驴肉碎、柿子椒碎一起拌成馅料。
3. 自发粉加入40℃温水和成面团，放在阳光下30分钟等待发酵。
4. 面团发好后分成等量的小面团，擀成面饼，撒上白芝麻。
5. 平底锅中烧热橄榄油，把面饼煎成两面金黄，从中间横切开，夹上馅料即可。

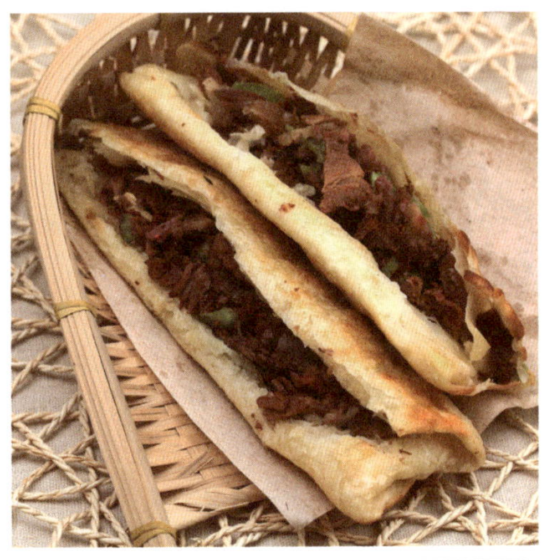

热量计算器

总热量约1627千卡 | 胆固醇370毫克
蛋白质141.1克 | 脂肪20.5克

每日推荐用量

宜吃 80 克

兔肉

维持血管畅通

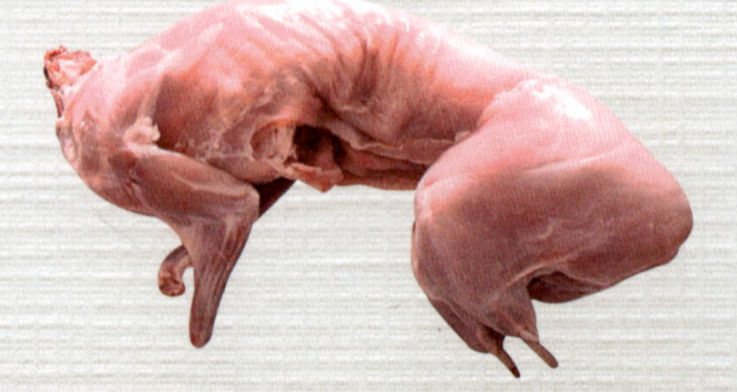

热量及营养素 每 100 克含量	热量	胆固醇	脂肪	蛋白质
	102 千卡	59 毫克	2.2 克	19.7 克

降血脂明星营养成分

B 族维生素 ☑

对高脂血症和并发症的益处

增加高密度脂蛋白。兔肉中含有丰富的 B 族维生素，尤其是烟酸含量很高，可促使脂肪加速排出，还能帮助燃烧脂肪；兔肉含有较多人体最易缺乏的赖氨酸、色氨酸，防止有害物质沉积，改善脂类代谢循环，有益于高脂血症及心脑血管病患者。

有益心脑血管疾病。兔肉中的卵磷脂有保护血管，预防动脉硬化，预防血栓形成的作用，对维持血管畅通起着重要作用，可用来预防高脂血症并发心脑血管疾病。

这样吃最健康

1 兔肉可以煮熟后和茼蒿、黄瓜等蔬菜凉拌。口味鲜香、爽口，有补血润燥，补中益气，清热利湿的作用，非常适合高脂血症患者食用。同时兔肉还是色香味俱佳的减肥食品。

2 兔肉与大蒜同食可延长维生素 B_1 在人体内的停留时间，提高其吸收利用率。

专家连线

如何减少盐的摄入量？

高脂血症患者在做菜时可适当加些醋，以醋代替盐；做菜时能生吃或凉拌的青菜，尽量不炒食或炖食；将有浓烈气味的菜放在一起烹饪，如将番茄、洋葱放在一起食用，提高口感的同时可以摆脱对咸味的依赖；炒菜时，在菜即将出锅时放盐；鲜鱼类食物本身就含钠，所以在烹饪前要用清水冲洗，烹饪时也最好采用清蒸等少盐、少油的方法烹调，以达到减盐的目的。

降脂这样吃

绿豆芽炒兔肉丝

材料 兔肉 50 克，绿豆芽 250 克。

调料 蒜末、盐各适量。

做法

1. 兔肉洗净，煮熟，撕成细丝；绿豆芽洗净。
2. 锅内倒入油，放入蒜末爆香，然后放入绿豆芽翻炒至熟，加兔肉丝炒匀，然后加盐调味即可。

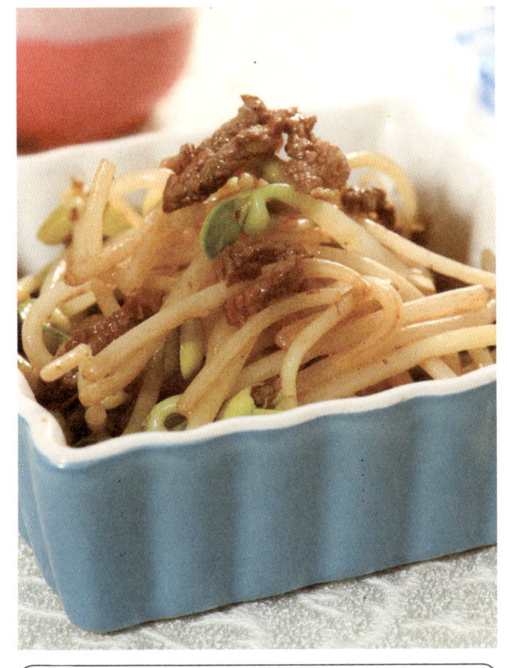

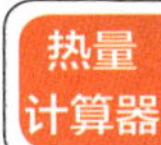

总热量约 98.5 千卡 | 胆固醇 29.5 毫克
蛋白质 15.1 克 | 脂肪 1.4 克

兔肉炖南瓜

材料 兔肉 50 克，南瓜 250 克。

调料 葱花、盐各适量。

做法

1. 兔肉洗净，切小方块；南瓜洗净，去皮去瓤，切块。
2. 炒锅内倒入植物油烧至七成热，下葱花炒出香味，放入兔肉翻炒变白，加南瓜块和适量水炖熟，用盐调味即可。

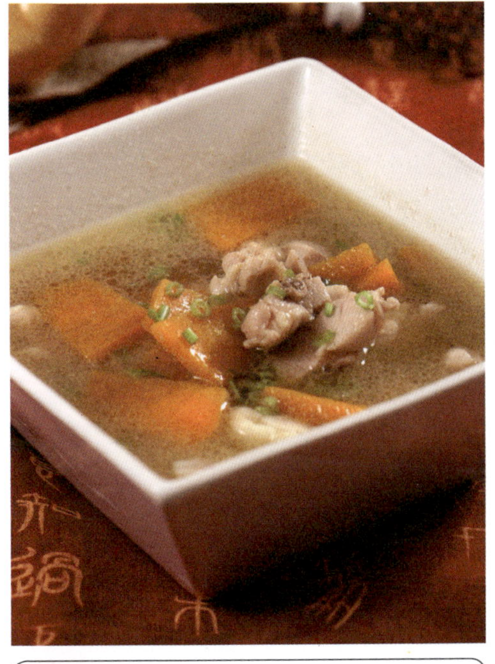

热量计算器 总热量约 108.5 千卡 | 胆固醇 29.5 毫克
蛋白质 12.3 克 | 脂肪 1.4 克

乌鸡

保持血管弹性

每日推荐用量

宜吃
50 ~ 80 克

热量及营养素 每 100 克含量	热量	胆固醇	脂肪	蛋白质
	111 千卡	106 毫克	2.3 克	22.3 克

降血脂明星营养成分

铜 ☑ 锰 ☑

对高脂血症和并发症的益处

降低甘油三酯及胆固醇。 乌鸡含的铜可降低血中甘油三酯及胆固醇的浓度，保持血管弹性。而乌鸡含有丰富的锰，有促进胆固醇在人体内转化、输送及排出的作用。

有助清除体内自由基，保护胰岛细胞。 乌鸡含有较多的维生素 B_2、维生素 E，能提高糖尿病患者对环境的应激适应能力，并有助于清除体内自由基，保护胰岛细胞。对高脂血症并发糖尿病患者有食疗作用。

这样吃最健康

乌鸡用来煲汤最好。将乌鸡、枸杞子、红枣煲成枸杞红枣乌鸡汤，具有补血养颜、益精明目、降脂美容的作用。

专家连线

高脂血症的临床表现有哪些?

高脂血症的临床表现主要有两大方面。

1. 脂质在真皮内沉积所引起的黄色瘤。

2. 脂质在血管内皮沉积所引起的动脉粥样硬化，导致冠心病和周围血管病等。

由于高脂血症时黄色瘤的发生率并不高，动脉粥样硬化的发生和发展则需要相当长的时间，所以多数高脂血症患者并无任何症状和异常体征发现，患者常常是在进行血液生化检测（测定血胆固醇和甘油三酯）时被发现的高脂血症。

清炖乌鸡汤

材料 乌鸡300克。

调料 香葱2棵，生姜1小块，料酒、盐各适量。

做法

1. 将乌鸡宰杀洗净，放沸水中焯烫，除去血水。
2. 把乌鸡、料酒、香葱、生姜放入砂锅内，用大火烧开后，改小火炖2小时，加入盐调味即可。

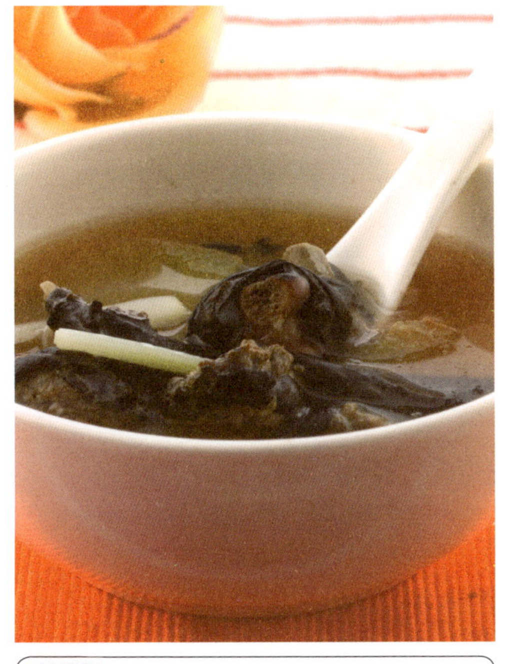

热量计算器	总热量约333千卡	胆固醇318毫克
	蛋白质67克	脂肪7克

乌鸡糯米葱白粥

材料 乌鸡腿150克，圆糯米100克。

调料 葱白丝10克，盐2克。

做法

1. 将乌鸡腿洗净，切块，放沸水中焯烫，沥干。
2. 锅置火上，放入适量清水，放入乌鸡腿用大火煮沸，转小火煮15分钟，放入圆糯米继续煮，煮沸后转小火，待糯米熟时放入葱丝，加入盐调味即可。

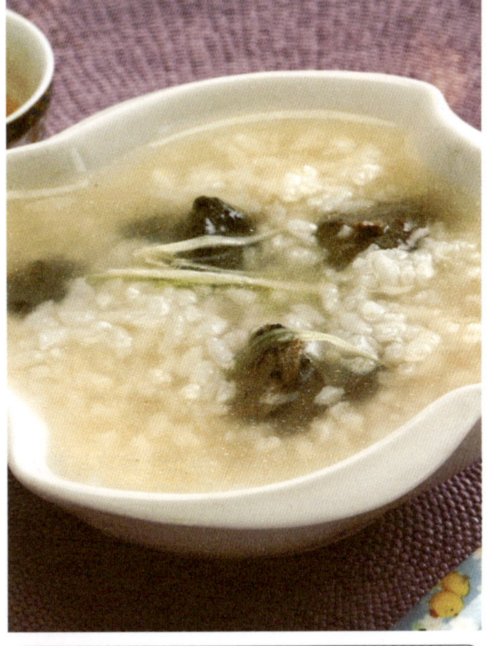

热量计算器	总热量约517千卡	胆固醇159毫克
	蛋白质41克	脂肪4.5克

每日推荐用量

宜吃 80 克

牛肉

软化心脑血管

热量及营养素 每 100 克含量	热量	胆固醇	脂肪	蛋白质
	125 千卡	84 毫克	4.2 克	19.9 克

降血脂明星营养成分

亚油酸 ☑

对高脂血症和并发症的益处

软化心脑血管，促进血液循环。牛肉的亚油酸，能降低血中胆固醇，预防动脉粥样硬化，具有软化心脑血管，促进血液循环，降脂降压，促进新陈代谢，调节内分泌和减缓衰老等作用。

对心血管疾病有益。牛肉中的镁有助于降低高脂血症并发心血管疾病的危险。

这样吃最健康

1 牛肉一般可以用炒、烧、炖、蒸、烤、焖等方法烹调。对高脂血症患者来说，清炖牛肉保存营养成分比较好，且油脂较少，为最佳烹饪选择。

2 牛肉与白萝卜搭配食用可使营养更均衡，而且白萝卜有帮助消化的作用，适合脾胃虚弱的人食用。二者同食可以补益脾气、解毒止痛，可用于预防动脉硬化、胃溃疡、十二指肠溃疡。

专家连线

单纯血脂异常与兼有合并症在治疗上有何不同?

单纯的血脂异常者，若其冠心病危险属低危或中危，可先进行非药物治疗，也就是先调整饮食及改善生活方式几个月。若无效，则应进行药物治疗，使血脂水平达到《中国成人血脂异常防治指南》中所述的合适水平。

伴有高血压、糖尿病或冠心病的血脂异常者，属冠心病危险状态的高危或极高危。在开始进行非药物治疗的同时，就应进行积极的药物治疗，且其调脂治疗的目标要更高，至少胆固醇应低于 4.14 毫摩 / 升，低密度脂蛋白胆固醇应低于 2.6 毫摩 / 升。

红烧萝卜牛肉

材料 白萝卜、牛肉各250克，胡萝卜100克，板栗50克。

调料 葱段、姜片各10克，酱油、料酒各15克，盐少许。

做法

1. 将胡萝卜、白萝卜洗净去皮，切成块；牛肉切成同样大小的块；板栗去壳。
2. 锅里热油炒香葱姜，放入牛肉，用大火炒至肉色变白盛出；用剩下的油炒胡萝卜块、白萝卜块至略带烧焦状盛出。
3. 锅中放牛肉、清水、酱油、料酒，用大火烧开后改小火炖煮1小时，加入胡萝卜块、白萝卜块及板栗，煮软后收汁，加盐调味即可。

烹饪秘招 老牛肉可在前一晚上涂上一层芥末，第二天冷水冲洗后加上料酒和醋下锅煮，容易煮烂。

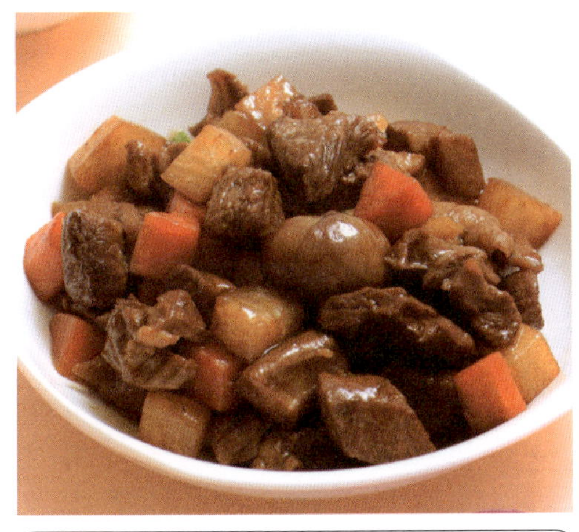

热量计算器	总热量约510.5千卡	胆固醇210毫克
	蛋白质55.5克	脂肪11.3克

番茄炖牛楠

材料 牛肉250克，番茄100克。

调料 葱段、姜片各10克，桂皮、八角各3克，老抽、料酒各15克，盐3克。

做法

1. 牛肉洗净切大块；番茄去蒂切块。
2. 锅中烧油至七成热后爆香葱段、姜片、桂皮、八角，加入牛肉翻炒，调入老抽、料酒炒匀。
3. 放入适量清水，大火烧开，撇出浮沫，转小火炖1小时，入番茄块煮至熟透，加盐调味即可。

烹饪秘招 炖煮时只能加热水，因为肉遇到凉水时会表面收缩变紧，肉质会变得既硬又柴，影响口感。

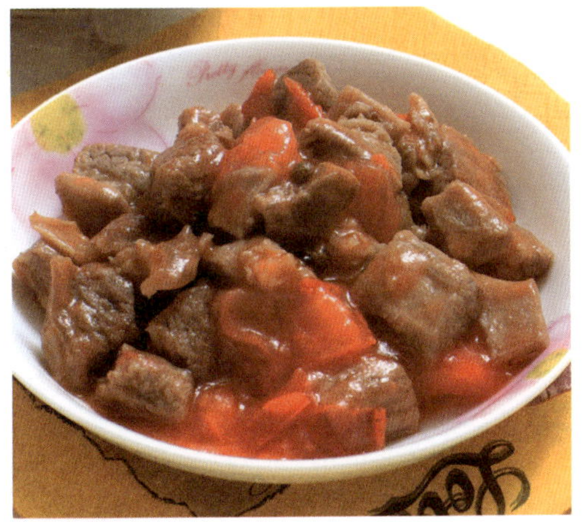

热量计算器	总热量约332千卡	胆固醇210毫克
	蛋白质50.7克	脂肪10.7克

每日推荐用量

宜吃 100 克

鸡肉

降低胆固醇和甘油三酯

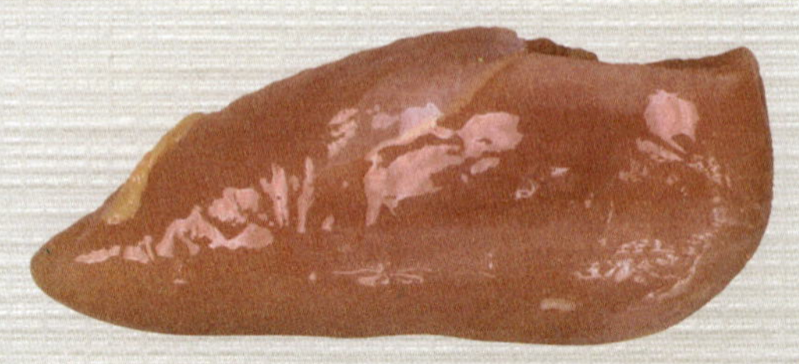

热量及营养素 每 100 克含量	热量	胆固醇	脂肪	蛋白质
	167 千卡	106 毫克	9.4 克	19.3 克

降血脂明星营养成分

B 族维生素 ☑

对高脂血症和并发症的益处

使胆固醇不易沉积。鸡肉中含有丰富的 B 族维生素，有利于破损血管的修补，使胆固醇不易在血管中沉积。

预防脂肪肝。鸡肉中的 B 族维生素，还可促进负责代谢脂肪的辅酶活动，使肝脏脂肪加速排出，避免导致肥胖及脂肪肝。对高脂血症并发肥胖症、脂肪肝有预防作用。

这样吃最健康

1 鸡的肉质细嫩，滋味鲜美，非常适合高脂血症患者的烹饪方法是炖汤、焖炒，以便将鸡皮及皮下脂肪去掉。

2 人参能大补元气，生津止渴，与鸡肉一起食用，有填精补髓、活血调精的作用。

专家连线

家务劳动能代替体育锻炼吗？

家务劳动属于轻体力劳动，并不能完全代替体育锻炼。因此，高脂血症患者还是要安排出单独的时间进行运动。可以根据自己的工作、居家环境和具体条件酌情选择以下几种运动。

最低强度的运动：散步、打太极拳。

低强度的运动：跳交谊舞、爬楼梯、平地骑车、打台球。

中等强度的运动：平地慢跑、溜冰、做广播体操、划船。

高强度的运动：跳绳、游泳、打篮球。

小鸡炖蘑菇

材料 鸡肉300克，榛蘑100克。

调料 葱花、姜片各10克，八角、白糖各3克，酱油、料酒各15克，盐2克。

做法

1. 鸡肉洗净切成小块；榛蘑去除杂质和根部，用温水泡30分钟后捞出，浸泡榛蘑的水过滤掉杂质留存。
2. 炒锅烧油至六成热，放入鸡块翻炒至变色，收干水分，放入葱花、姜片、八角炒出香味，加入榛蘑炒匀，加入酱油、白糖、料酒炒匀，后加入浸泡过榛蘑的水烧开。
3. 加盖转中火炖40分钟至鸡肉酥烂，汤汁收浓，加盐调味即可。

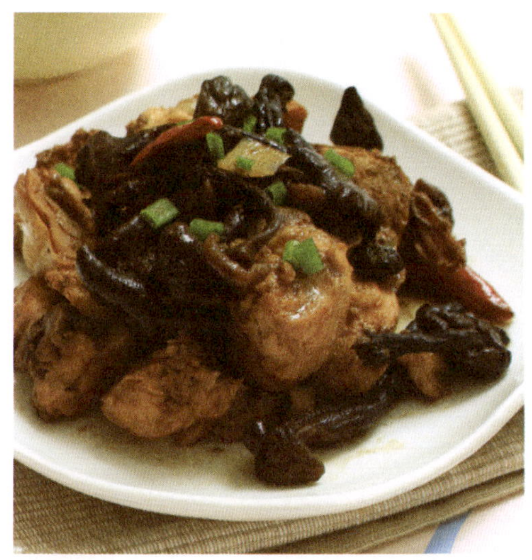

热量计算器 总热量约679千卡 | 胆固醇318毫克 | 蛋白质67.4克 | 脂肪31.9克

口蘑香菇鸡肉粥

材料 口蘑、鲜香菇、鸡肉馅各30克，大米80克。

调料 酱油、葱末各5克，料酒15克，盐2克。

做法

1. 大米洗净，放入锅中，加清水煮沸，转小火煮成粥。
2. 口蘑、鲜香菇去蒂洗净，切片；鸡肉馅加料酒、酱油，入热油锅中炒熟。
3. 粥锅中加口蘑片、鲜香菇片，煮约10分钟，下鸡肉馅搅匀，加盐调味，撒葱末即可。

烹饪秘招 冷冻鸡肉有异味，可先用姜汁浸泡3～5分钟可去除异味。鸡肉馅最好选用鸡胸肉，油脂较少。

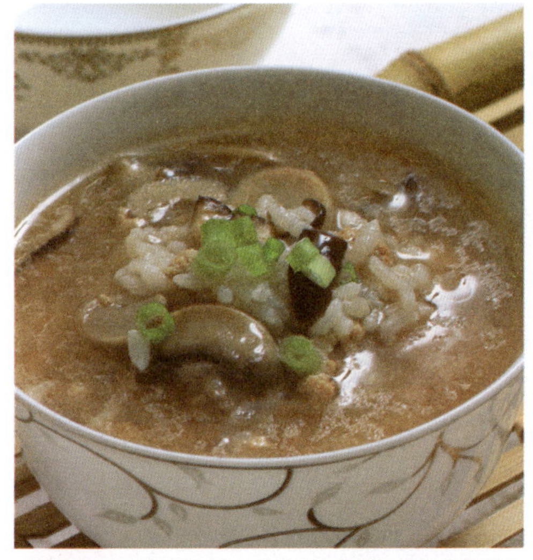

热量计算器 总热量约418.6千卡 | 胆固醇31.8毫克 | 蛋白质24克 | 脂肪4.5克

鸡蛋

改善血清脂质

推荐用量

正常人	高脂血症患者
每日 1 个	每周 3~4 个

热量及营养素 每 100 克含量	热量	胆固醇	脂肪	蛋白质
	144 千卡	585 毫克	8.8 克	13.3 克

降血脂明星营养成分

卵磷脂 ☑

对高脂血症和并发症的益处

减少“坏胆固醇”。鸡蛋中虽然胆固醇含量较高，但同时也含有丰富的卵磷脂，可使“坏胆固醇”和脂肪的颗粒变小，并使之保持悬浮状态，从而阻止胆固醇和脂肪在血管壁的沉积。

对高脂血症并发肝病有益。促进肝细胞再生，蛋黄中的卵磷脂可促进肝细胞的再生，对高脂血症并发肝病有辅助治疗作用。

这样吃最健康

1 吃鸡蛋应以煮、蒸为佳，因为煎、炒、炸虽然好吃，但不好消化，并且对高脂血症患者来说油脂过大，不利于控制病情。

2 鸡蛋与枸杞子同食，可预防和辅助治疗中老年人的老花眼，对肝肾不足引起的多泪也有益。

3 鸡蛋和苦瓜搭配，可保护骨骼和牙齿，还能保护血管。

专家连线

老年高脂血症患者怎么服药?

65 岁以上的老年患者服药剂量不宜超过成人正常量的 3/4；高脂血症较轻时，可选一些降脂作用弱、不良反应小的药物，如弱性酶、泛硫乙胺、深海鱼油等。此外，时不时食用山楂、决明子等降脂中药，对老年高脂血症患者非常有益。

降脂这样吃

平菇鸡蛋汤

材料 平菇 80 克，鸡蛋 1 个（约 60 克），小青菜 30 克。

调料 盐 1 克。

做法

1. 平菇洗净，顺纹理撕成片，在沸水中焯一下捞出；鸡蛋磕入碗中，加盐搅匀；小青菜洗净。
2. 炒锅置大火上，倒油烧热，下青菜煸炒几下，放入平菇片，倒入适量水烧开。
3. 倒入鸡蛋液，再烧开即可。

烹饪秘招 可以不用油爆锅，锅内直接放清水和平菇，水开后再放入青菜，以减少油脂的摄入。

热量计算器		
	总热量约 109.2 千卡	胆固醇 351 毫克
	蛋白质 9.9 克	脂肪 5.6 克

木耳蒸蛋

材料 水发木耳 30 克，鸡蛋 1 个（约 60 克），枸杞子 5 克。

调料 盐 2 克。

做法

1. 水发木耳洗净，切碎；鸡蛋打散，兑入适量白开水搅拌均匀，将切碎的木耳、盐放入蛋液中。
2. 锅内加水烧开，将备好的蛋液隔水蒸 10 分钟，关火即可。
3. 将洗净的枸杞子放在蒸蛋上做装饰。

烹饪秘招 蒸的时候，锅盖不要太密，可用筷子隔开一条缝，这样蒸出的蛋更鲜、更嫩滑。

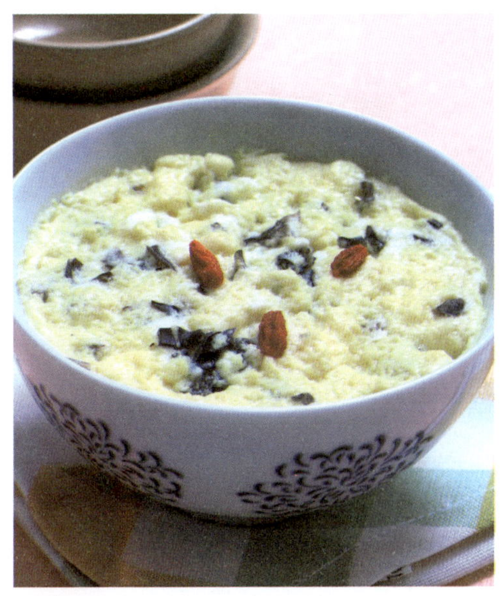

热量计算器		
	总热量约 94.5 千卡	胆固醇 351 毫克
	蛋白质 8.4 克	脂肪 5.3 克

每日推荐用量

正常人	高脂血症患者
3~5个	1个

鹌鹑蛋

防止脂质在血管壁沉积

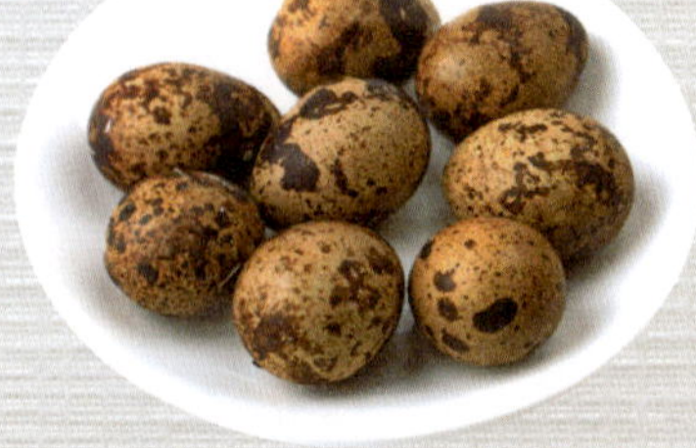

热量及营养素	热量	胆固醇	脂肪	蛋白质
每100克含量	160千卡	515毫克	11.1克	12.8克

降血脂明星营养成分

维生素 B_2 ✔

对高脂血症和并发症的益处

防止脂质的沉积。鹌鹑蛋中的维生素 B_2，可促进脂肪的代谢，保护血管，防止脂质沉积。

肥胖症及脂肪肝患者的食疗佳品。鹌鹑蛋中的维生素 B_2 还可加速肝脏及血液中脂肪的排出，可以预防高脂血症并发肥胖症、脂肪肝。

这样吃最健康

1 煮鹌鹑蛋为最佳烹饪方法，消化吸收率基本可以达到100%。

2 银耳与鹌鹑蛋同食，强精补肾、益气养血、健脑强身的功效更为显著。鹌鹑蛋对贫血、妇婴营养不良、神经衰弱、血管硬化、心脏病等人群，均有补益作用；常吃还能预防老年常见疾病。

专家连线

什么时候用药物治疗高脂血症？

治疗高脂血症需要一个漫长的过程，甚至需要终生治疗。那么，患者出现高脂血症时，是不是应该立即服药呢？不是的。除了对心脑血管疾病患者以及合并糖尿病等多种危险因素以外，一般情况下患者在出现高脂血症时首先要进行非药物的治疗，如通过饮食控制、加强运动、戒烟限酒等来达到降血脂的目的。高脂血症患者在进行饮食治疗时，应首先制订3～6个月的饮食控制方案，并严格执行。如果经过3～6个月严格的控制饮食还不能使血脂水平降下来，并且血脂值仍明显升高，就应进行药物治疗。如果是中老年人以及患有冠心病、糖尿病、高血压等疾病者，必须立刻接受药物治疗，由专科医生综合分析病情，选择药物治疗。

降脂这样吃

鹌鹑蛋菠菜汤

材料 鹌鹑蛋5个（约25克/个），菠菜100克，桂圆肉50克，枸杞子10克。

调料 姜片、葱花、香菜、淀粉各5克；盐2克。

做法

1. 鹌鹑蛋打入碗中加淀粉拌匀；菠菜洗净，焯水后切段；香菜洗净，切段。
2. 将桂圆肉、枸杞子、姜片洗净，放入装适量水的砂锅中，大火烧开转小火煮20分钟。
3. 放入菠菜煮1分钟，倒入鹌鹑蛋液，烧开，加入葱花、香菜、盐即可。

烹饪秘招 锅内水沸腾时边倒入蛋液边用筷子朝一个方向快速搅动汤水，就可以成漂亮的蛋花了。

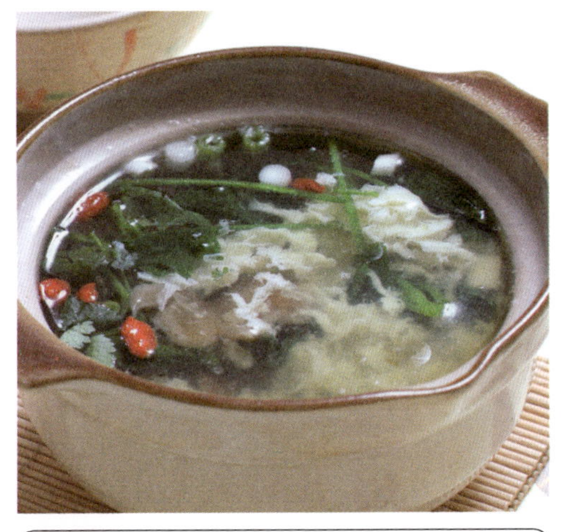

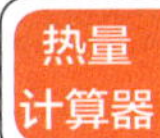

热量计算器	总热量约386.5千卡	胆固醇643.8毫克
	蛋白质20.9克	脂肪14.7克

鹌鹑蛋烧豆腐

材料 豆腐350克，鹌鹑蛋5个，猪瘦肉80克。

调料 郫县豆瓣酱10克，姜末、蒜末、葱花各10克，料酒15克，淀粉、生抽各3克。

做法

1. 鹌鹑蛋煮熟后剥壳；猪瘦肉剁成末加淀粉抓匀；豆腐洗净切块；郫县豆瓣酱剁碎。
2. 锅内加入适量水烧开，加少许盐，放入豆腐煮2分钟后捞出沥干。
3. 热锅放油，把猪肉末炒至变色，下入郫县豆瓣酱与姜末、蒜末，炒出红油后淋料酒炒匀，加入适量水，下入豆腐块与鹌鹑蛋，盖盖烧3分钟，加生抽、葱花炒匀即可。

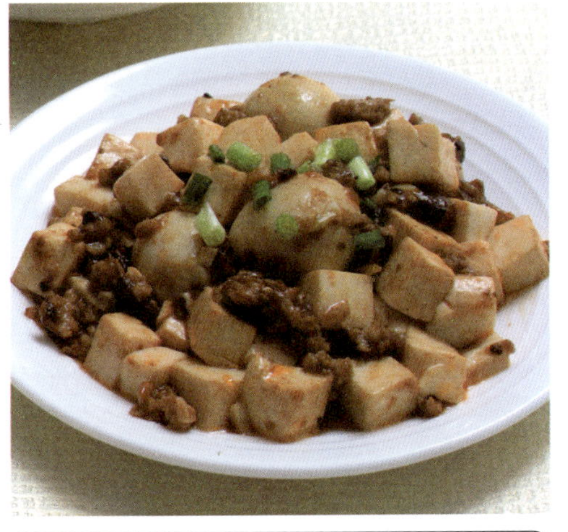

热量计算器	总热量约601.4千卡	胆固醇708.6毫克
	蛋白质60.6克	脂肪31.8克

水产类

每日推荐用量

宜吃
150 ~ 200 克（水发）

海带

控制胆固醇吸收的“海上之蔬”

热量及营养素	热量	胆固醇	脂肪	蛋白质
每 100 克含量	13 千卡	—	0.1 克	1.2 克

降血脂明星营养成分

不饱和脂肪酸 ☑ 褐藻酸 ☑

昆布素等多糖 ☑

对高脂血症和并发症的益处

降低血胆固醇和甘油三酯的含量。 海带含有大量不饱和脂肪酸，能清除附着在血管壁上的过多胆固醇；海带中的多糖类可降低血中胆固醇和甘油三酯；海带中的褐藻酸能促进胆固醇的排泄，抑制胆固醇的吸收。

对心血管疾病有益。 海带含有硫酸多糖，能吸收血管中的胆固醇，并排出体外，可预防高脂血症并发心脑血管疾病。

这样吃最健康

1 因为海带几乎没有油脂，口感微涩，最好用来煮汤，能吃海带的同时喝汤，营养丰富又美味。

2 豆腐中的皂角苷可促进碘排泄，容易引起碘缺乏，而海带含碘丰富，两者搭配食用可以预防碘缺乏。

3 菠菜和海带同食可促使草酸钙溶解排出，预防结石。

4 煮海带时滴入几滴醋，既能去除海带的腥味，又能使海带快速变软。

5 吃海带后不要马上喝茶，也不要立刻吃酸涩的水果，这两种食物对人体对海带中的铁的吸收有一定阻碍效果。

海带豆腐汤

材料 北豆腐200克，海带50克。

调料 盐2克，葱花、姜末各5克。

做法

1. 先将海带用温水泡发，洗净，切成菱形片。
2. 将北豆腐洗净，切成大块，放入锅内加水煮沸，捞出后改刀切成小块备用。
3. 锅置火上，倒入适量油烧热，放入姜末、葱花煸香，放入北豆腐块、海带片，加入适量清水，大火烧沸，改用小火炖10分钟，加盐调味即可。

烹饪秘招 在煮海带的时候加几滴醋，可很快将海带煮得柔软可口，还能去除海带特有的腥味。

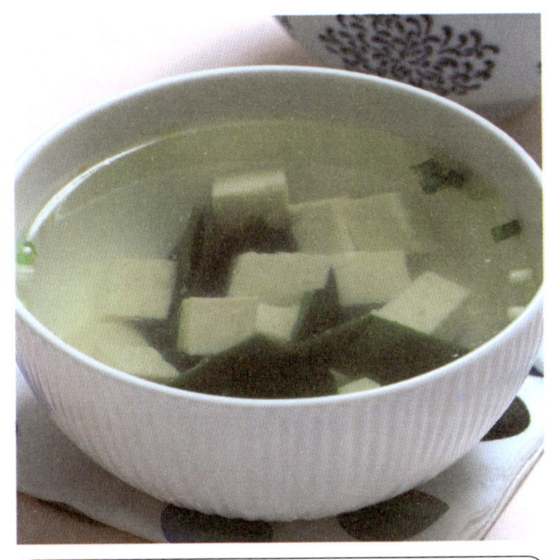

热量计算器	总热量约204.5千卡	胆固醇—
	蛋白质25克	脂肪9.7克

肉末烧海带

材料 水发海带250克，猪里脊肉50克。

调料 葱花5克，盐2克，酱油15克。

做法

1. 水发海带洗净，切丝；猪里脊肉洗净，切成肉末。
2. 炒锅置火上，倒入适量植物油，待油温烧至七成热，放入葱花炒香，加肉末炒熟。
3. 倒入海带丝翻炒均匀，加酱油和少许清水烧至海带软烂，用盐调味即可。

烹饪秘招 烹制这道菜时，稍加一些醋，既降脂，又能缩短烹饪时间。

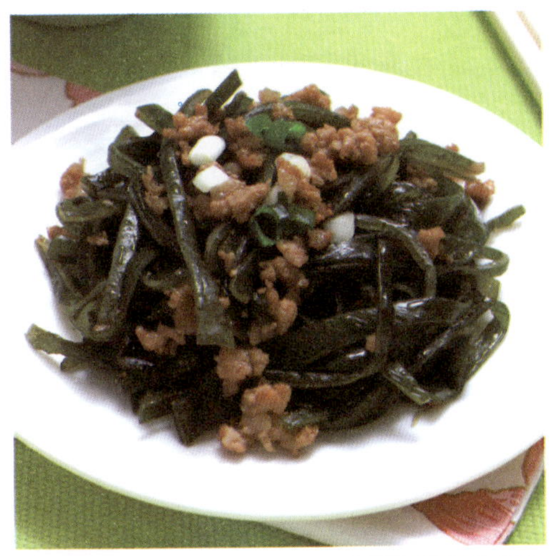

热量计算器	总热量约110千卡	胆固醇27.5毫克
	蛋白质13.1克	脂肪3.7克

每日推荐用量

宜吃
5 ~ 15 克（水发）

紫菜

降低进入血脂的胆固醇

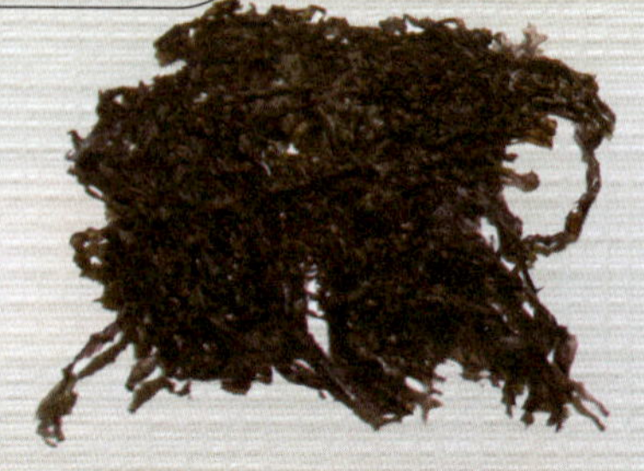

热量及营养素 每 100 克含量	热量	胆固醇	脂肪	蛋白质
	250 千卡	—	1.1 克	26.7 克

降血脂明星营养成分

牛磺酸 ☑ 镁 ☑

对高脂血症和并发症的益处

降低胆固醇。紫菜含的牛磺酸可促进胆固醇分解，降低血清中的有害胆固醇。紫菜中镁的含量很高，能显著降低血清中胆固醇总量。

显著降低空腹血糖。紫菜含有丰富的紫菜多糖，能显著平稳空腹血糖，对高脂血症并发糖尿病患者有辅助治疗作用。

这样吃最健康

1 紫菜的最佳食用方法是，作为配菜与鸡蛋、肉类和蔬菜做汤，既营养互补又解腻刮油，是高脂血症患者的较好选择。

2 紫菜搭配鸡蛋食用，能提升两者的营养价值，紫菜中的钙能促进人体对鸡蛋中维生素 B_{12} 的吸收。

专家连线

如何使用非诺贝特?

非诺贝特主要用于降低血清甘油三酯，并且降总胆固醇的功效比安妥明强，对部分高胆固醇血症患者也有良效。在服用此药期间易出现中上腹不适，但停药后症状很快就会消失。非诺贝特的常用量以每日 300 毫克，分 3 次饭后服用。

降脂这样吃

紫菜虾皮粥

材料 燕麦片60克，大米50克，鸡蛋1个（约60克），虾皮、紫菜各5克。

做法

1. 燕麦片洗净；鸡蛋在碗内打散；大米洗净，浸泡30分钟；紫菜泡发。
2. 锅里加适量水煮沸，放入大米大火煮沸，转小火煮20分钟，放入燕麦片煮5分钟，加入虾皮和紫菜煮开。
3. 倒入鸡蛋液再煮1分钟即可。

烹饪秘招 鸡蛋可只用蛋清部分以减少胆固醇的摄入。

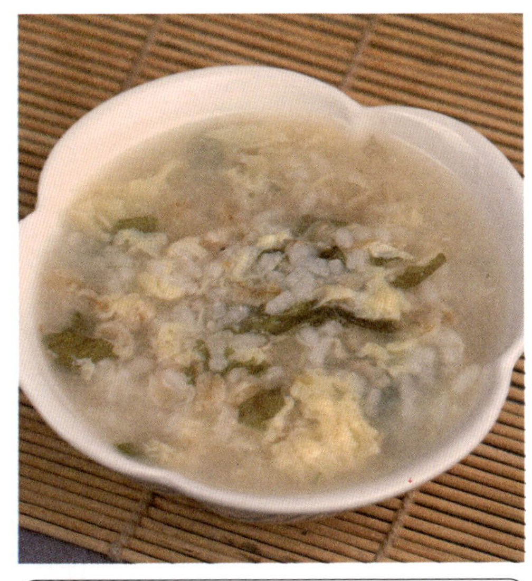

热量计算器	总热量约506.3千卡	胆固醇372.4毫克
	蛋白质23.6克	脂肪9.9克

紫菜包饭

材料 熟米饭100克，紫菜1张（约50克），黄瓜、胡萝卜各50克，鸡蛋1个（约60克）。

调料 盐2克。

做法

1. 鸡蛋在碗内加盐打匀；黄瓜洗净切条；胡萝卜洗净，去皮切条。
2. 炒锅中加入植物油烧至五成热，淋入鸡蛋液煎成蛋皮，盛出，切长条。
3. 取紫菜铺好，放上米饭，用手弄散，放上鸡蛋皮条、黄瓜条、胡萝卜条卷紧，切成1.5厘米长的段即可。

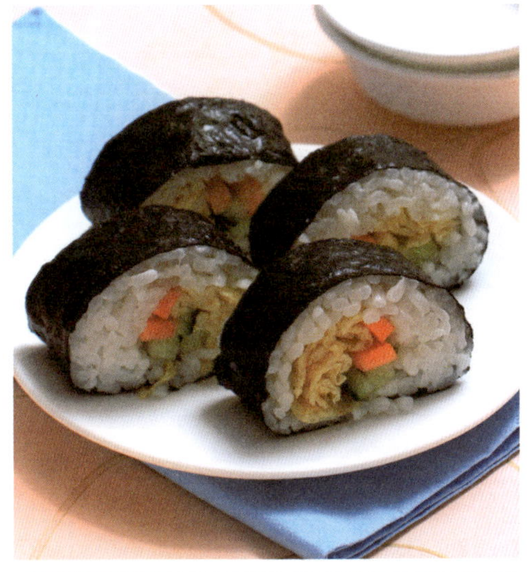

热量计算器	总热量约358.4千卡	胆固醇351毫克
	蛋白质25克	脂肪6.3克

每日推荐用量

宜吃 80 克

鳕鱼

保护心血管系统

热量及营养素 每 100 克含量	热量	胆固醇	脂肪	蛋白质
	88 千卡	114 毫克	0.5 克	20.4 克

降血脂明星营养成分

镁 ☑

对高脂血症和并发症的益处

减少血中胆固醇。鳕鱼中的镁对心血管系统有很好的保护作用，可减少血中胆固醇，防止动脉硬化，同时还能扩张冠状动脉，增加心肌供血量。

降低心脏病突发的死亡率。鳕鱼中的镁还能在供血骤然受阻时保护心脏免受伤害，从而降低心脏病突发的死亡率。镁对治疗高脂血症并发心脏病有一定食疗作用。

这样吃最健康

1 鳕鱼的最佳烹饪方法为清蒸，清蒸鳕鱼被称为餐桌上的“瘦身专家”。做法简单但又营养丰富的清蒸鳕鱼是高脂血症患者的最佳选择。

2 鳕鱼与豆腐搭配食用，不仅能够营养互补，还能促进钙吸收。

3 鳕鱼与蘑菇一起熬粥食用，具有活血化淤、健脾、护肝、润肠通便等效果，是老少皆宜的营养佳品。

专家连线

检查血脂必须去医院吗？

血脂检查不像测血压和测血糖，在家自己就可以检测，虽然目前也出现了快速的血脂检测设备，但还没有普及。检查血脂一般需要去医院进行抽血检查。检测血脂的项目较多，但最基本血脂检测项目为血清总胆固醇、甘油三酯、低密度脂蛋白胆固醇和高密度脂蛋白胆固醇。

降脂这样吃

鳕鱼蛋羹

材料 鳕鱼肉50克，胡萝卜、扁豆各20克，鸡蛋1个（约60克）。

调料 水淀粉适量，盐2克。

做法

1. 鳕鱼肉洗净，切成小块；扁豆择洗干净，切小圆片；胡萝卜洗净，去皮切成碎末。
2. 鸡蛋打散，边加水边轻轻拌匀，放少许盐调味，将蛋液放入蒸锅中大火蒸10分钟。
3. 另起锅，放热水、扁豆片、鳕鱼块、胡萝卜末煮熟，加盐调味，淋入水淀粉勾芡，浇在蛋羹上即可

烹饪秘招 可把热水换为菌菇汤。

热量计算器		
	总热量约207.4千卡	胆固醇408毫克
	蛋白质23.5克	脂肪5.7克

清蒸鳕鱼

材料 鳕鱼250克。

调料 盐2克，葱段、姜片、生抽、蚝油各10克，白糖、香油各2克，水淀粉适量。

做法

1. 将鳕鱼洗净，沥水；姜片放在鳕鱼上面，装盘。
2. 锅内加水，放入鳕鱼，水开后入蒸笼大火蒸6分钟，熄火焖2分钟取出，撒上葱段。
3. 另起锅倒入橄榄油，依次放入少许水、盐、生抽、白糖、蚝油，调中小火烧开，用水淀粉勾芡，加入香油，浇到蒸好的鳕鱼块上即可。

烹饪秘招 可选用葵花子油和花生油等替代橄榄油。

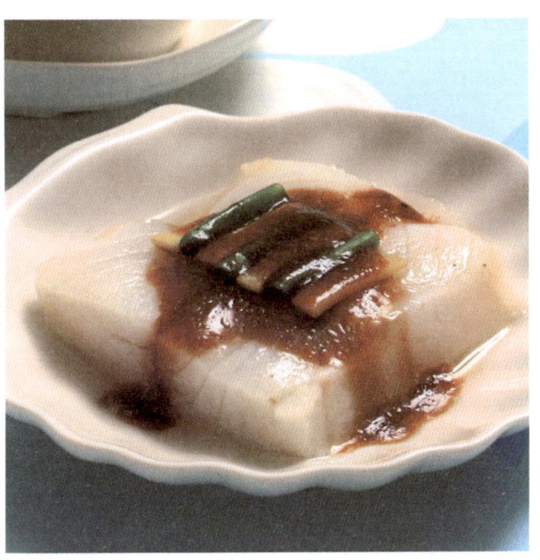

热量计算器		
	总热量约220千卡	胆固醇285毫克
	蛋白质51克	脂肪1.3克

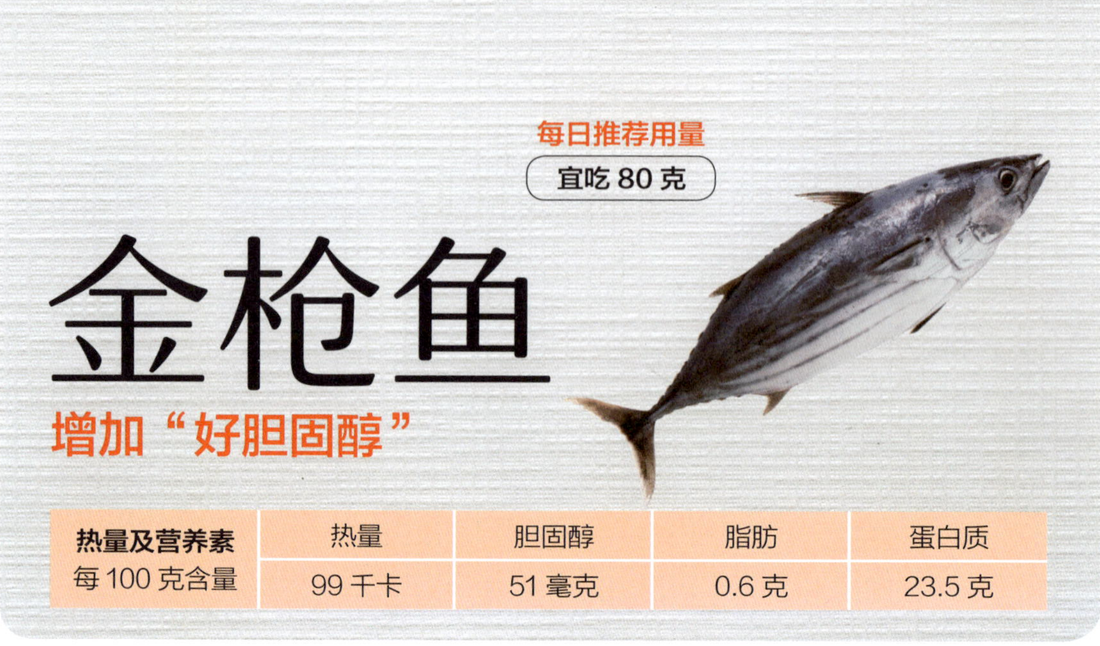

金枪鱼

增加“好胆固醇”

热量及营养素 每 100 克含量	热量	胆固醇	脂肪	蛋白质
	99 千卡	51 毫克	0.6 克	23.5 克

降血脂明星营养成分

EPA ☑ DHA ☑ 蛋白质 ☑
牛磺酸 ☑

对高脂血症和并发症的益处

减少“坏胆固醇”。金枪鱼中的EPA、蛋白质、牛磺酸均有降低总胆固醇的功效，能有效地减少血液中的“坏胆固醇”，增加“好胆固醇”，从而预防因胆固醇含量高所引起的疾病。

降低血压。金枪鱼中的牛黄酸可以抑制交感神经兴奋，降低血压，对高脂血症并发高血压有预防作用。此外常吃金枪鱼还有疏通血管的作用，可预防动脉硬化。

这样吃最健康

1 金枪鱼最佳食用方法是生吃，味道鲜美，弹滑多汁。

2 食用金枪鱼时搭配一些绿叶蔬菜，可营养互补，促进吸收。

3 清蒸金枪鱼也是能最大保留营养的做法，具有降低血脂，疏通血管，有效防止动脉硬化的作用。

专家连线

久服烟酸类药物有何不良反应?

长期服用烟酸类药物的患者，要特别关注肝功能、血糖、尿酸等。尤其是患有糖尿病、肝功能不全，以及消化道溃疡者，最好禁用烟酸类药物。否则易出现不良反应。

1. 烟酸类药物可以降低糖的耐量，使糖尿病患者病情恶化。
2. 可以增加血中的尿酸含量，加重痛风性关节炎。
3. 影响肝功能，可能出现黄疸。

金枪鱼沙拉

材料 甜玉米粒250克，原味油浸金枪鱼150克，洋葱、胡萝卜各40克，黄瓜60克。

调料 盐2克，柠檬汁5克。

做法

1. 甜玉米粒煮熟，沥干水分；金枪鱼去掉多余的油；洋葱、胡萝卜、黄瓜均洗净，切成小丁。
2. 在热锅中加油，放入胡萝卜丁煸炒。
3. 将煸炒好的胡萝卜丁和金枪鱼、洋葱丁、黄瓜丁放入盛放在甜玉米的大碗中，加入柠檬汁、盐拌匀即可。

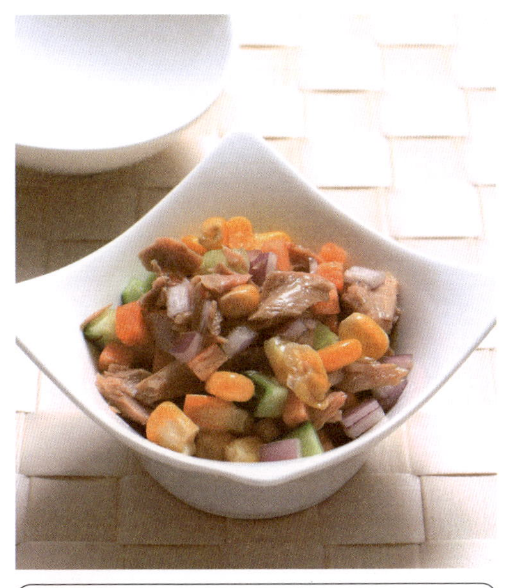

热量计算器	总热量约472.5千卡	胆固醇76.5毫克
	蛋白质46.8克	脂肪4.2克

金枪鱼寿司

材料 米饭250克，新鲜金枪鱼肉30克。

调料 寿司姜10克，绿芥末少许。

做法

1. 新鲜的金枪鱼肉洗净后切成2.5厘米宽5~6厘米长的片；蘸凉白开，取适量米饭捏成椭圆形饭团。
2. 把饭团放入手中，在金枪鱼片的一面挤上适量绿芥末放在饭团上轻压。
3. 同寿司姜、绿芥末一起上桌即可。

烹饪秘招 生吃的金枪鱼要新鲜，颜色鲜红。最好不要选择颜色发暗或是黑的金枪鱼。

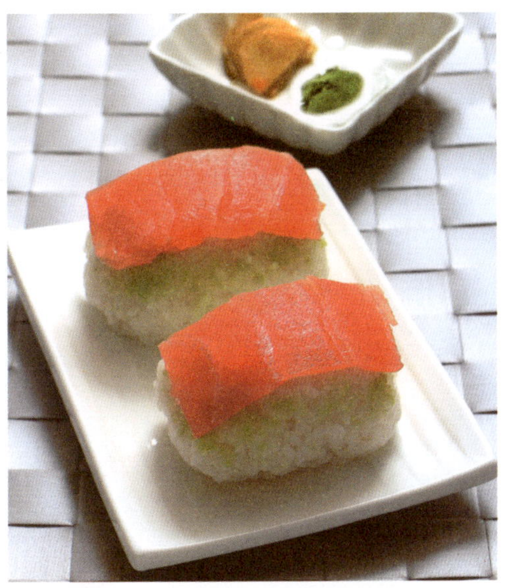

热量计算器	总热量约319.7千卡	胆固醇15.3毫克
	蛋白质13.6克	脂肪0.9克

每日推荐用量

宜吃 50 克

鳝鱼

血管清洁工

热量及营养素 每 100 克含量	热量	胆固醇	脂肪	蛋白质
	89 千卡	126 毫克	1.4 克	18 克

降血脂明星营养成分

维生素 B_2 ☑ 锰 ☑

对高脂血症和并发症的益处

防止脂质沉积。鳝鱼含有丰富的维生素 B_2，可保护血管健康，防止脂质沉积，促使肝脏及血液中的胆固醇排出，有效防止肥胖及脂肪肝。此外鳝鱼含的锰，可抑制血液中自由基的产生，有利于甘油三酯和胆固醇在人体内的转化及输送。

降低和调节血糖。鳝鱼所含的“鳝鱼素”，能降低和调节血糖，对高脂血症并发糖尿病有较好的辅助治疗作用，加之鳝鱼所含脂肪极少，常食有利于糖尿病患者控制病情。

这样吃最健康

1 鳝鱼肉味鲜美，骨少肉多，最佳的烹饪方法是清炖，其味道鲜美，营养丰富。

2 吃鳝鱼时最好搭配莲藕。因为鳝鱼和莲藕的黏液都能促进蛋白质的吸收。

专家连线

胆固醇略高需要吃药吗？

高胆固醇血症的治疗目的主要是降低患者的心脑血管疾病的风险。如果胆固醇略高于正常参考值，可以通过改善生活方式、调整饮食、加强锻炼等进行辅助治疗。如果患者明确存在冠心病或动脉粥样硬化，则在改善生活方式、调整饮食、加强锻炼的基础上需要药物治疗。

大蒜烧鳝鱼

材料 鳝鱼300克，大蒜100克，黄瓜、红柿子椒、香菜各50克。

调料 郫县豆瓣、料酒、酱油各5克，白糖、胡椒粉、盐各2克。

做法

1. 黄瓜切成菱形块；红柿子椒去子去蒂，切成菱形片；香菜洗净切段；郫县豆瓣剁碎；鳝鱼去头、尾、内脏，用盐水洗去黏液，切成约3厘米的段，用盐和胡椒粉、料酒腌制15分钟。
2. 锅中加油烧热，放入鳝段炒变色捞出。
3. 另起锅热油炒香郫县豆瓣碎，放入大蒜，加适量水煮开，依次放入鳝鱼段、黄瓜块烧开，待黄瓜块变色加入红柿子椒块，汤汁收浓后加香菜段炒匀，再加白糖即可。

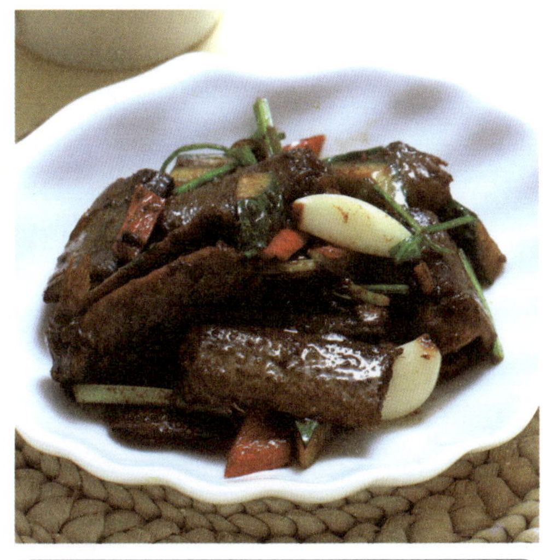

热量计算器	总热量约430.5千卡	胆固醇378毫克
	蛋白质60克	脂肪4.8克

鳝鱼粉丝

材料 鳝鱼250克，粉丝100克。

调料 盐2克，醋、姜末、蒜末、葱末、花椒油各5克。

做法

1. 鳝鱼处理干净切段，粉丝用水泡发。
2. 锅中烧油至四成热，放姜末、蒜末略炒，下鳝鱼段炒约1分钟，加入刚淹没鳝鱼段的水烧沸，放入粉丝、盐，煮1分钟，淋入醋、花椒油，拌匀后装盘，撒上葱末即可。

烹饪秘招 选用的鳝鱼不能过大，一般不超过成人手指粗细为宜，过大的鳝鱼口感发柴，且腥味大。

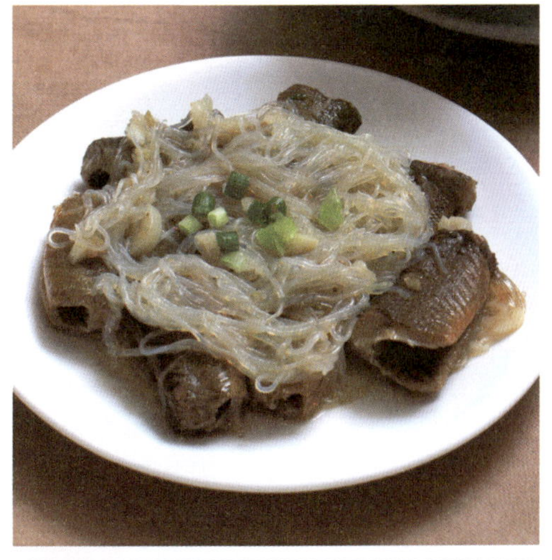

热量计算器	总热量约650.5千卡	胆固醇315毫克
	蛋白质45.8克	脂肪3.7克

每日推荐用量

宜吃 80 克

鲤鱼

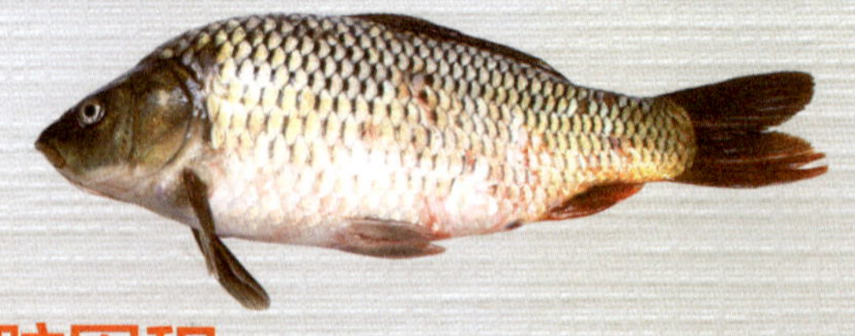

降低代谢不良引发的脂肪囤积

热量及营养素 每100克含量	热量	胆固醇	脂肪	蛋白质
	109 千卡	84 毫克	4.1 克	17.6 克

降血脂明星营养成分

不饱和脂肪酸 ☑ 镁 ☑

对高脂血症和并发症的益处

降低胆固醇。鲤鱼的脂肪大部分由不饱和脂肪酸组成，具有降低胆固醇的作用；鲤鱼含的镁元素，可降低代谢不良引发的脂肪囤积，提高免疫力。

帮助高血压患者改善肌肉疲劳。鲤鱼含有丰富的钾离子，可预防低血钾症，增强肌肉的强度，帮助高血压患者改善肌肉疲劳状况。鲤鱼还对高脂血症并发高血压的症状有一定缓解作用。

这样吃最健康

1 鲤鱼最好采用蒸或炖的方法烹饪，能更好地保留营养素，且口味好。

2 鲤鱼中的不饱和脂肪酸易被氧化，花生中的维生素 E 可有效抗氧化。两者搭配食用，有利于营养被更好地保存和利用。

专家连线

经常服用调脂类药物会不会形成依赖性？

高脂血症患者服用调脂类药物害怕形成依赖性是一种错误的理解。服用调脂类药物不会形成依赖性和成瘾性，也不会因为停用药物而使身体不适应。高脂血症患者身体本身存在脂代谢异常的症状，仅靠自身调整已经不能纠正此种异常，需长期服用调脂药来调节。

降脂这样吃

清蒸鲤鱼

材料 鲤鱼 500 克，莴笋 50 克。

调料 姜、葱段各 10 克，料酒 15 克，生抽、盐各 2 克，香油少许。

做法

1. 鲤鱼洗净切成两半装盘；莴笋洗净切丝，姜一半切片，一半剁成末。
2. 姜片、葱段、料酒、盐涂抹鱼身腌制 15 分钟以上；在鱼盘中加水，放入蒸锅中沸水蒸 15 分钟。
3. 将鱼盘中的汤倒入炒锅中烧沸，放入生抽、莴笋丝煮 2 分钟，起锅淋在鱼身上，撒上姜末、滴上香油即可。

烹饪秘招 在姜末中放入醋做成蘸料，既美味又降脂。

热量计算器		
	总热量约 552.6 千卡	胆固醇 420 毫克
	蛋白质 88.5 克	脂肪 20.6 克

豆腐奶鱼汤

材料 鲤鱼 500 克，豆腐 250 克，番茄 100 克，牛奶 100 克。

调料 葱段、姜片、蒜片、香菜末各 10 克，淀粉 5 克，料酒 15 克，盐 2 克。

做法

1. 鲤鱼洗净切块，用盐、料酒腌制半小时；豆腐、番茄洗净切块。
2. 锅里热油至八成热，把鱼块煎至两面金黄，捞出。
3. 锅里放入少量油，炒香葱段、姜片、蒜片，放入煎好的鱼块，立即倒入开水。
4. 加入豆腐块和番茄块，中火煮 15 分钟，加入盐，倒入牛奶煮沸，撒上香菜末即可出锅。

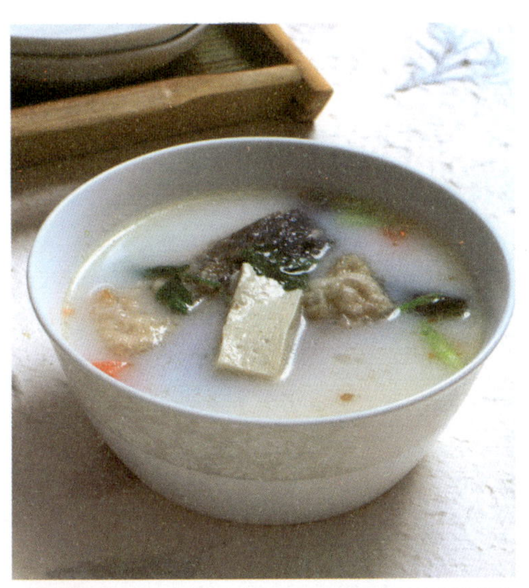

热量计算器		
	总热量约 842 千卡	胆固醇 435 毫克
	蛋白质 112.2 克	脂肪 33.2 克

每日推荐用量

宜吃 2~3 个

牡蛎

对心肌细胞有保护作用

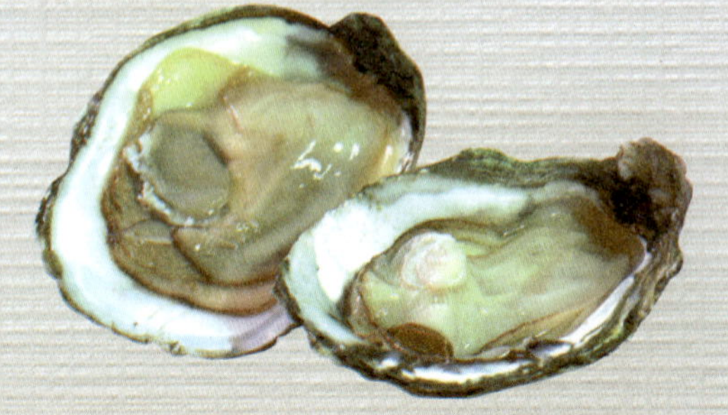

热量及营养素 每 100 克含量	热量	胆固醇	脂肪	蛋白质
	73 千卡	100 毫克	2.1 克	5.3 克

降血脂明星营养成分

牛磺酸 ☑ 锌 ☑

对高脂血症和并发症的益处

降胆固醇，防止动脉硬化。牡蛎中含有的牛磺酸，可抑制血小板凝集，降低血脂，保持人体正常血压和防止动脉硬化；对心肌细胞有保护作用，可抗心律失常；对降低血中胆固醇有特殊疗效，可辅助治疗心力衰竭。

预防高脂血症引发的周围神经病变。牡蛎含有丰富的 B 族维生素，有利于维护神经系统的健康，预防和辅助治疗高脂血症引发的周围神经病变。其中维生素 B_{12} 还可抑制血液中“同型半胱氨酸”的升高，有预防卒中发生的作用。

这样吃最健康

牡蛎的最佳烹调方法是做汤，可控制油脂摄入量，降低血脂。

专家连线

血脂检查需要注意什么？

1. 抽血化验前至少 2 周保持平常的生活和饮食习惯，不要刻意多吃或少吃，这样才能反映出真实的血脂情况，进而才可以判断是否需要接受药物治疗，或是正在服用的药物是否合适等。

2. 血脂尤其是甘油三酯容易受短期食物中脂肪含量和大量饮酒的影响而升高。在抽血前三天内应避免日常生活以外的高脂饮食例如聚餐和大量饮酒等情况，以免造成血脂升高的假象。

3. 目前一般选择空腹检查血脂。在抽血前一天晚 8 点开始就不要吃东西，包括各种零食、水果、花生、瓜子等，可以少量饮水。第二天早上 8 ~ 10 点抽取静脉血即空腹 12 ~ 14 小时取血。如果没有条件至少需要保证空腹 8 小时抽血。

降脂这样吃

牡蛎萝卜丝汤

材料 白萝卜 200 克，牡蛎肉 50 克。

调料 葱丝、姜丝各 10 克，盐 2 克，香油少许。

做法

1. 白萝卜去根须，洗净，切丝；牡蛎肉洗净。
2. 锅置火上，加适量清水烧沸，倒入白萝卜丝煮至九成熟，放入牡蛎肉、葱丝、姜丝，煮至白萝卜丝熟透，用盐调味，淋上香油即可。

烹饪秘招 为了保持牡蛎的原汁原味，不要大力洗，稍微冲一下即可，做此菜也不必太多调料，以保证汤比较鲜美。

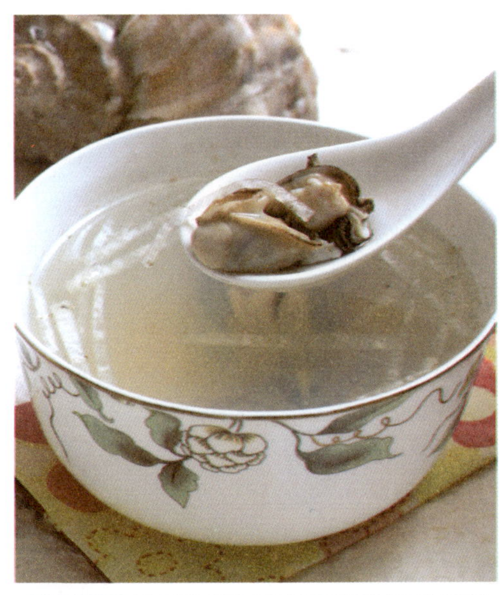

热量计算器		
	总热量约 82.5 千卡	胆固醇 50 毫克
	蛋白质 4.5 克	脂肪 1.3 克

柚子拌牡蛎

材料 牡蛎 250 克，柚子 100 克。

调料 葱末、红辣椒各 10 克，胡椒粉 3 克，蒸鱼豉油 5 克。

做法

1. 红辣椒洗净、切末；柚子去皮、取肉，切碎。
2. 将葱末、红辣椒末、柚子碎放入碗里，加入胡椒粉、蒸鱼豉油拌匀。
3. 锅里水烧开，放入牡蛎用大火煮熟（2~3 分钟），捞起放入装调料的碗里，拌匀即可。

烹饪秘招 喜欢吃芥末，可以把胡椒粉换成芥末。

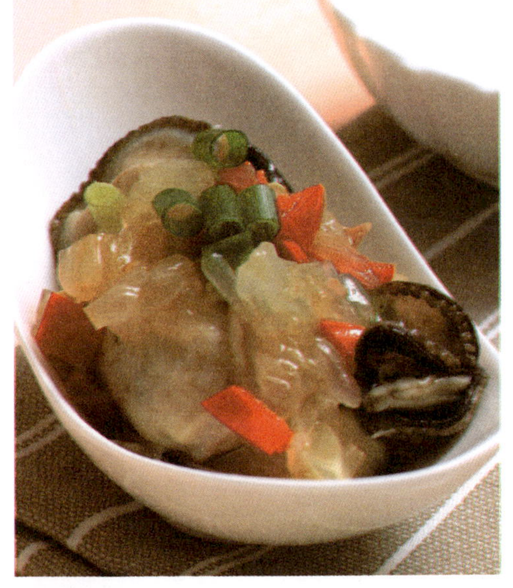

热量计算器		
	总热量约 224.5 千卡	胆固醇 250 毫克
	脂肪 5.5 克	脂肪 14.1 克

每日推荐用量

宜吃 40 克

鲫鱼

降脂还美容

热量及营养素 每 100 克含量	热量	胆固醇	脂肪	蛋白质
	108 千卡	130 毫克	2.7 克	17.1 克

降血脂明星营养成分

锌 ☑

对高脂血症和并发症的益处

清除血管壁上的胆固醇。鲫鱼含有丰富的微量元素锌，不仅可以减少甘油三酯的含量，还能清除血管壁上的胆固醇，可维持血管的弹性，有效预防高脂血症、动脉硬化及心脑血管疾病。

多种慢性病的食疗佳品。鲫鱼是肝肾疾病、心脑血管疾病患者的良好蛋白质来源，常食可增强抗病能力，高脂血症并发肝炎、肾炎、高血压、心脏病、慢性支气管炎等疾病患者可经常食用。

这样吃最健康

1 鲫鱼最好清蒸或炖汤，不宜油炸。鲫鱼汤不但味香汤鲜，而且有较强的滋补作用。

2 补虚益气的山药与鲫鱼搭配食用，有利水消肿、益肾的功效，适合肾虚体弱、遗尿、遗精、水肿等症。

专家连线

怎样减少烟酸类药物的不良反应？

1. 开始服药时，以低剂量服用，即第 1 个月每晚 0.5 克，第 2 个月每晚 1 克，以后可根据疗效及耐受能力调整用药。最大剂量为每天 2 克，维持剂量每天 1 ~ 2 克。

2. 饭后半小时服药或睡前服药。服药时少饮水。

3. 服药前半小时服小剂量的阿司匹林，可降低不良反应的发生程度。

4. 烟酸类药物避免与酒精、辛辣食物以及热饮料同服。

降脂这样吃

鲫鱼豆腐汤

材料 鲫鱼 500 克，豆腐 150 克。

调料 盐 2 克，料酒 15 克，姜片、葱末、香菜段各 10 克。

做法

1. 鲫鱼去鳞、鳃、内脏，洗净备用；豆腐洗净，切成长条备用。
2. 锅中放油烧热，放入鲫鱼煎至两面微黄，放入料酒、姜片、葱末、豆腐条、清水，大火烧开，撇去浮沫，再用小火煮 20 分钟左右。
3. 加入盐，撒上香菜段，盛入汤盆中即可。

烹饪秘招 为了减少油脂摄入，不煎也可以，只是最后做出来的汤有点发黑，煎过之后再炖的汤呈乳白色。

热量计算器	总热量约 663 千卡	胆固醇 650 毫克
	蛋白质 97.7 克	脂肪 19.1 克

清蒸鲫鱼

材料 鲫鱼 250 克。

调料 葱丝、姜丝、姜片、生抽各 10 克，盐 2 克。

做法

1. 鲫鱼收拾干净，在鱼身内外涂抹上盐，腌渍 10 ~ 15 分钟。
2. 取盘，平铺上葱丝和姜片，放上鲫鱼，送入烧开的蒸锅中火蒸 8 分钟，关火，闷 2 ~ 3 分钟，取出，拣出葱丝和姜片，倒出盘中的汤汁。
3. 起油锅，热油后加入生抽、蒸鱼的汤汁、姜丝、葱丝，煮开后淋在鱼身上即可。

烹饪秘招 蒸鱼的汤汁要保留，以便更能保持鱼的本味，这样的清蒸鱼才味道鲜美。

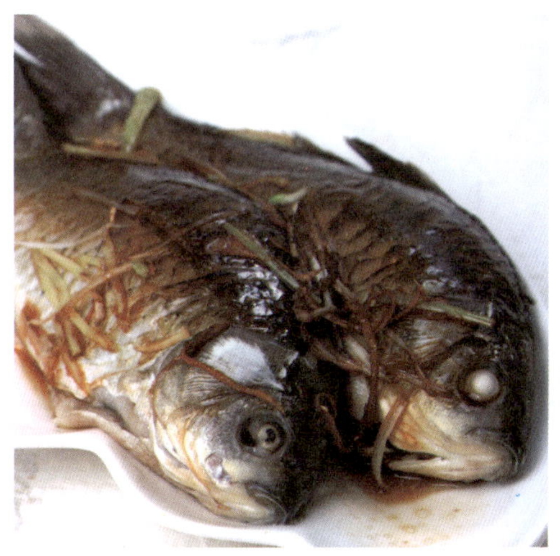

热量计算器	总热量约 270 千卡	胆固醇 325 毫克
	蛋白质 42.8 克	脂肪 6.8 克

每日推荐用量

宜吃 80 克

带鱼

有益于破损血管修复

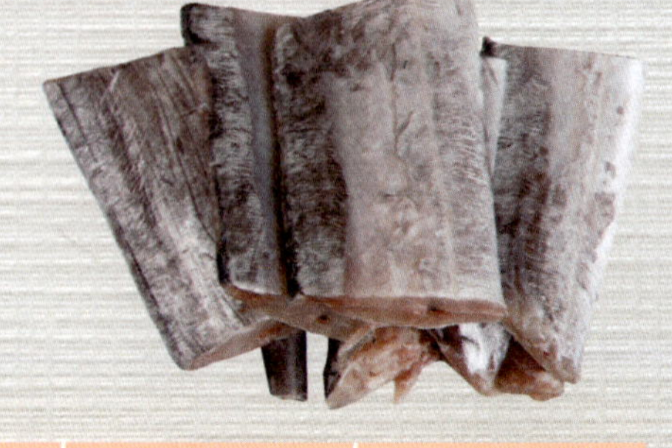

热量及营养素 每 100 克含量	热量	胆固醇	脂肪	蛋白质
	127 千卡	76 毫克	4.9 克	17.7 克

降血脂明星营养成分

烟酸 ☑ **维生素 B_2** ☑

对高脂血症和并发症的益处

增加高密度脂蛋白。带鱼含的烟酸，能参与脂肪的代谢，可以减少血液中的低密度脂蛋白及甘油三酯，还可增加高密度脂蛋白；所含的维生素 B_2，有益于破损血管修复，使胆固醇不易沉积，促使血液中的脂肪加速排出体外。

有益心血管疾病。带鱼含有丰富的镁和硒，有助于降低高脂血症并发心血管疾病的危险。

这样吃最健康

1 对高脂血症患者来说，带鱼最好的烹饪方法是和蒜蓉一起清蒸或用醋烧制，两种方法都具有明显的降血脂及预防冠心病和动脉硬化的作用，并可防止血栓的形成。

2 荸荠质嫩多汁，与带鱼一起熬汤食用，可用于缓解热病，津伤口渴之症，对糖尿病多尿者有一定的辅助疗效。

专家连线

胆酸螯合剂有哪些服用禁忌?

此类药物可干扰叶酸、地高辛、华法林、普罗布考、贝特类、他汀类药物及脂溶性维生素的吸收。服用时，需注意以下事项。

1. 儿童服用考来烯胺，每天应补充 5 毫克叶酸。
2. 口服其他药物时应在用此类药之前 1 ~ 4 小时或服用此药之后 4 小时。
3. 长期服用考来烯胺者，可适当补充维生素 A、维生素 D、维生素 K 及钙剂。

降脂这样吃

糖醋带鱼

材料 带鱼 500 克。

调料 葱丝、姜片、蒜片各 10 克，酱油、醋、料酒、白糖各 5 克，盐、花椒油各少许。

做法

1. 将带鱼去头、尾、内脏，洗净，剁成 5 厘米左右的长段，用盐略腌。
2. 锅中放油烧热，下带鱼段煎至两面呈金黄色时出锅。
3. 锅中留底油，下葱丝、姜片、蒜片煸炒，放入煎好的带鱼，烹入料酒、醋、酱油，加少许汤，放白糖，入味后淋花椒油即成。

热量计算器 总热量约 635 千卡 | 胆固醇 380 毫克 | 蛋白质 88.5 克 | 脂肪 24.5 克

清蒸带鱼

材料 带鱼 500 克。

调料 大料、盐、料酒、酱油、香油、香菜段、葱末、姜末、蒜末、花椒各适量。

做法

1. 带鱼洗净，切块，在两面切十字花刀。
2. 将带鱼块装盘中，加大料、盐、料酒、酱油、香菜段、葱末、姜末、蒜末、花椒腌渍入味。
3. 上笼蒸 15 分钟，出笼，淋上烧热的香油即可。

烹饪秘招 富含不饱和脂肪酸的鱼鳞在太热的水中会溶化，洗带鱼时要用凉水洗。

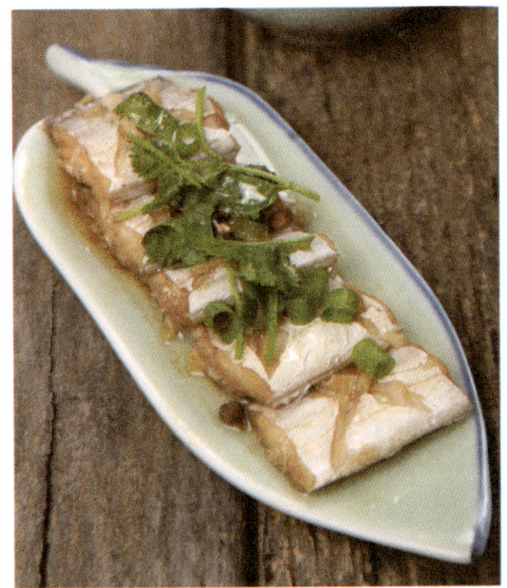

热量计算器 总热量约 635 千卡 | 胆固醇 380 毫克 | 脂肪 88.5 克 | 脂肪 24.5 克

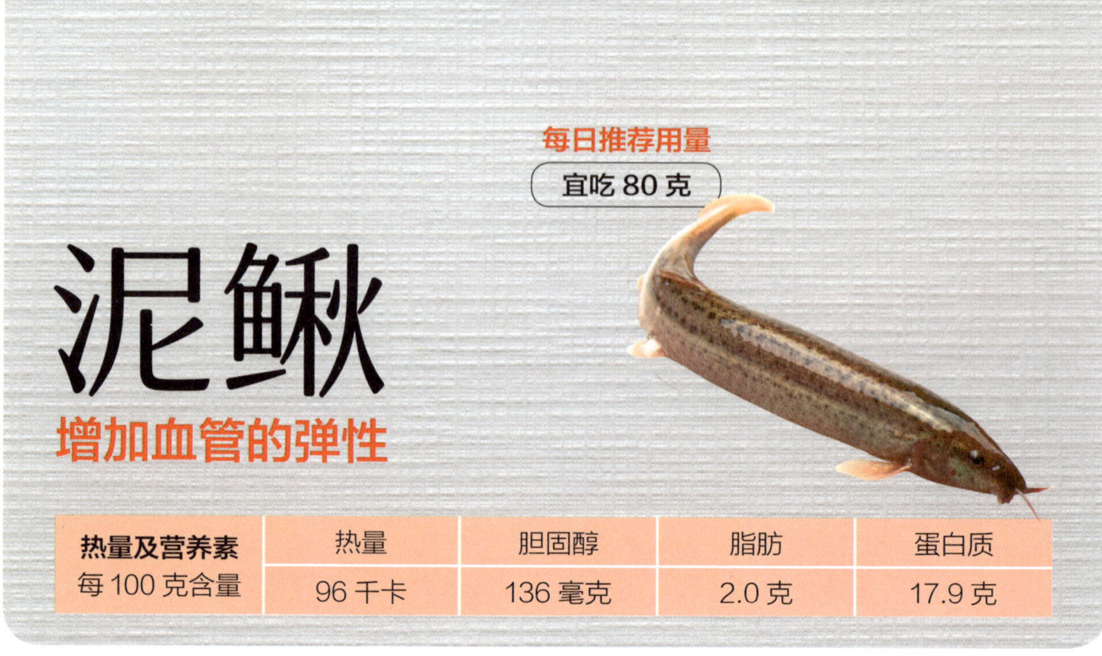

每日推荐用量

宜吃 80 克

泥鳅

增加血管的弹性

热量及营养素 每 100 克含量	热量	胆固醇	脂肪	蛋白质
	96 千卡	136 毫克	2.0 克	17.9 克

降血脂明星营养成分

不饱和脂肪酸 ☑

对高脂血症和并发症的益处

降低血脂浓度。泥鳅中含的不饱和脂肪酸，有利于人体抗血管衰老，增加血管的弹性，降低血脂浓度，有利于高脂血症患者及心血管患者。

保护胰岛 β 细胞。泥鳅的不饱和脂肪酸，有较强的抗氧化作用，能够保护胰岛 β 细胞免受自由基的损害。对高脂血症并发糖尿病患者有一定食疗效果。

这样吃最健康

1 泥鳅最好的烹饪方法是和豆腐一起做成汤，泥鳅和豆腐都有延缓血管衰老的作用，营养素可充分互补。

2 泥鳅富含蛋氨酸，能弥补豆腐蛋氨酸不足的缺陷。两者搭配，能使彼此的营养互补，使食疗功效加倍。

专家连线

降脂药不能与哪些药物同服？

他汀类降脂药与贝特类降脂药同时使用，有可能引起伴有急剧肾功能恶化的横纹肌溶解症；与烟酸制剂或免疫抑制剂合用也有同样危险，特别是与环孢菌素同时使用更为危险。贝特类降脂药若与抗凝血药华法林和磺脲类降糖药同时使用，会使后二者在血中游离型药物浓度增高，导致作用增强，引起不良反应。

普罗布考降脂药不得与特非那定、阿司咪唑同时使用，否则有可能引起心电图 Q-T 间期延长和诱发室性心律失常。各种树脂类降脂药与许多常用处方药物存在药物相互作用，可影响药物吸收和效果。必须同时使用时，要在医生指导下延长用药间隔。

降脂这样吃

红枣泥鳅汤

材料 红枣（去核）15克，泥鳅300克。

调料 姜片5克，盐2克。

做法

1. 泥鳅开膛洗净。
2. 将泥鳅加水与红枣、姜片一起煮熟。
3. 取出姜片，加入盐调味即可。

烹饪秘招 泥鳅土腥味很重，吃的时候先把泥鳅放到清水里一段时间，然后再用盐水清洗或直接用盐轻搽泥鳅的表面可去腥味。

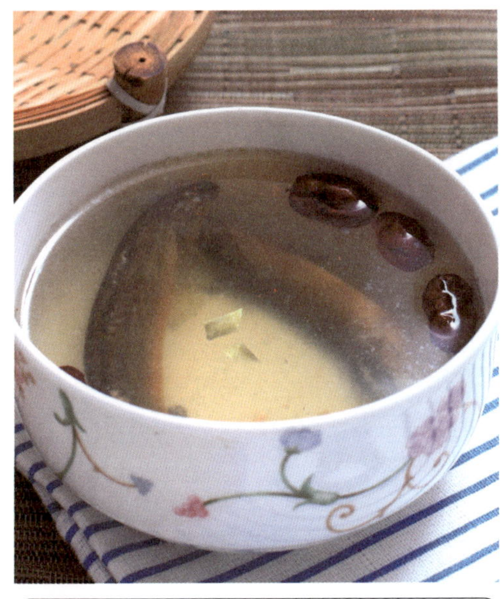

热量计算器	总热量约329.4千卡	胆固醇408毫克
	蛋白质54.2克	脂肪6.1克

泥鳅炖豆腐

材料 泥鳅300克，豆腐150克。

调料 姜、蒜、葱花、白腐乳汁各5克，盐2克。

做法

1. 泥鳅洗净；豆腐用开水浸泡10分钟；白腐乳加适量水捣成腐乳汁；姜、蒜拍碎。
2. 将锅内加入少量植物油，放入姜、蒜煸香，盛出姜蒜油装碗备用。
3. 另起锅加入凉水、豆腐和泥鳅大火煮开，撇干净浮沫，淋入姜蒜油、白腐乳汁，大火烧开转中小火慢炖20分钟，加入盐、葱花即可。

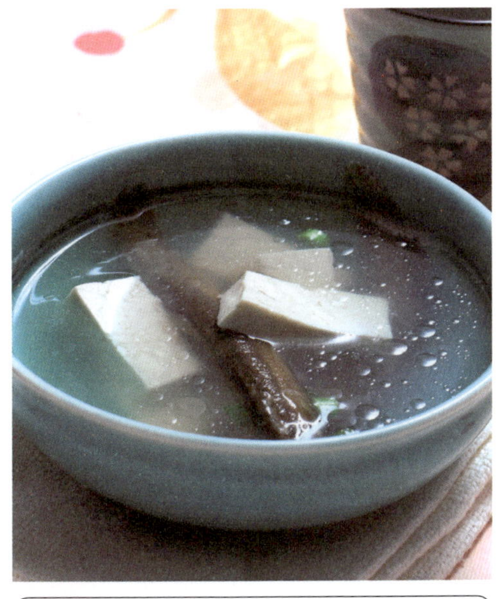

热量计算器	总热量约411千卡	胆固醇408毫克
	蛋白质65.9克	脂肪11.6克

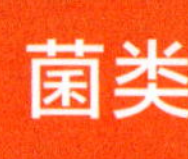

每日推荐用量

宜吃 20~30 克

金针菇

有效排出胆酸及胆盐，降低血脂

热量及营养素 每 100 克含量	热量	胆固醇	脂肪	蛋白质
	32 千卡	—	0.4 克	2.4 克

降血脂明星营养成分

锌 ✔ 膳食纤维 ✔

对高脂血症和并发症的益处

减少甘油三酯的含量。金针菇含有较多锌，可减少甘油三酯，消除沉积的胆固醇，维持血管的弹性。金针菇还含丰富的膳食纤维，可与胆酸及胆盐结合，加速将胆酸、胆盐排出体外，降低血脂，减少胆固醇的吸收。

延缓饭后血糖上升的速度。金针菇的膳食纤维含量在常见食用菌中最高，有利于平稳血糖，延缓饭后血糖上升的速度并改变外周组织对胰岛素的敏感性，对高脂血症并发糖尿病有一定食疗效果。

这样吃最健康

1 金针菇味道鲜美，最适合用来做凉拌菜或做火锅配料。

2 金针菇和鸡肉同食可滋补养身，金针菇中的膳食纤维还可以阻止胆固醇的吸收。

3 金针菇具有益智强体的作用，和豆腐同食，可抑制癌细胞的生成。

专家连线

哪些人应慎用贝特类药物？

1. 已有胆结石或胆囊炎等胆管疾病者应慎用贝特类药物。
2. 贝特类药物可抑制胚胎生长，所以孕妇、哺乳期妇女禁用。
3. 育龄期妇女和儿童不宜用。
4. 服药期间应做定期检查，若检查发现白细胞、红细胞和嗜酸性粒细胞减少，需在医生的指导下及时调整药量或停药。
5. 贝特类药物有增强抗凝及升高血糖的作用，所以与抗凝剂和降糖药合用时，应注意调整抗凝剂和降糖药的剂量。

蒜蓉金针菇

材料 金针菇250克，青柿子椒、红柿子椒各25克。

调料 蒜蓉15克，盐3克。

做法

1. 金针菇洗净，去根，切段；青柿子椒、红柿子椒分别洗净，去蒂、去子，切丝；三者用沸水焯烫。
2. 炒锅置火上，倒油烧热，爆香蒜蓉，放金针菇段翻炒，加入青柿子椒丝、红柿子椒丝炒匀，加盐调味即可。

烹饪秘招 蒜剁成末，用油少，易出味。三种食材均用沸水焯烫，减少用油量。

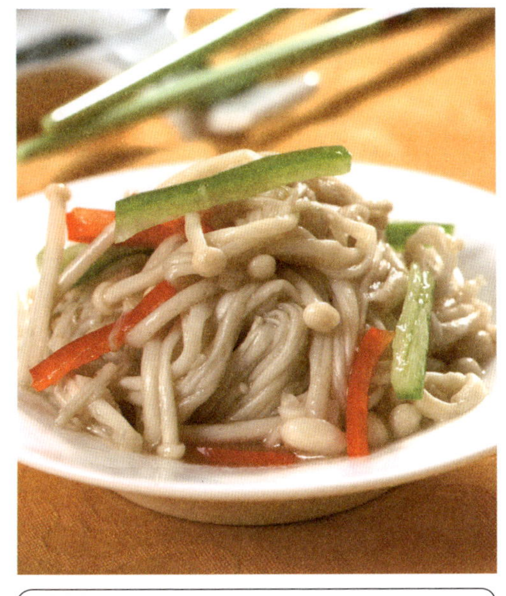

热量计算器	总热量约96.3千卡	胆固醇6毫克
	蛋白质6.7克	脂肪1.4克

金针菇炒鸡蛋

材料 金针菇250克，鸡蛋1个（约60克）。

调料 葱花、蒜末、酱油各8克，盐2克。

做法

1. 金针菇切去老根，洗净沥干水，然后对半切一下；鸡蛋打散，加盐搅拌均匀。
2. 锅置火上，倒油烧热，倒入蛋液，小火慢煎到蛋液底部凝固，翻身再煎15秒，弄碎蛋饼盛出备用。
3. 再起油锅，爆香葱花、蒜末，倒入金针菇翻炒几下，倒入炒好的鸡蛋，炒至金针菇变软后，加点酱油炒匀即可。

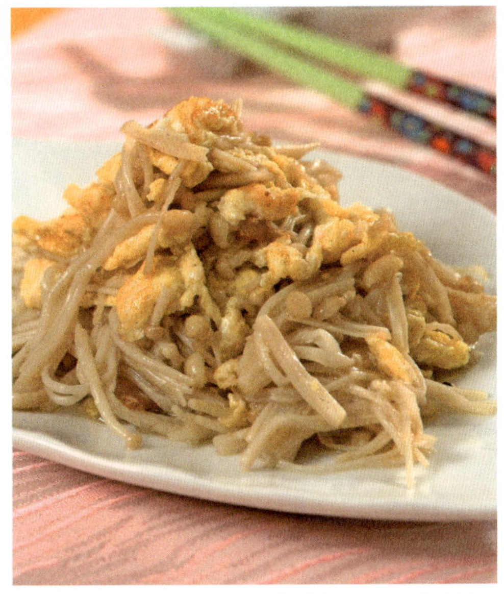

热量计算器	总热量约166.4千卡	胆固醇351毫克
	蛋白质14克	脂肪6.5克

每日推荐用量

宜吃 50 克

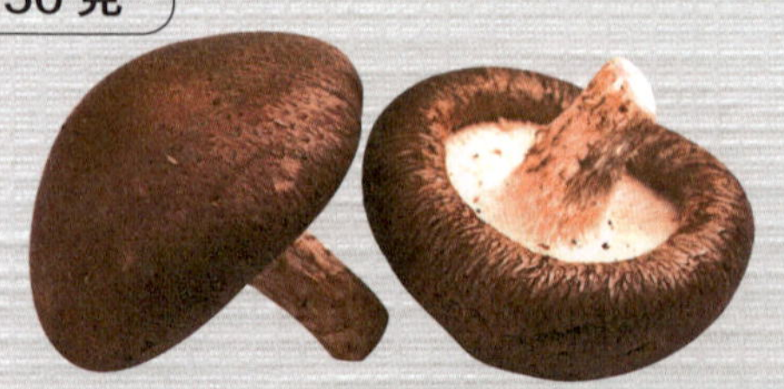

香菇

能溶解胆固醇的“蘑菇皇后”

热量及营养素 每 100 克含量	热量	胆固醇	脂肪	蛋白质
	19 千卡	—	0.3 克	2.2 克

降血脂明星营养成分

核酸类物质 ☑ 香菇素 ☑

对高脂血症和并发症的益处

对胆固醇具有溶解作用。香菇含有核酸类物质和香菇素，对胆固醇具有溶解作用，可以抑制血胆固醇上升，具有降脂作用。

调节糖代谢，改善糖耐量。香菇中的香菇多糖能够调节糖代谢，改善糖耐量，促进肝糖原合成，减少肝糖原分解，从而降低血糖，减轻高脂血症并发糖尿病。

这样吃最健康

1 香菇的味道比较浓郁，较适合采用烧、焖的烹调方法。

2 香菇适宜搭配豆腐食用，香菇中的香菇嘌呤能降低血胆固醇，豆腐的植物蛋白能降血脂，同时食用可以增强降血脂的效果。

3 油菜富含膳食纤维和维生素，但缺乏蛋白质；而香菇含蛋白质且矿物质含量丰富，两者搭配食用，营养更全面。

专家连线

普伐他汀与非诺贝特能联用吗？

可以采取分开服药的方法，即早上服用非诺贝特，晚上服用普伐他汀。只要错开两药物的浓度高峰，就可避免出现横纹肌溶解等严重不良反应。

香菇炒大白菜

材料 鲜香菇、大白菜各150克。

调料 葱花、蒜末各10克，盐2克，水淀粉15克。

做法

1. 香菇去蒂，洗净，入沸水中焯透，捞出凉凉，切片；大白菜洗净，切片。
2. 炒锅置火上，倒入适量植物油，待油温烧至七成热，放葱花炒出香味，放入大白菜片和香菇片炒熟。
3. 加盐和蒜末调味，用水淀粉勾芡即可。

烹饪秘招 做菜时，尽可能把香菇切得小一点，使香菇浸出物、游离氨基酸和芳香物质充分释放出来。

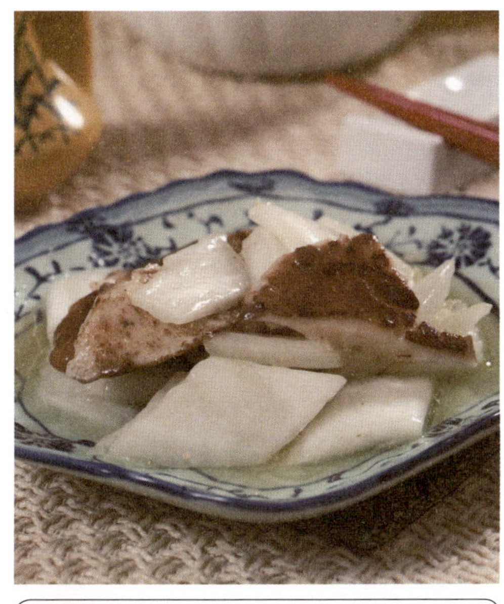

热量计算器	总热量约55.5千卡	胆固醇 —
	蛋白质5.6克	脂肪0.5克

香菇茄条

材料 香菇40克，茄子300克，腐竹50克。

调料 花椒油、蒜蓉各10克，盐、香油各2克。

做法

1. 茄子削皮切成小指粗的条，用清水泡洗，放入蒸盘中，上屉蒸至软烂；香菇洗净，切成筷子粗的条，用沸水焯透，捞出攥干；腐竹用水泡软切段，焯熟。
2. 将所有食材放在小盆内，加入盐，撒上蒜蓉，浇入烧热的花椒油，加盖焖约5分钟，淋香油拌匀即可。

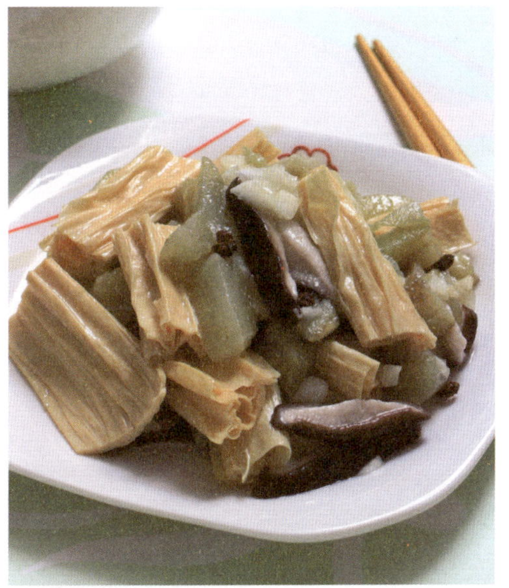

热量计算器	总热量约307.1千卡	胆固醇 —
	蛋白质26.5克	脂肪11.3克

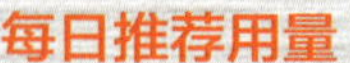
每日推荐用量

宜吃
50 ~ 70 克（水发）

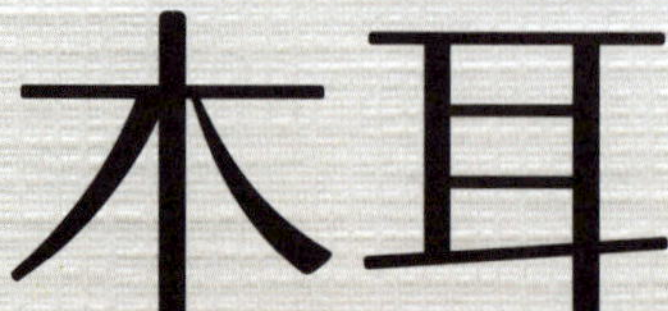

木耳

降脂又驻颜的“黑耳朵”

热量及营养素 每 100 克含量	热量	胆固醇	脂肪	蛋白质
	265 千卡	—	1.5 克	12.1 克

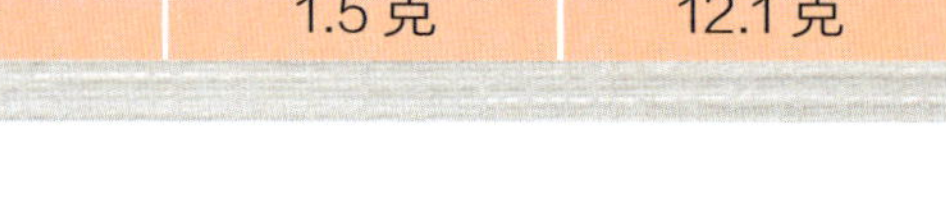

降血脂明星营养成分

膳食纤维 ☑ 多糖 ☑

对高脂血症和并发症的益处

避免胆固醇附着在血管壁并加速其排出体外。木耳含有大量膳食纤维，可以刺激肠蠕动，帮助排便，加速胆固醇排出体外；木耳还含有多种多糖，可抑制凝血酶活动，预防血栓形成，避免胆固醇附着在血管壁上。

防止血栓和肥胖症的形成。木耳能防止血栓形成，延缓动脉粥样硬化，有益于高脂血症并发冠心病和脑卒中；它所含的丰富膳食纤维，能加速肠道脂肪食物的排泄，从而防止高脂血症并发肥胖的发生。

这样吃最健康

1 木耳中的多糖容易受温度的影响，时间稍长就会遭到破坏，因此最佳的烹调方法就是凉拌。

2 木耳和葱、姜、蒜搭配食用，能增强降胆固醇的功效，对预防心脑血管疾病有很好的作用。

3 豆腐中的糖类能提高葡萄糖耐受性，有预防糖尿病的作用，可提高胰岛素的敏感性，促进葡萄糖的利用率，稳定血糖。木耳热量低，能稳定血糖。两者搭配食用，更有利于糖尿病患者稳定血糖。

木耳炒黄瓜

材料 黄瓜 250 克，水发木耳 100 克。

调料 葱末 5 克，盐 3 克。

做法

1. 水发木耳洗净，撕小块；黄瓜洗净，切片。
2. 锅内倒油烧热，放葱末煸香，放入木耳煸炒片刻，再放入黄瓜片，调入盐翻炒至木耳、黄瓜入味即可。

烹饪秘招 黄瓜在切之前用冷水泡一泡，拌出来更加清脆。

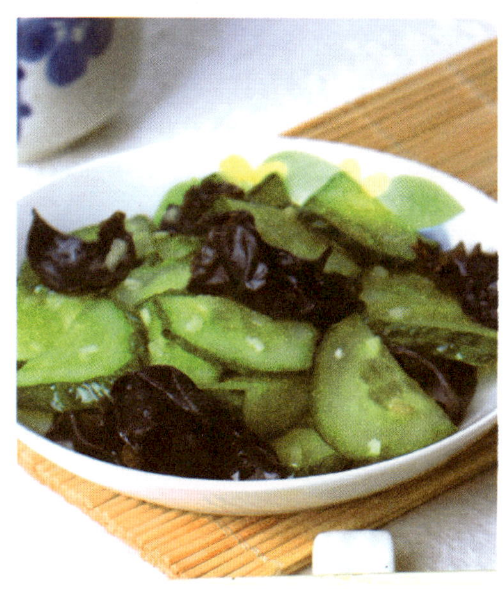

热量计算器		
	总热量约 112 千卡	胆固醇 —
	蛋白质 3 克	脂肪 1 克

双菇木耳汤

材料 水发香菇、水发猴头菇各 100 克，水发木耳、熟火腿各 25 克。

调料 香菜碎、盐各适量，香油少许。

做法

1. 水发香菇、水发猴头菇和水发木耳择洗干净，切丁；熟火腿切丁。
2. 汤锅置火上，加香菇丁、猴头菇丁、木耳丁和适量水中火烧沸，撇去浮沫，转小火煮 5 分钟，用盐和香油调味，撒上火腿丁和香菜碎即可。

烹饪秘招 用猴头菇做汤时可加一点料酒，以中和猴头菇本身的苦味。

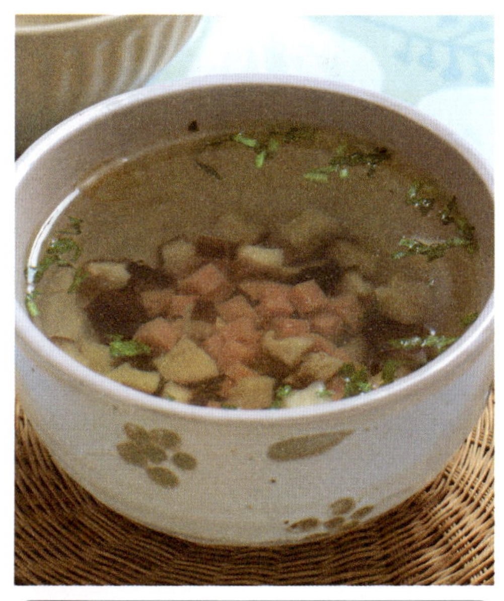

热量计算器		
	总热量约 136.3 千卡	胆固醇 30 毫克
	蛋白质 8.6 克	脂肪 7.4 克

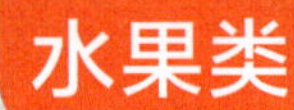

每日推荐用量

宜吃1个

苹果

降脂防癌又美容

热量及营养素 每100克含量	热量	胆固醇	脂肪	蛋白质
	54千卡	—	0.2克	0.2克

降血脂明星营养成分

维生素C ☑ 镁 ☑ 膳食纤维 ☑

对高脂血症和并发症的益处

降低血中胆固醇的浓度。苹果含有丰富的果胶，能降低血中胆固醇的浓度，防止脂肪聚集。还能与其他可降胆固醇的物质，如维生素C、果糖、镁等结合成新的化合物，从而增强降血脂的功效。

防治高血压。苹果中含有较多的钾，能促进身体排钠，有利于体内电解质平衡，可预防高血压，对于高脂血症并发高血压有一定预防作用。

这样吃最健康

1 苹果除生食外，还可做成沙拉，建议用盐、胡椒粉、橄榄油等替代沙拉酱。用苹果、土豆、芹菜搭配制成沙拉，不仅味道好，还很适合动脉硬化、冠心病、肥胖症等患者食用。

2 苹果与猪肉搭配既增加营养又可抑制胆固醇升高，而且苹果还可消除猪肉的独特异味。

专家连线

胆固醇摄入越低越好吗？

不是的。胆固醇过高对身体不好，会引起很多心血管疾病，但胆固醇过低对人体健康也会有影响。胆固醇是人体维持健康不可缺少的物质，是构成细胞膜的主要成分，且人体的免疫系统只有在胆固醇的协作下，才能完成其防御感染、自我稳定和免疫监视三大功能。好的胆固醇是脂质的清道夫，它可以将血液中多余的胆固醇转运到肝脏，处理分解成胆酸盐，通过胆管排泄出去，从而形成一条血脂代谢的专门途径，也称“逆转运途径”。

每日推荐用量

宜吃
100 克左右

柚子

去脂减肥之王

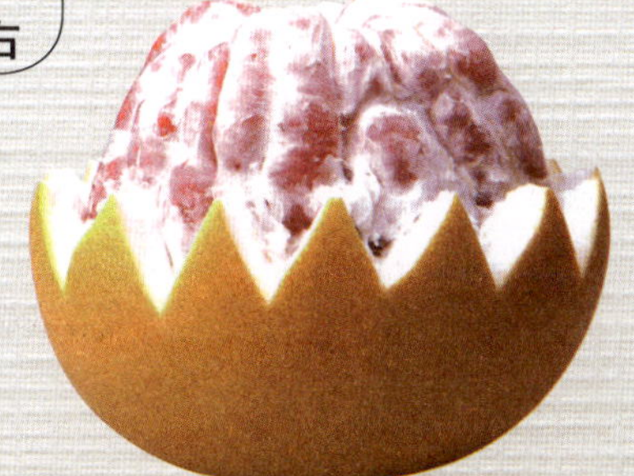

热量及营养素 每100克含量	热量	胆固醇	脂肪	蛋白质
	41 千卡	—	0.2 克	0.8 克

降血脂明星营养成分

维生素 C ☑

对高脂血症和并发症的益处

降低血液中低密度脂蛋白水平。柚子含有丰富的果胶，能降低血液中低密度脂蛋白水平；柚子所含的大量维生素 C，能降低血液中的胆固醇含量，防止胆固醇在动脉内壁沉积，可有效降低血脂，预防动脉硬化。

增强胰岛素活性，减少胰岛 β 细胞的负荷。柚子含铬，可增强胰岛素活性，增加胰岛素受体数量；柚子还含柚苷配基，有助于消化分解脂肪，减少胰岛 β 细胞的负荷，对预防高脂血症并发糖尿病很有益处。

这样吃最健康

1 柚子既宜生吃，又可做蜂蜜柚子茶。将柚子净肉放入一个大容器内，用勺对其挤压，再将皮和白瓤切成 5 厘米长丝放入容器，倒入蜂蜜、蔗糖一起搅拌，密封后置入冰箱冷藏，10 天后可取出适量用温水调饮。蜂蜜柚子茶可润肠通便、降脂美容，适于便秘、痤疮及高脂血症患者服用。

2 柚子汁与蜂蜜一起搭配，味道酸甜可口，还可润肠通便、降脂美容。

专家连线

按摩治疗高脂血症有哪些优点？

中医按摩是一种适合日常保健的防病治病方法，它无创伤、无痛苦、无不良反应，是一种自然的养生方法。对于喜欢便利的现代人来说，按摩是一种简单、直观、便于操作的治疗手段，不受时间、地点和条件的限制，而且不会占用太多的时间，十分实用。

每日推荐用量

宜吃 3 ~ 5 个

山楂

舒张血管，有助血管健康

热量及营养素	热量	胆固醇	脂肪	蛋白质
每 100 克含量	95 千卡	—	0.6 克	0.5 克

降血脂明星营养成分

维生素 C ☑ 黄酮类物质 ☑

槲皮苷 ☑

对高脂血症和并发症的益处

降低血中胆固醇浓度。山楂含维生素 C、黄酮类物质、槲皮苷等，可降低血中胆固醇浓度，又可舒张血管，有助于血管健康。

活血通脉，改善心脏活力。山楂能活血通脉，改善心脏活力，兴奋中枢神经，对高脂血症并发冠心病患者有良好的辅助治疗作用。

这样吃最健康

1 山楂可以用来煎茶，把山楂 35 克，荷叶 20 克，槐花 10 克，一起用清水煎煮，加入白糖，可代茶饮，此茶酸甜可口，还可降脂。山楂、荷叶均有降脂功效，槐花更增清香，三物合用可降脂、降压，是高脂血症、冠心病、高血压等心血管病患者的健康饮品。

2 山楂和牛肉搭配，山楂富含的维生素 C 能够促进人体对牛肉所富含的铁质的吸收。

专家连线

出现哪些体征应警惕胆固醇增高?

当出现以下症状或体征的时候，应考虑是否患有胆固醇增高，并及时到医院进行血脂检查。

1. 皮肤出现黄色的肿沧。2. 感到小腿肚子疼痛或抽筋。3. 眼睑周围有黄色脂肪粒堆积，尤其以中年女性多见。4. 肝区触诊出现肿大或胀痛。

每日推荐用量

宜吃 100 克

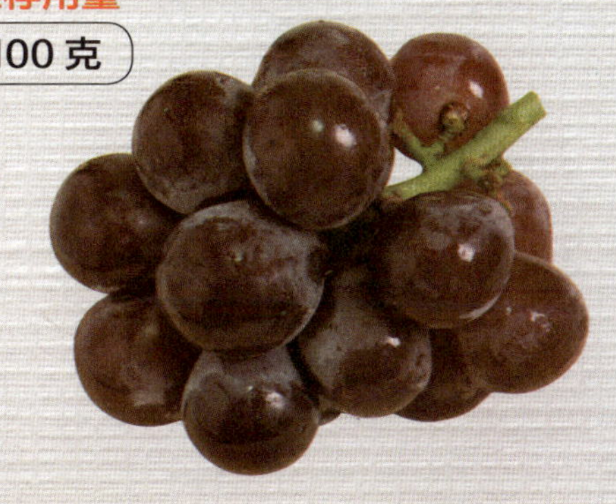

葡萄

促进“坏胆固醇”排出

热量及营养素 每 100 克含量	热量	胆固醇	脂肪	蛋白质
	44 千卡	—	0.2 克	0.5 克

降血脂明星营养成分

白藜芦醇 ☑ 黄酮类物质 ☑

对高脂血症和并发症的益处

增加好胆固醇，减少坏胆固醇。葡萄皮含丰富的白藜芦醇和黄酮类物质，研究发现，葡萄能比阿司匹林更好地阻止血栓形成，并且能降低人体血中胆固醇水平，降低血小板的凝聚力，对预防心脑血管病有一定作用；葡萄中的类黄酮是一种强力抗氧化剂，可抗衰老，清除体内自由基。

可缓解胃炎、肠炎及呕吐。葡萄中的维生素 P，可降低胃酸毒性，并有利胆的作用，可辅助治疗胃炎、肠炎及缓解呕吐等，对高脂血症并发肠胃炎有益。

这样吃最健康

葡萄直接食用最好，此外，还可以将葡萄洗净去梗后榨汁，对降低血中胆固醇有很好的效果。

专家连线

不同职业的人血脂水平有何区别？

不同职业的人群，血脂水平是存在一定差异的，这与饮食结构、营养因素、体力活动的强度有关。根据上海市心血管疾病研究所对不同职业居民的血脂水平所做的比较结果显示：脑力劳动者的胆固醇和甘油三酯含量显著高于体力工作者，尤其是高于农民；而知识分子，尤其是中年知识分子高密度脂蛋白胆固醇含量最低。

每日推荐用量

宜吃 3 ~ 5 个

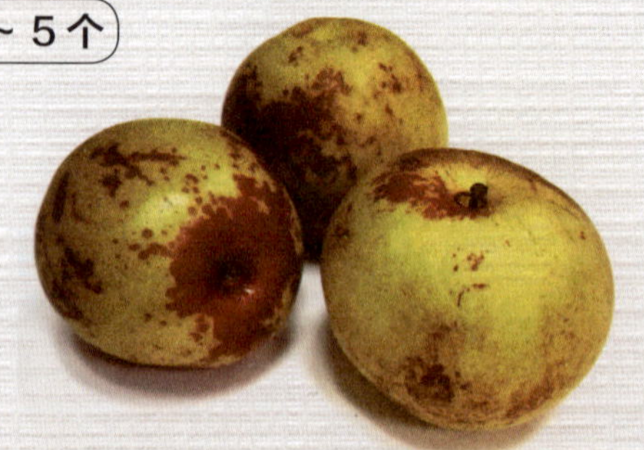

鲜枣

降脂补血保肝

热量及营养素 每 100 克含量	热量	胆固醇	脂肪	蛋白质
	317 千卡	—	0.4 克	2.1 克

降血脂明星营养成分

维生素 P ✔ 黄酮类物质 ✔

芦丁 ✔ 皂苷类物质 ✔

对高脂血症和并发症的益处

维持血管壁弹性，降低血中胆固醇。鲜枣中含大量维生素 P、黄酮类物质和皂苷类物质，可有效预防动脉硬化、高血压等心脑血管疾病。

预防动脉硬化，降低血压。鲜枣中的维生素 P 含量为所有果蔬之冠，具有维持毛细血管通透性，改善微循环等作用，从而预防动脉硬化，降低血压，可有效预防高脂血症并发高血压。

这样吃最健康

1 鲜枣一般生吃最好，营养更利于人体吸收和利用。晒干后煮粥、熬汤，都是很好的烹饪方法，如果能加少量生姜、花生仁、冰糖就更好了。

2 鲜枣配阿胶可养血、补气、止血，可辅助治疗气血不足等。

专家连线

高脂血症患者在冬季如何预防心脑血管疾病?

冬季是心脑血管疾病的多发期，高脂血症患者预防心脑血管疾病应注意三点。

1. 注意身体保暖。冬季天气寒冷，冠状动脉易因受寒而发生收缩、痉挛，进而发生供血不足，因此高脂血症患者需要做好全身及头部的保暖。

2. 患者不宜晨练。因为刚起床时人的神经系统处于抑制状态，此时进行大运动量的晨练，易使神经的兴奋性突然增高，诱发心脑血管疾病。

3. 进补要适当。冬季人的运动量较小，此时大量进补热性食物，极易引起血脂增高，诱发心脑血管疾病。

每日推荐用量

宜吃 100 克

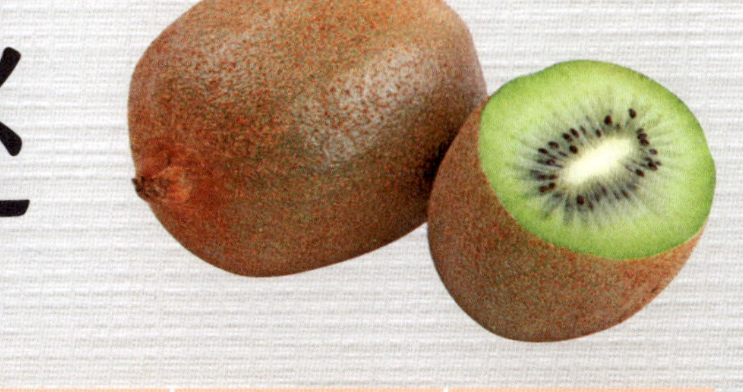

猕猴桃

降血脂的“维C之王”

热量及营养素 每 100 克含量	热量	胆固醇	脂肪	蛋白质
	61 千卡	—	0.6 克	0.8 克

降血脂明星营养成分

果胶 ☑ 维生素 C ☑

对高脂血症和并发症的益处

降低血中胆固醇浓度。猕猴桃含的膳食纤维有 1/3 是果胶，可降低血中胆固醇浓度，预防心血管疾病。

调节糖代谢，调节神经的传导效应。猕猴桃含有大量的天然糖醇类物质肌醇，能有效调节糖代谢，调节细胞内的激素和神经的传导效应，预防高脂血症并发糖尿病、抑郁症等。

这样吃最健康

猕猴桃去皮后直接食用最好，最大限度地保留了猕猴桃鲜果的营养和膳食纤维，非常适合高脂血症患者。吃时选择熟透了的鲜果，切开用勺挖食，酸甜适口。

专家连线

心肌梗死患者在生活中怎样保健?

1. 及时调整心理、情绪，保持心态平衡，进行心理保健。一般采取支持性心理疗法，主要手段有解释、暗示、保证、鼓励和安慰等，使患者对康复充满信心。

2. 戒烟。吸烟会使血管收缩、凝血改变，一氧化碳水平增加和血小板聚集，导致病情加重。

3. 合理安排膳食。尽量不饮茶、咖啡，其中的茶碱和咖啡因会使心率加快，加重心脏负担，晚上还会影响睡眠。应多进食新鲜水果、蔬菜及海产品，如海鱼、海带等。

4. 进行适当的体育活动，能增加心肌收缩力，促进侧支循环。

5. 保持大便通畅。养成定时排便的习惯，防止便秘，必要时要就医。

每日推荐用量

宜吃 100 克

柿子

降低血中胆固醇浓度

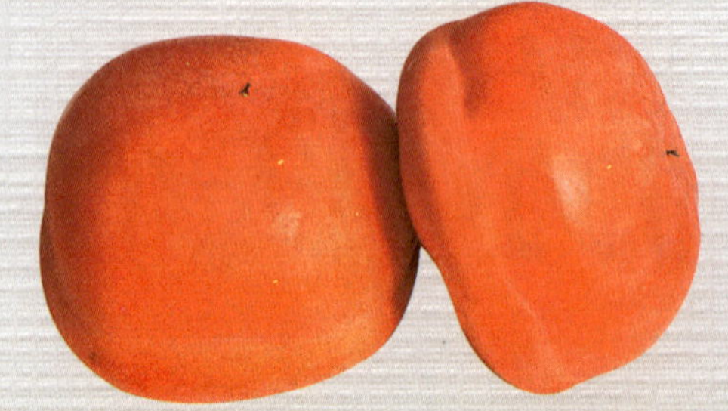

热量及营养素 每100克含量	热量	胆固醇	脂肪	蛋白质
	74 千卡	—	0.1 克	0.4 克

降血脂明星营养成分

单宁 ☑ 膳食纤维 ☑

对高脂血症和并发症的益处

降低血中胆固醇浓度。柿子含有丰富的单宁和果胶，可降低血中胆固醇浓度，预防血栓，保护血管，促进排便，能有效降低血脂，预防动脉硬化等心血管疾病。

对降血压有益。柿子含的单宁酸可有效预防高脂血症并发高血压。

这样吃最健康

柿子除了生吃还可以和面粉或糯米粉做成柿子饼，既避免了柿子吃多了胃部不适，又可以让高脂血症患者吃到低油低糖的甜点，一举两得。

专家连线

“坏胆固醇”越低越好吗?

低密度脂蛋白胆固醇主要由极低密度脂蛋白胆固醇代谢演变而来，将胆固醇从外界带入周围组织中，刺激血管壁细胞增生，当其在血液中含量增加时，就会导致动脉粥样硬化。极低密度脂蛋白胆固醇主要由肝脏合成，主要运送甘油三酯到各个器官，当极低密度脂蛋白胆固醇含量超过人体所需的指标即转化为低密度脂蛋白胆固醇，参与脂质代谢，从而引起血管阻塞，形成动脉硬化。所以，在正常范围内，低密度脂蛋白胆固醇和极低密度脂蛋白胆固醇当然越低越好。但人体内每样东西都必不可少，低密度脂蛋白胆固醇如果过低，会导致从外界或肝脏摄入的胆固醇不足，同样会影响脂类代谢，同样会对人体有害。

每日推荐用量

宜吃 200 克

橘子

血管畅通剂

热量及营养素 每 100 克含量	热量	胆固醇	脂肪	蛋白质
	51 千卡	—	0.2 克	0.7 克

降血脂明星营养成分

膳食纤维 ☑

对高脂血症和并发症的益处

降低血中胆固醇浓度。橘子含有丰富的膳食纤维，可以促进排便，降低血中胆固醇浓度，有效降低血脂，可预防动脉硬化等心血管疾病。

降低血压，扩张冠状动脉，降血糖。橘子中的橘皮苷可以加强毛细血管的韧性，降低血压，扩张冠状动脉，预防高脂血症并发冠心病和动脉硬化；橘子肉含有类似胰岛素的成分，是高脂血症并发糖尿病者的理想食品。

这样吃最健康

橘子可剥皮生食或榨汁饮用，但对高脂血症患者来说烤着吃最好，吃时将橘络、果肉连同果肉外侧的薄皮一起食用即可。因为橘子通过火烤，橘子的燥烈之性消除而药性仍存，可通络、理气、消滞，扩张支气管。

专家连线

高脂血症患者如何合理服用调脂药物?

服调脂药物前要清楚自己的血脂异常类型，并坚持一算时间饮食治疗。为达到合理地服用调脂药物，要注意以下几点。

1. 服用调脂药物期间也要坚持调节饮食和多运动。
2. 应从常规调脂药物剂量开始，根据血脂的变化情况，增加或减少调脂药物的剂量。
3. 选好服药时间，如他汀类药物在晚上服用，可提高降脂疗效。
4. 观察药物不良反应，一旦怀疑发生了与药物相关的不良反应，应及时就医。
5. 应长期坚持服用调脂药物。

每日推荐用量

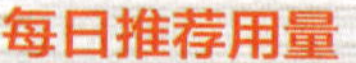

橙子

解酒、利尿、促进血液循环

热量及营养素 每 100 克含量	热量	胆固醇	脂肪	蛋白质
	48 千卡	—	0.2 克	0.8 克

降血脂明星营养成分

维生素 C ✔ 胡萝卜素 ✔

类黄酮 ✔ 柠檬素 ✔

对高脂血症和并发症的益处

降低血中胆固醇浓度。橙子含有大量维生素 C 和胡萝卜素，可以软化和保护血管，促进血液循环，降低血中胆固醇浓度，有效降低血脂。橙汁内含有类黄酮和柠檬素，可以增高高密度脂蛋白浓度，降低低密度脂蛋白。

防治高血压、动脉硬化。橙子中含有柠檬酸、苹果酸、琥珀酸、果胶和维生素等营养成分，具有预防高血压、动脉硬化等作用，对辅助治疗高脂血症并发高血压很有好处。

这样吃最健康

对高脂血症患者来说，橙子可以连皮带子一起榨汁，在吃饭的时候喝。因为橙子的皮和子中的黄酮类物质含量远高于果肉，黄酮类物质有调节心血管的保健作用。含黄酮高的橙子汁适合在吃饭时喝，因为黄酮类属于脂溶性物质，需要跟油脂一同食用吸收才好。

专家连线

高脂血症有自觉症状吗？

高脂血症一般表现不是很明显，绝大多数的高脂血症自觉没有感觉，是在检查身体时，或者做其他疾病检查时被发现的。高脂血症的主要表现是并发症，如高脂血症并发动脉硬化、心脏问题，出现脑供血问题、肝功能异常或者肾脏问题等，甚至有的出现高脂血症胰腺炎，这些都是高脂血症的症状。

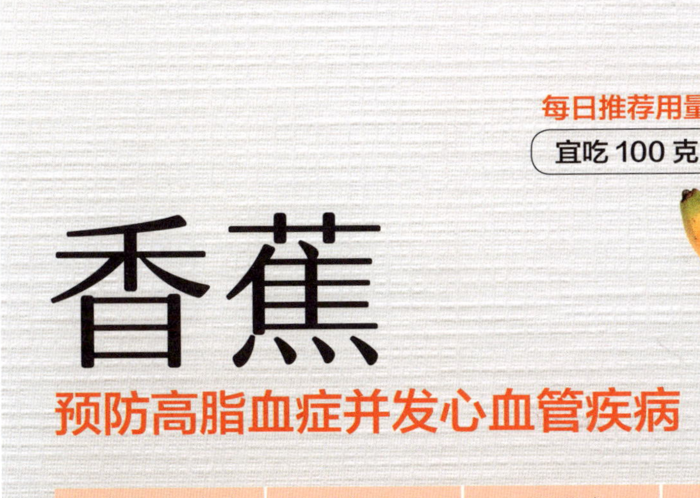

每日推荐用量

宜吃 100 克

香蕉

预防高脂血症并发心血管疾病

热量及营养素 每 100 克含量	热量	胆固醇	脂肪	蛋白质
	93 千卡	—	0.2 克	1.4 克

降血脂明星营养成分

膳食纤维 ☑

对高脂血症和并发症的益处

降低血中胆固醇浓度。香蕉富含的果胶可降低血中胆固醇浓度，有效降低血脂，预防心血管疾病。

降低血压，预防高血压和心血管疾病。香蕉属于高钾食品，钾离子可强化肌力及肌耐力，钾对人体的钠还具有抑制作用，可降低血压，预防高脂血症并发高血压和心血管疾病。

这样吃最健康

1 香蕉鲜食最好，也可剥皮将果肉切丁和冰糖一起，放进粳米粥内做成香蕉粥。不仅味道甜美，可滑肠通便，润肺止咳，还有降脂功效，可有效预防动脉硬化，是便秘、咳嗽、高血压、动脉硬化等患者的不错选择。

2 香蕉中的镁和奶酪中的钙相遇，可防止钙沉积在人体组织或血管壁中，并可预防骨质疏松。

专家连线

胆固醇有什么作用?

1. 形成胆酸：胆汁产于肝脏而储存于胆囊内，经释放进入小肠与被消化的脂肪混合。胆汁的功能是将大颗粒的脂肪变小颗粒，使其易于与小肠中的酶作用。在小肠尾部，85%~95% 的胆汁被重新吸收入血，肝脏重新吸收胆酸使之不断循环，剩余的胆汁随粪便排出。肝脏需产生新的胆酸来弥补这些损失，就需要胆固醇。

2. 构成细胞膜：胆固醇是构成细胞膜的重要组成成分，占质膜脂类的 20% 以上。

3. 合成激素：激素是协调多细胞机体中不同细胞代谢作用的化学信使，参与机体内各种物质的代谢，包括糖、蛋白质、脂肪、水、电解质和矿物质等的代谢，对维持人体正常的生理功能十分重要。

干果类

每日推荐用量

宜吃 20~25 克

花生

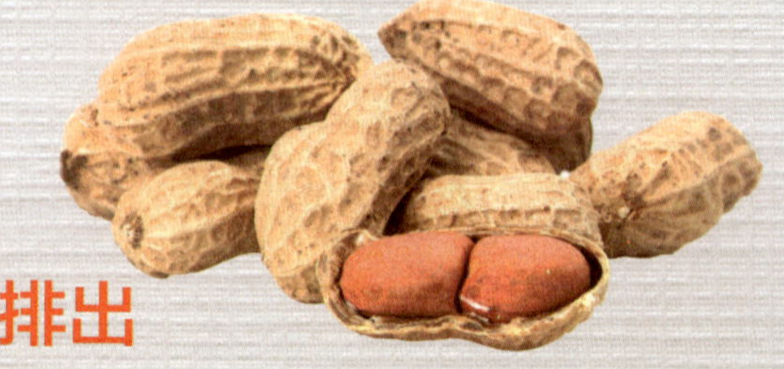

促使人体内胆固醇分解排出

热量及营养素 每100克含量	热量	胆固醇	脂肪	蛋白质
	574 千卡	—	44.3 克	24.8 克

降血脂明星营养成分

亚油酦 ☑ 胆碱 ☑ 卵磷脂 ☑

对高脂血症和并发症的益处

降低甘油三酯。 花生中所含的胆碱、卵磷脂，可以提高高密度脂蛋白水平，降低血液中的甘油三酯，预防动脉粥样硬化和心脏病。

减少高胆固醇发病概率。 花生中的亚油酸可使人体内胆固醇分解为胆酸排出体外，减少胆固醇在血管壁上沉积下来的概率，预防高脂血症并发冠心病和动脉硬化。

这样吃最健康

1 可以做成醋泡花生。花生脂类含量高、热量大、有油腻感，而醋中的多种有机酸恰是解腻又生香的。

2 花生和芹菜搭配，有助于降低血脂、血压，是高脂血症、高血压和动脉硬化患者的理想食品。

专家连线

为什么说茶叶具有降脂功效?

茶叶中的茶多酚类可以有效地抑制人体对脂质的吸收，减少血清中胆固醇的积累。同时，茶多酚还具有一定的抗氧化和清除自由基的作用，可以抑制体内脂质的过氧化进程，对抗自由基和过氧化脂质对血管内膜的损伤，防止动脉粥样硬化的形成和发展。茶中除含有茶多酚外，所含的维生素和微量元素具有保护血管、预防高血压和动脉硬化的作用。其次，茶中大量的茶碱也有很强的利尿作用，不仅可预防肾结石的形成，降低胆固醇，而且对蛋白质类食物有良好的消化作用。需要注意的是，茶碱具有兴奋大脑皮质的作用，因此，为保证休息，高脂血症患者睡前不宜饮茶。

每日推荐用量

宜吃 20 克

葵花子

扩张血管且抗凝血

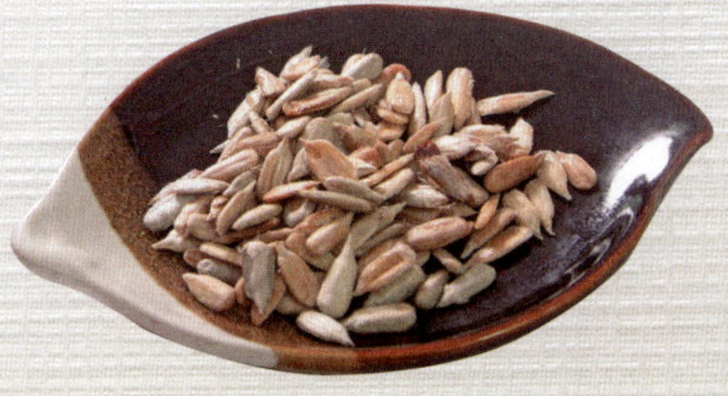

热量及营养素 每 100 克含量	热量	胆固醇	脂肪	蛋白质
	615 千卡	—	53.4 克	19.1 克

降血脂明星营养成分

亚油酸 ☑ 维生素 E ☑

对高脂血症和并发症的益处

具有扩张血管及抗凝血作用。葵花子所含的亚油酸可达 70%，有助于降低人体血中胆固醇水平，保护心血管健康。葵花子含的维生素 E，具有扩张血管及抗凝血作用，可避免游离脂肪及胆固醇在伤口沉积。

有益高血压、心脏病、缺铁性贫血等。葵花子当中有大量的膳食纤维和钾，每 100 克的葵花子当中就含有 6.1 克膳食纤维，比苹果的膳食纤维含量比例高得多；每 100 克葵花子含钾量达 920 毫克。这些物质能防治高脂血症并发高血压、心脏病、缺铁性贫血等。

这样吃最健康

1 葵花子最好生食，因为生葵花子的营养成分要远远高于炒葵花子，而且食用生葵花子不上火。热量也没有炒葵瓜子高，高脂血症患者每天吃一把（大约 20 克）生的、未经加工的葵花子，还可以增进消化液分泌，有利于消食化滞，帮助睡眠。

2 葵花子搭配蔬菜食用，有利于促进胃肠蠕动，防治便秘。

专家连线

调脂药除调节血脂代谢外，其他作用有哪些？

调血脂药还有抗凝、促纤溶、抑制平滑肌细胞及单核细胞迁移及增殖、抗炎、改善内皮细胞功能、加固斑块纤维帽结构、使动脉粥样硬化斑块趋于稳定，防止斑块破裂的作用。

每日推荐用量

宜吃 20 克

核桃仁

降脂、补肾固精

热量及营养素 每 100 克含量	热量	胆固醇	脂肪	蛋白质
	646 千卡	—	58.8 克	14.9 克

降血脂明星营养成分

不饱和脂肪酸 ☑ 锌 ☑ 锰 ☑

对高脂血症和并发症的益处

降低血中胆固醇和甘油三酯的含量。核桃仁含有不饱和脂肪酸，可降低血中胆固醇和甘油三酯的含量，还可去除附着在血管上的胆固醇，具有清洁血液的作用。核桃仁所含的锌、锰，可使血管保持弹性，促进脂类代谢，预防心血管疾病。

减少对葡萄糖的过多吸收。核桃仁含有的多不饱和 ω-3 脂肪酸，有助于身体处理 2 型糖尿病早期阶段的胰岛素抵抗问题。对预防高脂血症并发糖尿病有很大益处。

这样吃最健康

1 核桃仁最好生吃，因为生吃可避免营养素损失，特别是核桃仁中的多不饱和脂肪酸及磷脂类，在加热后会受到破坏，而这些营养成分对降低血中胆固醇和甘油三酯的含量具有很重要的作用。

2 核桃仁与韭菜搭配，可补肾壮阳，适用于阳虚肾冷、腰膝冷痛、阳痿等症状，特别适用于中老年男性保健。

专家连线

血稠和高脂血症是一回事吗?

血稠和高脂血症常常相伴发生，所以很多人把血稠和高脂血症当成一回事，这是不对的。血液黏稠常伴有血脂增高，但并不全是高脂血症造成的。

血稠，即血液黏稠，属于血液流变学的范畴，并非独立性疾病。临床上有很多疾病，如动脉硬化、脑血栓、心肌梗死、高血压、糖尿病、阻塞性视网膜炎以及慢性肝肾疾病等都与血稠有密切的关系。

每日推荐用量

宜吃 5~15 个

杏仁

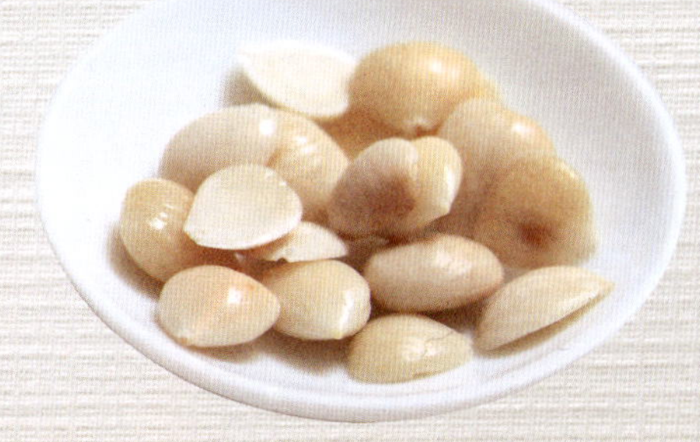

降脂美容，改善血液循环

热量及营养素 每 100 克含量	热量	胆固醇	脂肪	蛋白质
	578 千卡	—	45.4 克	22.5 克

降血脂明星营养成分

单不饱和脂肪酸 ☑ 黄酮类 ☑ 多酚类 ☑ 膳食纤维 ☑

对高脂血症和并发症的益处

控制人体内胆固醇的含量。杏仁含有的单不饱和脂肪酸、黄酮类和多酚类成分，可以有效控制人体内胆固醇的含量；杏仁所含的膳食纤维可延缓胆酸和脂肪的结合，减少胆固醇的吸收，降低血脂。

对高脂血症并发心脏病有益。杏仁含的单不饱和脂肪酸、黄酮类和多酚类成分，不仅可以有效控制人体内胆固醇的含量，还能显著降低心脏病和多种慢性病的发病危险，对高脂血症并发心脏病有很好地预防作用。

这样吃最健康

1 将杏仁用豆浆机磨成细浆，煮成杏仁露，可以降低高脂血症和动脉粥样硬化指数，降低人体血清中胆固醇的含量和甘油三酯的水平，是高脂血症患者最佳食用方法。

2 杏仁可与牛奶搭配食用，有润肤美容的功效，适合爱美的女性食用。

专家连线

高脂血症患者喝什么最好？

白开水。水经煮沸后，已将水中的微生物杀死，保留了对人体有益的钙、镁元素。中老年高脂血症患者清晨喝杯白开水，不仅能稀释血液，降低血黏稠度，促进血液循环，还能减少血栓的形成，防止心脑血管疾病的发生。

每日推荐用量

宜吃
15 颗左右

白果

降血脂的“活化石”

热量及营养素 每 100 克含量	热量	胆固醇	脂肪	蛋白质
	355 千卡	—	1.3 克	13.2 克

降血脂明星营养成分

维生素 C ☑

对高脂血症和并发症的益处

降低胆固醇总量。白果中含有丰富的维生素 C，可促进胆固醇排出体外，降低体内胆固醇总量，还能加速低密度脂蛋白的降解，从而降低甘油三酯的含量。

保护肝脏、减少心律不齐。白果含有的黄酮苷具有保护肝脏、减少心律不齐的功能，对预防高脂血症并发心脏疾病具有特殊的效果。

这样吃最健康

1 白果最适合与肉炖食，食用时味道醇厚，还可以及时消除吃肉时常见的油腻感，非常适用于高脂血症患者。但要注意，炖煮时白果最好在肉类基本熟透之后放入。因为，白果的淀粉易于糊化，会导致血糖速度增高，会对高脂血症并发糖尿病患者不利。

2 白果与鸡肉搭配食用可补气养血，平喘止带，对老年性慢性气管炎、肺心病、肺气肿及妇女带下证有一定疗效。

专家连线

高脂血症患者为何要少喝咖啡?

咖啡味道香浓、提神解乏，含有蛋白质、脂肪、粗纤维、咖啡因等多种成分，其中以咖啡因含量最多。咖啡中的咖啡因易使人体的血糖增高，导致血中胆固醇的成分比例失调，促进动脉粥样硬化的发生和发展，这些对冠心病患者都是不利的。因此，要想防治高脂血症，最好少饮咖啡。

每日推荐用量

宜吃 20 克

松子

能防癌抗衰老的坚果

热量及营养素 每 100 克含量	热量	胆固醇	脂肪	蛋白质
	665 千卡	—	62.6 克	12.6 克

降血脂明星营养成分

不饱和脂肪酸 ☑

对高脂血症和并发症的益处

减少血小板的凝集和增加抗凝作用。松子所含的不饱和脂肪酸，不仅可以调整和降低血脂、软化血管和预防动脉粥样硬化。还有减少血小板的凝集和增加抗凝作用，故能降低血脂和血液黏稠度，预防血栓形成，对心血管系统有保护作用。

软化血管和预防动脉粥样硬化。松子有软化血管和预防动脉粥样硬化的作用。对高脂血症并发心血管疾病有预防作用。

这样吃最健康

1 松子可与胡萝卜丁和玉米粒炒成松仁玉米。此菜有降低胆固醇、防止细胞衰老以及减缓脑功能退化的功效。

2 松子与肉类同食不仅能加强血液循环，还能滋润肌肤，有美颜作用。

专家连线

瘦人胆固醇偏高的原因是什么?

体重超重是高胆固醇的一个危险因素，在现实生活中，我们常常看到许多肥胖者胆固醇高。瘦人千万不要认为高胆固醇是肥胖者的“专利”而掉以轻心，先天的遗传和后天的生活方式是导致胆固醇偏高的主要原因。糖尿病、肾病、甲状腺功能减退等疾病都可能导致胆固醇偏高，“家族性高胆固醇症”是一种发生在常染色体上的显性遗传病，患者虽不胖，有的甚至很瘦，但胆固醇却非常高。受不良的饮食习惯和不健康的生活方式影响，越来越多的瘦人也加入到高胆固醇的行列。所以定期到医院检查是非常必要的，一旦发现胆固醇偏高要及时治疗。

每日推荐用量

宜吃 10~15 个

榛子

降脂明目又开胃

热量及营养素 每 100 克含量	热量	胆固醇	脂肪	蛋白质
	561 千卡	—	44.8 克	20.0 克

降血脂明星营养成分

β –谷固醇 ☑

对高脂血症和并发症的益处

促进胆固醇降解代谢。榛子含有β –谷固醇，能够抑制人体对胆固醇的吸收，促进胆固醇代谢，软化血管，对冠心病、动脉粥样硬化、溃疡有一定的预防和辅助治疗效果。

开胃，防止便秘。榛子本身具有开胃的功效，丰富的膳食纤维还能助消化和防治便秘。因此适量食用榛子对高脂血症并发肠胃病有一定疗效。

这样吃最健康

1 将榛子、莲子、大米放在一起，煮成“榛莲粥”，不仅口感好，降血脂，而且营养丰富。

2 榛子与枸杞子同食，具有养肝益肾、明目丰肌的效果，适用于体虚、视昏等病症。

专家连线

细嚼慢咽有什么好处？

现代人的生活节奏快，人们吃饭的时候经常都是匆匆忙忙，或者暴饮暴食、狼吞虎咽。要知道，狼吞虎咽的时候，胃还来不及把吃饱了的感觉传递给大脑，当感觉饱的时候实际已吃得太多了。过量的食物，身体根本吸收不了，就会变成脂肪堆积在身体里，高脂血症就容易“找上门来”。如果换种方式，将吃进来的食物用牙撕、舌搅、唾化，直到食物变细、变碎、变软，再送入脾胃。这样仔细地吃饭，不但可以减轻脾胃负担，还可以使食物被充分吸收，以此产生饱腹感。

每日推荐用量

宜吃 5 个

板栗

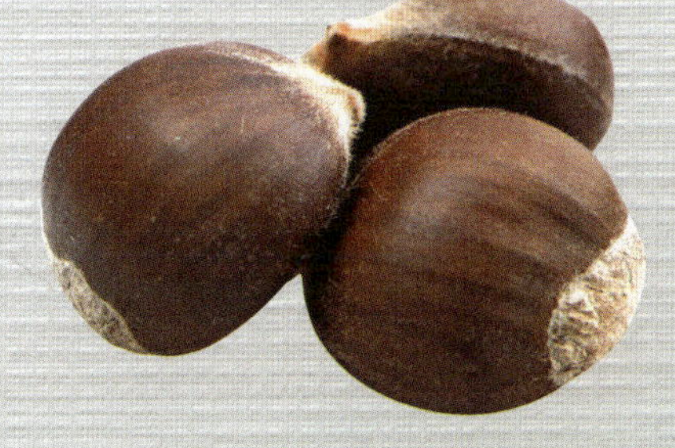

抑制胆固醇的生化合成

热量及营养素 每 100 克含量	热量	胆固醇	脂肪	蛋白质
	189 千卡	—	0.7 克	4.2 克

降血脂明星营养成分

不饱和脂肪酸 ☑ 锌 ☑ 锰 ☑

对高脂血症和并发症的益处

降低血中胆固醇，增加血管弹性。 板栗中所含的不饱和脂肪酸、维生素及微量元素，能够降低血中胆固醇，增加血管弹性，具有降低血脂、预防高血压、冠心病、动脉硬化及骨质疏松的功效。

有益高血压、冠心病、动脉硬化、骨质疏松。 板栗中含的不饱和脂肪酸和维生素、矿物质，对预防高脂血症并发高血压、冠心病、动脉硬化、骨质疏松等有一定帮助。

这样吃最健康

1 可以吃炒熟的板栗，也可做成板栗烧鸡。板栗强身健体、坚固骨骼，其中富含的不饱和脂肪酸对于预防高脂血症有帮助，鸡肉里含有大量氨基酸和钙质，对于提升筋骨很有益处。这道菜可补脾胃、强筋骨、止泄泻，适宜老人、体弱者食用。

2 板栗与红枣同食，具有健脾益气、养胃健脑、补肾强筋的功效。

专家连线

高脂血症患者如何限制饮酒量?

1. 适量饮用低度酒。
2. 用果酒、红葡萄酒代替白酒。
3. 控制酒量，不饮烈酒。

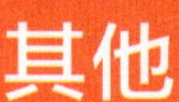

黑芝麻

每日推荐用量

宜吃 10 克左右

预防高脂血症的黑色食物之宝

热量及营养素 每 100 克含量	热量	胆固醇	脂肪	蛋白质
	559 千卡	—	46.1 克	19.1 克

降血脂明星营养成分

铁 ✓ 维生素 E ✓

不饱和脂肪酸 ✓

对高脂血症和并发症的益处

有效降低血脂，防止和减轻动脉粥样硬化的发生和发展。黑芝麻含的铁、卵磷脂和维生素 E 是分解血中胆固醇的重要成分；亚油酸可降低血脂；芝麻素和芝麻酚具有降低血中胆固醇的作用；芝麻木酚素亦具有抑制小肠吸收胆固醇、阻碍肝脏合成胆固醇的作用。黑芝麻所含的各种成分协同作用，可有效降低血脂，防止和减轻动脉粥样硬化的发生和发展。

清除自由基，保护心血管，有助于缓解神经系统症状。黑芝麻中含丰富的不饱和脂肪酸和维生素 E，可清除自由基，减少肠胃对脂肪的吸收，保护心血管，对高脂血症并发其他心血管类疾病有益。

这样吃最健康

1 黑芝麻的烹饪方法多样，炒熟干吃、磨粉煮粥、加入面食、作为佐料都可。最佳方法是调制凉拌蔬菜，方便简单又美味。

2 黑芝麻与面条同食，面条中含的碳水化合物与黑芝麻中的蛋白质结合，可以调节平衡人体内蛋白质的代谢。

3 黑芝麻与海带同食，海带能净化血液，促进甲状腺的合成，与能改善血液循环的黑芝麻同食，可排毒养颜、抗衰老。

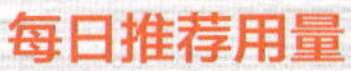

每日推荐用量

宜吃 6~15 克

枸杞子

有效调节脂类代谢功能

热量及营养素 每 100 克含量	热量	胆固醇	脂肪	蛋白质
	258 千卡	—	1.5 克	13.9 克

降血脂明星营养成分

枸杞多糖 ☑

对高脂血症和并发症的益处

降低血液中的胆固醇。枸杞子可降低血液中的胆固醇，具有防止动脉粥样硬化的作用。还有抑制脂肪在肝细胞内沉积，并有促进肝细胞新生的作用。

保护肝脏。枸杞子能使肝细胞新生，保护肝脏，有利于预防高脂血症并发脂肪肝的发生。

这样吃最健康

1 枸杞子最适合干嚼，用来泡茶或做汤的辅料也不错。

2 枸杞子与菊花泡水可明目安神，适合于用眼过度的人群，尤其是电脑族。

降脂这样吃

红枣枸杞茶

材料 红枣 10 克，枸杞子 15 克。

调料 冰糖 5 克。

做法

1. 把所有材料洗干净。
2. 锅内加水放入红枣、枸杞子煮沸，加入冰糖焖 5 分钟即可。

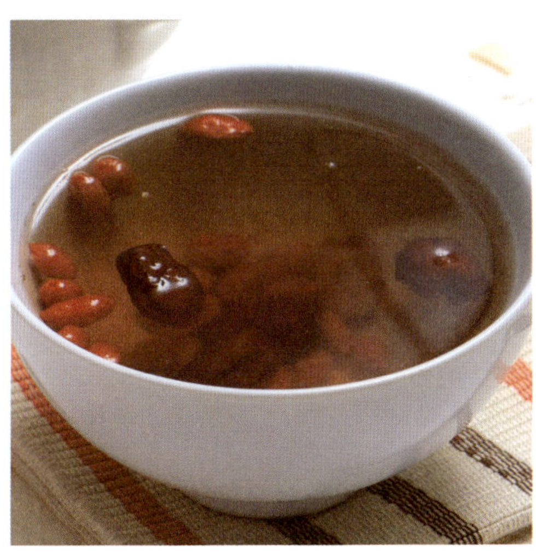

每日推荐用量

宜吃 20~40 克

醋

加速胆固醇排出体外的调味剂

热量及营养素 每100克含量	热量	胆固醇	脂肪	蛋白质
	31千卡	—	0.3克	2.1克

降血脂明星营养成分

醋酸 ☑

对高脂血症和并发症的益处

软化血管。醋具有软化血管的作用，可以降血脂，防止心脑血管疾病的发生。

减少脂肪。醋中的醋酸可使体内过多的脂肪转变为体能消耗掉，并促进糖和蛋白质的代谢，预防高脂血症并发肥胖症。

这样吃最健康

1 醋无论怎么烹调都有降低胆固醇的功效，百无禁忌，安全可靠，高脂血症患者可以变化各种方法来食用。

2 醋可促进食欲，帮助消化，而姜又可健胃消食，二者合用可以有效缓解恶心、呕吐的症状。

降脂这样吃

醋熘藕片

材料 鲜藕500克。

调料 花椒油、酱油、葱花、姜末各5克，醋30克，盐3克，水淀粉10克，高汤100克。

做法

1. 鲜藕去皮，洗净，切片，略焯，待用。
2. 炒锅置火上，倒油烧热，放入葱花、姜末煸香，加盐、醋、酱油、高汤，放入藕片翻炒，最后用水淀粉勾芡，淋上花椒油即可。

每日推荐用量

宜吃 20 克

蜂蜜

降低胆固醇，提高高密度脂蛋白水平

热量及营养素 每 100 克含量	热量	胆固醇	脂肪	蛋白质
	321 千卡	—	1.9 克	0.4 克

降血脂明星营养成分

维生素 ☑ 矿物质 ☑

对高脂血症和并发症的益处

降低胆固醇。蜂蜜含有的多种维生素和矿物质有助于扩张冠状动脉，使血液循环通畅，并能降低胆固醇，提高血液中高密度脂蛋白水平，有利于预防和治疗高脂血症。

有降脂功效。如果将一些有预防和治疗高脂血症功效的食物、中药与蜂蜜配成食疗方，可起到更明显的降脂功效。

这样吃最健康

1 蜂蜜本身含有果糖、葡萄糖、麦芽糖及蛋白质、维生素、矿物质、有机酸、酶类等营养成分。高脂血症患者在食用时用温水冲服，不能用沸水冲，更不宜煎煮，以免破坏营养成分，影响疗效。

2 蜂蜜对肝脏有保护作用，可促使干细胞再生，对脂肪肝有一定的抑制作用。蜂蜜能迅速补充体力，消除疲劳，增强对疾病的抵抗力。但蜂蜜不能放在金属器皿中，以免增加蜂蜜中的金属含量。

降脂这样吃

蜂蜜雪梨炖百合

材料 贡梨 1 个，鲜百合 1 个，冰糖、蜂蜜各适量。

做法

1. 梨洗净去皮去核切成块，百合剥开洗净，与冰糖、蜂蜜一起放入锅内，加没过食材的水。
2. 大火烧开后，转小火炖 40~60 分钟后熄火，凉凉即可。

每日推荐用量

300 克

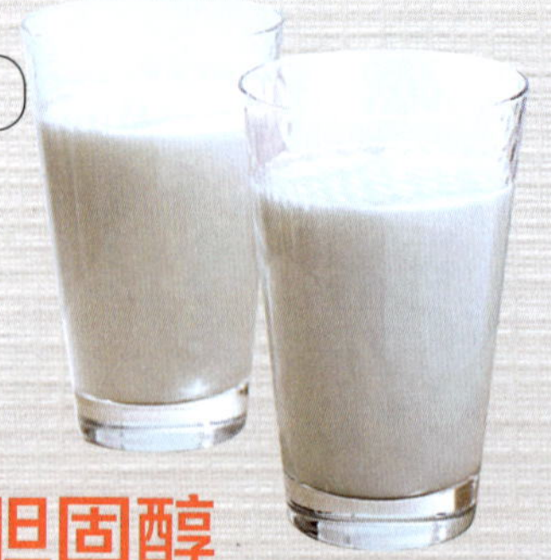

牛奶

抑制胆固醇合成酶的活性，减少胆固醇

热量及营养素 每 100 克含量	热量	胆固醇	脂肪	蛋白质
	54 千卡	15 毫克	3.2 克	3.0 克

降血脂明星营养成分

钙 ☑ 乳清酸 ☑

对高脂血症和并发症的益处

抑制胆固醇沉积。牛奶含钙质和乳清酸，既能抑制胆固醇沉积于动脉血管壁，又能抑制人体内胆固醇合成酶的活性，从而减少胆固醇的产生。

这样吃最健康

牛奶可以直接饮用或加热饮用，此外，还可以搭配燕麦食用。燕麦能够降低血脂、改善血糖，与牛奶一起食用不但能改善口感，也对调节血脂有很好的作用。

降脂这样吃

牛奶浸白菜

材料 牛奶、大白菜心各 250 克。

调料 香油、盐各适量。

做法

1. 大白菜心洗净，放入沸水中焯透，捞出，沥干水分。
2. 汤锅置火上，加脱脂牛奶烧沸，放入焯好的大白菜心，用盐调味，淋入适量香油即可。

烹饪秘招 烹饪这道菜最好选择纯牛奶，不宜用水果口味的牛奶，以免影响成白菜的口味。

每日推荐用量

宜吃
20~30 克

葛根粉

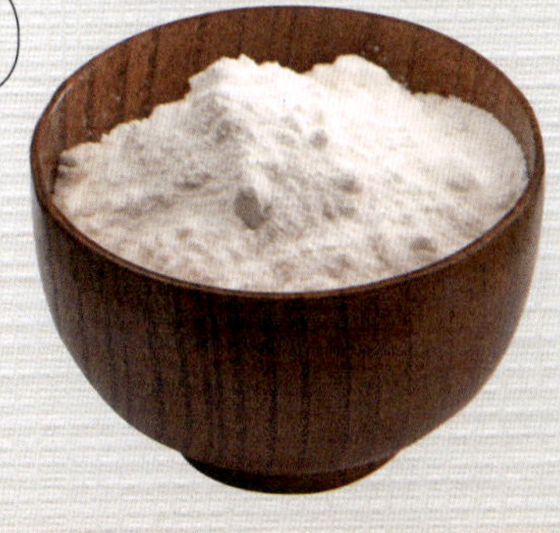

降低血液黏度，改善血液循环

热量及营养素	热量	胆固醇	脂肪	蛋白质
每 100 克含量	357 千卡	—	0.1 克	0.3 克

降血脂明星营养成分

葛根素 ☑

对高脂血症和并发症的益处

显著降低胆固醇和血液黏度。葛根粉中的维生素 B_1 能显著降低胆固醇和血液黏度，抑制血小板聚集，改善微循环。

降低血压。葛根素有助于降低血压，可明显降低心肌氧耗量，能减轻心肌缺血，限制和缩小心肌梗死范围，抗快速心律失常，适用于高脂血症并发高血压者。

这样吃最健康

1 葛根粉的烹饪方法多样，可煮粥、凉拌、冲服、炒食、做煎饼，其中用葛根粉替代淀粉勾芡，可使菜汁浓稠味美，且营养丰富。

2 葛根粉含的黄酮、葛根素能改善心肌氧代谢、扩张血管；甜杏仁含有亚油酸、黄酮类物质能降低血中胆固醇，两者一起食用能降脂、降压，保护心脏。

专家连线

一味吃素对人体有伤害吗？

不沾荤腥可以使血脂下降，但是，一味吃素对健康并非完全有利。特别对于老年人来说，长期吃素容易造成铁、维生素 B_{12} 和蛋白质的缺乏，还会导致低胆固醇血症。老年人血中胆固醇含量过低，死亡率会增加 4 倍，还会直接增加冠心病的发病率。如果胆固醇长期得不到补充，可能酿成严重的后果。

葛粉糊

材料 葛根粉30克。

调料 蜂蜜5克。

做法

1. 将葛根粉倒入干燥的碗里，往碗里倒入白开水，至刚好没过葛根粉，搅拌均匀。
2. 再往其中加入200克开水，并不停搅拌直至成透明糊状。
3. 待葛根粉糊稍凉时，加入蜂蜜调味即可食用。

烹饪秘招 白开水要少，能调开葛根粉即可，开水要够热，否则冲不成糊。

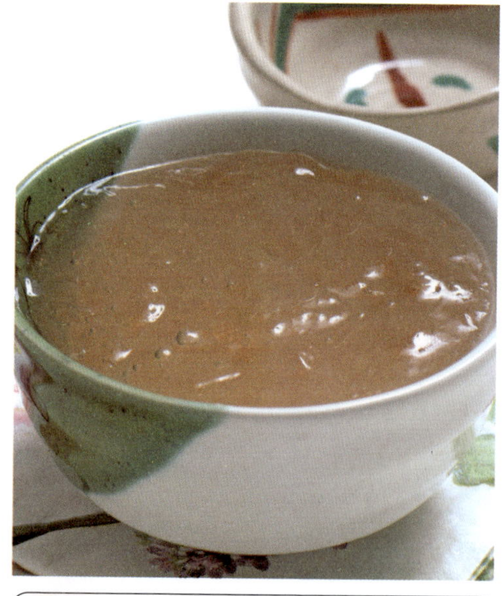

热量计算器	总热量约123.2千卡 蛋白质0.1克	胆固醇— 脂肪0.1克

葛根芝麻糊

材料 葛根粉30克，黑芝麻10克。

调料 蜂蜜5克。

做法

1. 将黑芝麻放入炒锅中，炒香后碾碎备用。
2. 将葛根粉调成糊状（方法见左边）。
3. 将黑芝麻粉放入葛根粉糊中，搅拌均匀。
4. 葛根芝麻糊稍放凉时，加入蜂蜜调味即可。

烹饪秘招 炒芝麻时，锅不要太热，小火慢炒，让芝麻的香味随着锅的热度慢慢被“赶”出来。

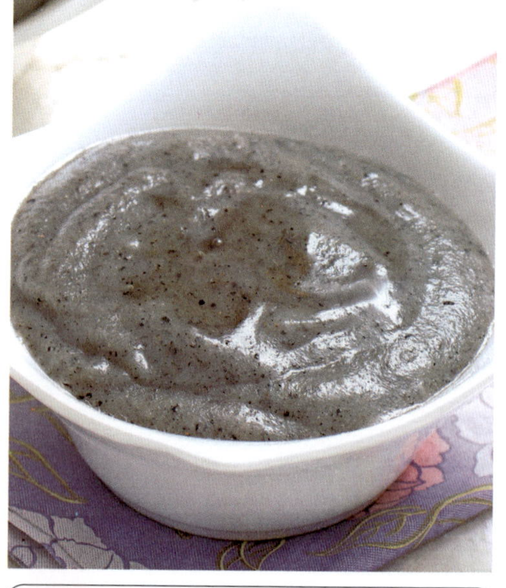

热量计算器	总热量约179.1千卡 脂肪2克	胆固醇— 脂肪4.7克

第4章

对症才能有效，高脂血症要对症配餐

高胆固醇血症患者的对症食谱

高胆固醇血症患者的饮食原则

1. 控制总热量、胆固醇及饱和脂肪酸的摄入

高胆固醇血症患者应从根源上控制营养的摄入。男性患者每天吃 300 克主食，女性患者 200 克，并且以全麦面包、燕麦、小米等粗粮为佳，不建议吃油炸食品和各类甜点，以控制总热量的摄入。胆固醇摄取量每天应控制在 200 毫克以下。少吃动物脑、肝、肾及蟹黄、鱼子、松花蛋等含胆固醇高的食物；蛋黄每周不超过 4 个。同时，每天应减少饱和脂肪酸的摄入，少吃动物脂肪，尤其注意隐蔽的动物脂肪，如香肠、排骨等肉类及肉制品。

2. 多补充优质蛋白质，多摄入不饱和脂肪酸及膳食纤维

高脂血症患者选择的食用油应以植物油为主，可选择花生油、葵花子油、大豆油、橄榄油等，每天摄入量应小于 20 克。每周至少吃 2 次鱼，以增加不饱和脂肪酸的摄入。补充优质蛋白质，可多吃畜瘦肉、禽肉、鱼、虾、大豆及其制品等。每天吃富含膳食纤维的食物要多于 25 克，如玉米、小米、燕麦、菠菜、油菜、空心菜、木耳、苹果、橘子等。还可多吃有降胆固醇作用的食物，如大豆及其制品、洋葱、大蒜、香菇、木耳、海带、山药等。

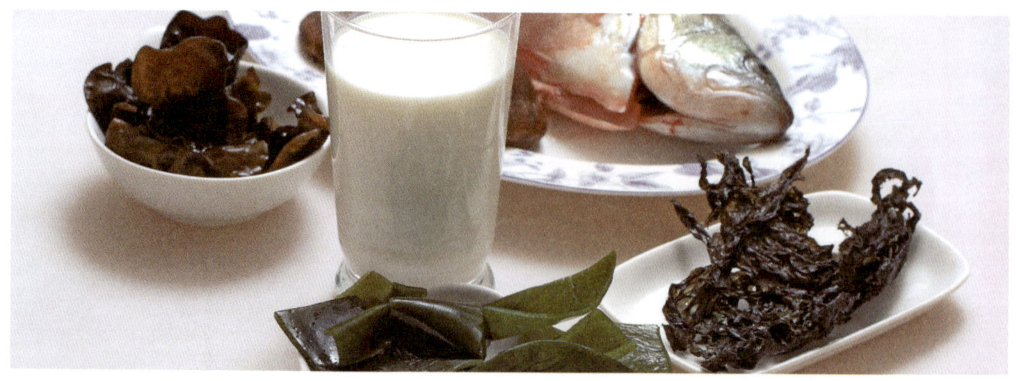

推荐降脂食谱

拌圆白菜胡萝卜丝

材料 圆白菜 80 克，胡萝卜 20 克。

调料 盐 1 克，醋 10 克，花椒少许。

做法

1. 圆白菜洗净，切丝；胡萝卜洗净，切丝。
2. 锅置火上，倒入适量水，大火烧开，分别将圆白菜丝、胡萝卜丝焯一下，捞出，凉凉。
3. 将圆白菜丝和胡萝卜丝放入盘中，加入盐、醋拌匀。
4. 另起锅，倒入植物油，待油热后放入花椒，待花椒变焦后倒在圆白菜和胡萝卜丝上拌匀即可。

烹饪秘招 圆白菜丝焯水时间不宜过长，否则不仅影响口感，还造成营养流失。

热量：72 千卡

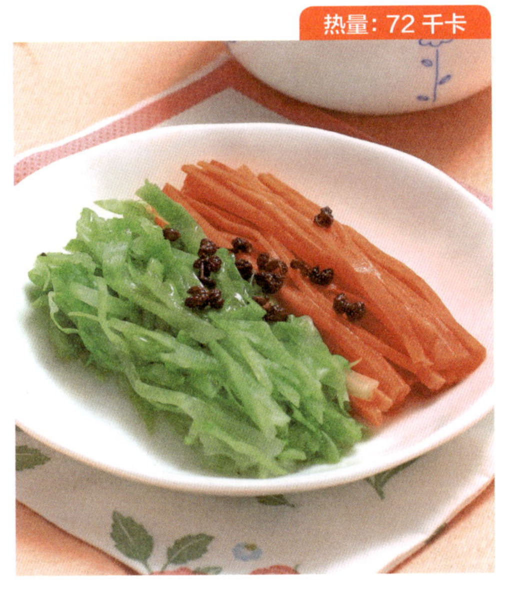

鸡肉炒柿子椒

材料 鸡肉 50 克，柿子椒 75 克。

调料 盐 2 克，水淀粉 5 克，生抽、料酒、蒜末各 3 克。

做法

1. 鸡肉洗净，切成小块，然后用盐、生抽、水淀粉、料酒腌 15 分钟左右；柿子椒洗净，去子，切块。
2. 锅置火上，倒入植物油，爆香蒜末，加入鸡肉炒至八成熟，倒入柿子椒块炒熟即可。

烹饪秘招 柿子椒含的丰富维生素对高脂血症患者有益。为避免维生素流失，宜大火快炒。

热量：148.8 千卡

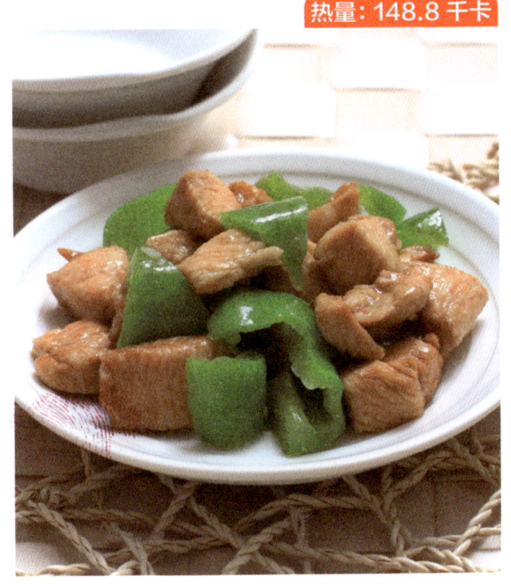

小白菜烩粉丝

材料 小白菜 150 克，粉丝 10 克。

调料 盐 1 克，醋、蒜末各 5 克。

做法

1. 小白菜洗净，切丝；粉丝用水泡透。
2. 锅置火上，倒入植物油，油热后放入蒜末爆香，倒入小白菜丝，翻炒至六成熟，加入粉丝、少许清水，盖上锅盖，待汤汁收尽加入剩余调料即可。

烹饪秘招 小白菜竖着切能最大限度地保留其营养，对预防老年动脉硬化、心血管疾病都有好处。

热量：156 千卡

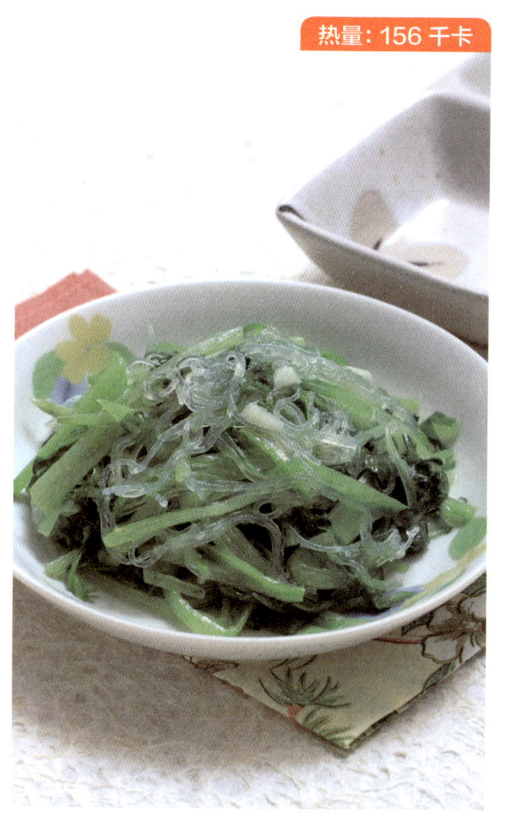

土豆丝汤

材料 土豆 100 克。

调料 盐 2 克，葱花、醋各 5 克，香油、胡椒粉各少许。

做法

1. 土豆洗净去皮，切成丝，入清水中泡 5 分钟。
2. 锅中放植物油，放入葱花炒香，再放入土豆丝翻炒均匀，加入适量水煮开，放入盐、醋、胡椒粉，搅匀煮开，加入香油搅匀即可。

烹饪秘招 泡土豆时间不宜过久，否则会造成水溶性维生素流失。

热量：152 千卡

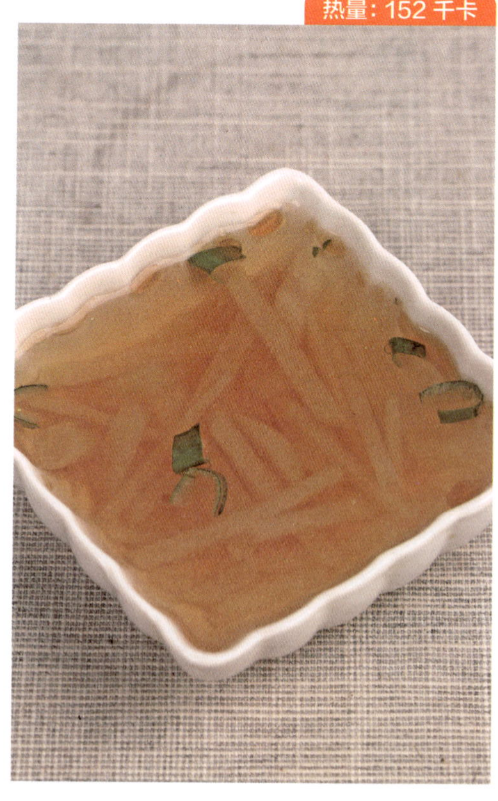

豆腐干炒菠菜

材料 豆腐干 50 克，菠菜 150 克。

调料 盐 1 克。

做法

1. 菠菜择洗干净，放入沸水锅中焯一下，切成 5 厘米长的段；豆腐干洗净，切成小条。
2. 炒锅置大火上，放入油烧热，先将豆腐干条放入略炒，再下菠菜段炒至深绿色时，加盐炒匀即可。

烹饪秘招 钙能降低血中胆固醇的浓度。在烹饪此菜前应先焯一下菠菜，去除草酸，以免影响钙的吸收。

热量：167 千卡

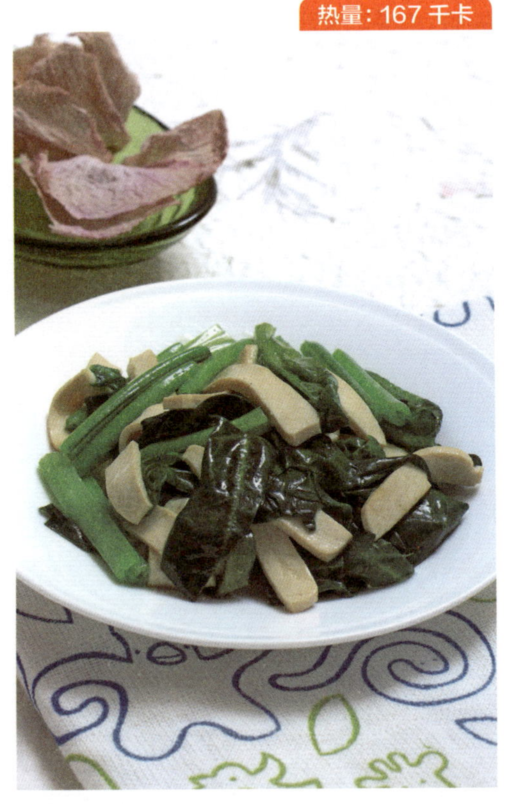

鸡蛋胡萝卜包

材料 鸡蛋 25 克，胡萝卜 75 克，面皮 100 克。

调料 盐 3 克，胡椒粉少许。

做法

1. 鸡蛋磕入碗中，打散；胡萝卜洗净，切粒。
2. 锅置火上，倒入植物油，将鸡蛋液倒入，炒熟搅碎，倒入胡萝卜粒继续翻炒，加入盐调味。
3. 用面皮包上，入蒸锅蒸熟即可。

热量：253 千卡

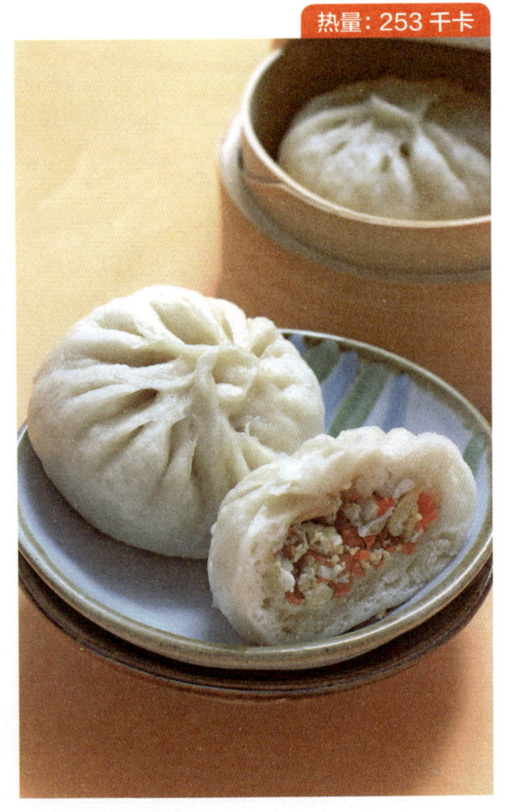

自我简易按摩调养

按捏内关穴

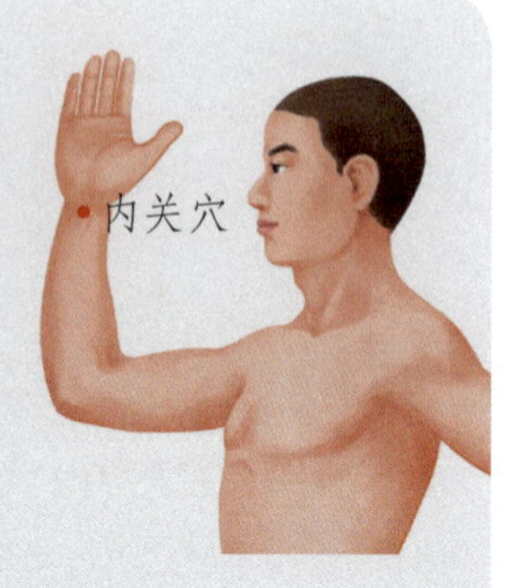

取穴：内关穴（前臂正中，腕横纹上 2 寸）。

方法：用左手的拇指尖按压右内关穴上，左手食指压在同侧外关上，按捏 10 ~ 15 分钟；换侧，反复操作即可。

次数：每天 2~3 次。

功效：按揉内关穴可缓解高胆固醇引起的头晕、恶心、胸部烦闷等症状。

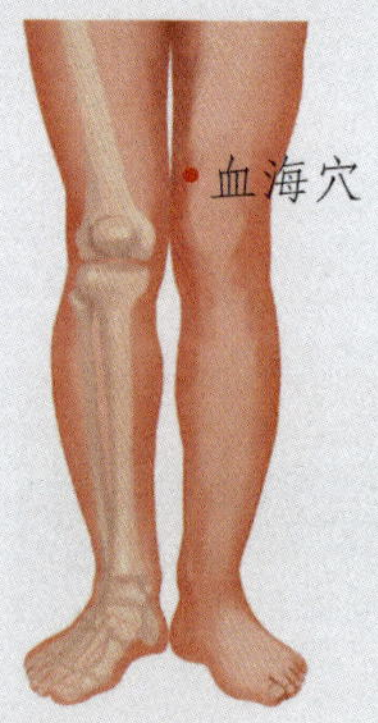

点按血海穴

取穴：血海穴（大腿内侧，髌骨底内侧端上 2 寸，当股四头肌内侧头的隆起处）。

方法：用指尖用力点按血海穴 1 分钟，力道以有较明显的酸胀感为度，左右腿的血海穴交替点按。

次数：每天 3~5 次。

功效：血海穴为脾经所生之血的聚集之处，是生血和活血化淤的要穴，点按血海穴有通行溢蓄全身血气的作用。

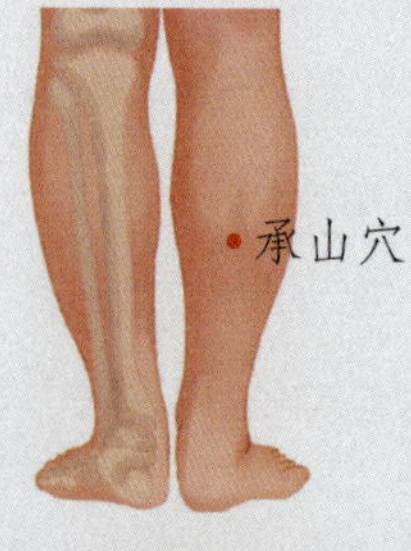

按压承山穴

取穴：承山穴（小腿后侧正中，后面隆起肌肉的下角处）。

方法：用拇指指腹垂直按压穴位 2 分钟。力道以有较明显的酸胀感为度，左右腿交替点按。

次数：每天 2~3 次。

功效：具有去除痰湿，运化水湿的作用，对胆固醇较高的患者有益。

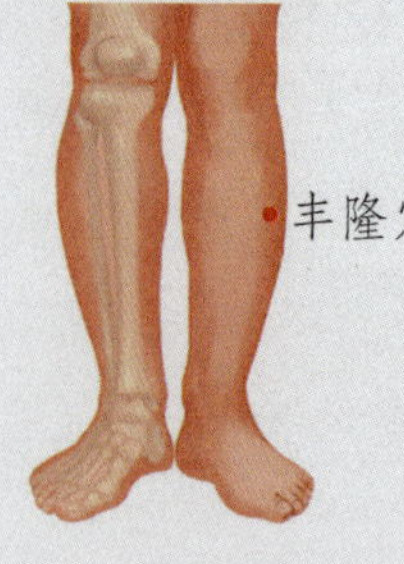

点揉丰隆穴

取穴：丰隆穴（外踝尖上 8 寸处）。

方法：用拇指点揉丰隆穴，大约 2 分钟即可。

次数：每天 2~3 次。

功效：可化痰祛湿，有益于高胆固醇血症患者。

高甘油三酯血症患者的对症食谱

高甘油三酯血症患者的饮食原则

1. 均衡营养，食物摄入要适量

高甘油三酯血症患者要想降低甘油三酯值，首先要从改变饮食做起。

高脂血症患者每日的能量摄入应该有一个标准，严格要求自己不要超出所设定的范围，控制好自己的饮食摄入量。如每日所吃脂肪的热量 < 30% 的总热量，饱和脂肪酸 < 脂肪总量的 10%。当然，不同的人要根据自身的具体情况，合理地衡量自己的能量摄入，这和从事的工作类型以及活动强度等有直接关系。

2. 三餐定时吃

一日三餐都要按时进食，尤其是早餐。很多人不吃早餐，午餐和晚餐吃得很多，睡觉之前还要吃夜宵。这对健康是很不利的，容易导致血糖上升以及体内的甘油三酯水平升高。甘油三酯升高会导致坏胆固醇升高，动脉硬化的危险性增加。而且，甘油三酯升高，会加速脂肪细胞的吸收、储存，引发内脏型肥胖，从而为脑血管病、心脏病埋下祸根。

3. 减少外出就餐的频率

亲朋好友的邀请，逢年过节的聚会，时不时出去吃点，餐桌上鸡鸭鱼肉、海鲜美酒等，让人胃口大开……但是，为了自身的健康，保证机体的甘油三酯水平不至于过高，高脂血症患者最好减少外出就餐的频率。如果一定要在外面吃饭，要注意菜式的选择。

中餐较油腻，尽可能选择蔬菜丰富、油脂少的食物。

西餐可以适当多点鱼类，少些肉类、鲜奶油类。

日餐以鱼类、蔬菜类为主，少吃些米饭；生鱼片是不错的选择。

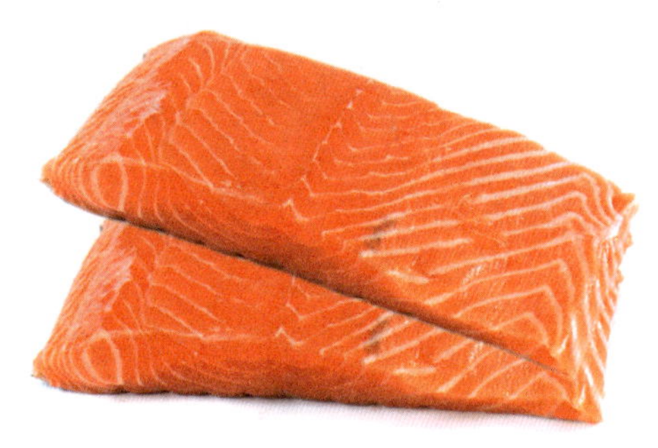

推荐降脂食谱

拌黄瓜

材料 黄瓜 100 克。

调料 香油、盐各 2 克，醋、蒜末各 5 克。

做法

1. 黄瓜洗干净，用刀拍裂，切块。
2. 把蒜末放入黄瓜中，放盐、醋、香油拌匀即可。

烹饪秘招 蒜末切得越碎越有利于吸收利用。

香菇蒸鸡块

材料 干香菇 10 克，鸡肉 75 克。

调料 盐 2 克，葱段、姜片各 5 克，酱油 3 克。

做法

1. 将鸡肉洗净后切块；干香菇用水泡发后洗净，去蒂，切块。
2. 将鸡块加盐、葱段、姜片腌制 4 小时。
3. 将香菇与鸡块一起码入蒸盘中，淋入酱油。
4. 蒸锅加入清水，水开后将蒸盘放入锅中蒸 15 分钟即可。

烹饪秘招 为减少油脂摄入量，可将鸡皮去掉。

热量：16 千卡

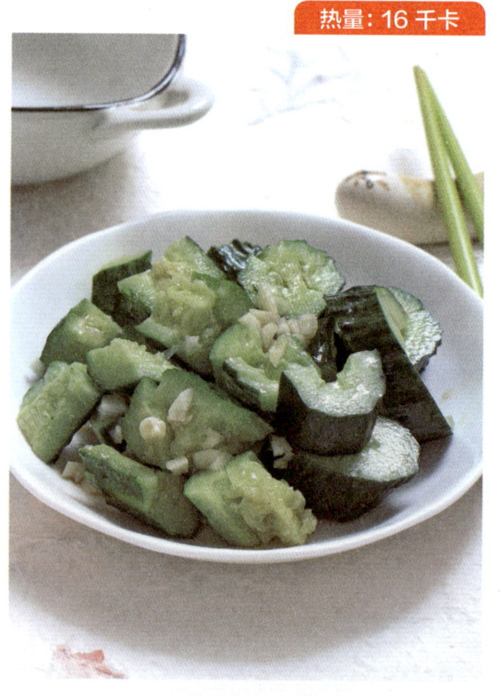

热量：163 千卡

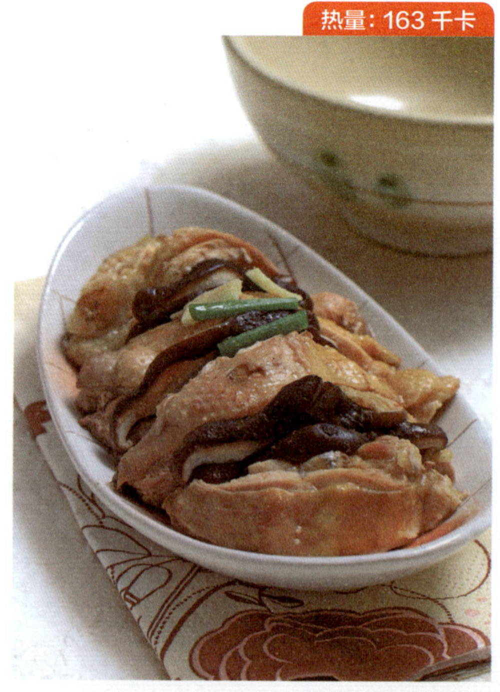

素炒三丝

材料 洋葱、胡萝卜、芹菜各50克。

调料 盐2克，醋4克，葱花5克。

做法

1. 将洋葱、胡萝卜、芹菜分别洗净切丝。
2. 锅置火上，倒入植物油烧热，放入葱花爆香，再倒入洋葱丝、胡萝卜丝、芹菜丝翻炒至熟，加盐、醋翻炒均匀即可。

降脂秘招 本菜宜大火快炒，否则会影响菜的脆嫩感及营养流失。

热量：104千卡

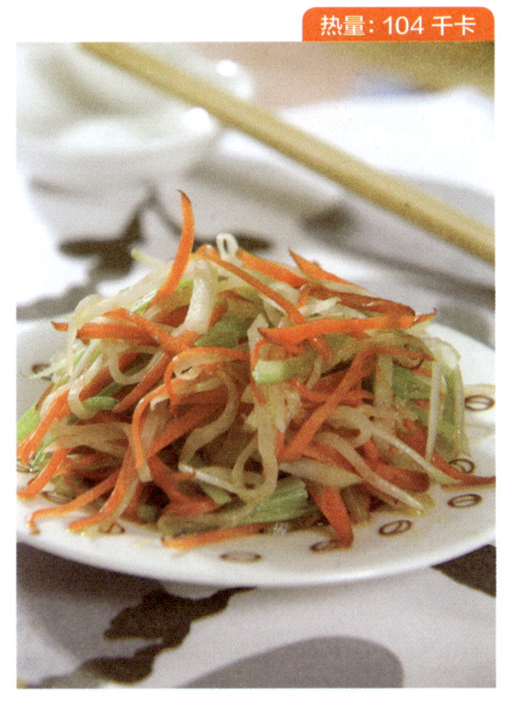

紫菜虾皮汤

材料 免洗紫菜5克，虾皮10克。

调料 酱油、香油各2克，醋10克。

做法

1. 将紫菜撕成小片；虾皮洗净。
2. 锅内加水，烧开放入紫菜、虾皮，加入酱油、醋、香油烧开即可。

降脂秘招 虾皮含盐量高，用清水浸泡15分钟，可去掉部分盐。

热量：61千卡

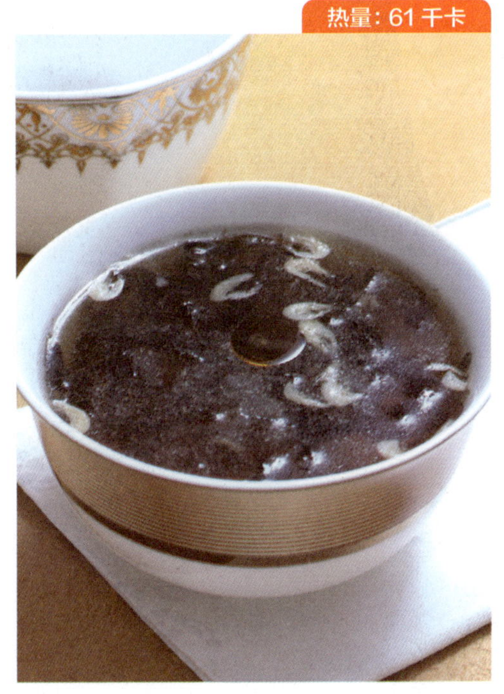

土豆烧牛肉

材料 土豆150克，牛肉150克。

调料 八角、干辣椒段、酱油各5克，白糖、盐各3克。

做法

1. 土豆洗净，去皮，切块；牛肉洗净，切块；洋葱洗净，切小粒。
2. 锅内倒油烧热，放八角、干辣椒段炒香，放入牛肉块、酱油、水，炖至牛肉块半熟，放土豆块、白糖，大火烧沸后转中火烧熟，拣去八角、干辣椒段，加盐调味即可。

热量：413 千卡

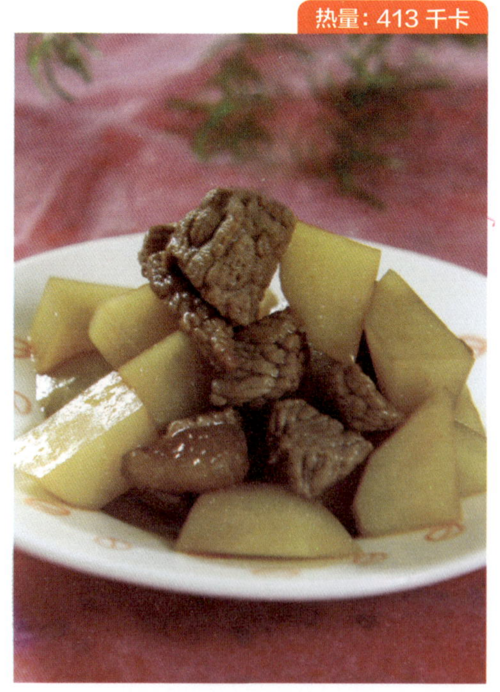

烫拌蒿子秆

材料 蒿子秆150克。

调料 盐2克，香油3克。

做法

1. 蒿子秆洗净，放入开水中焯一下，捞出，凉凉，切段。
2. 将切好的蒿子秆段放入盘中加入盐、香油拌匀即可。

烹饪秘招 蒿子秆焯水时间不宜过长，否则易造成营养素流失。

热量：63 千卡

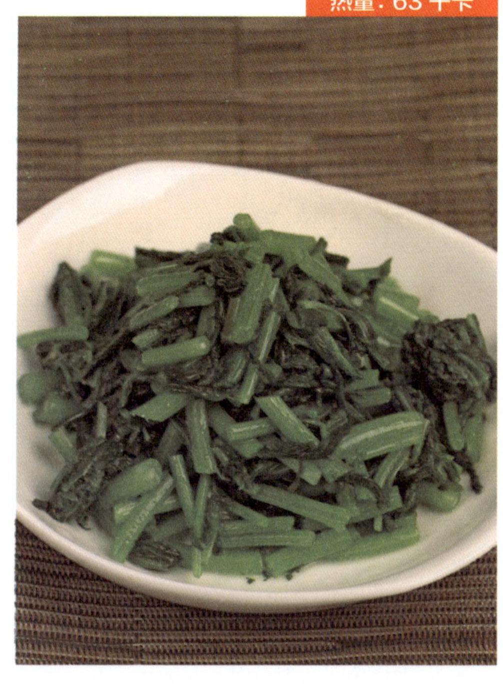

自我简易按摩调养

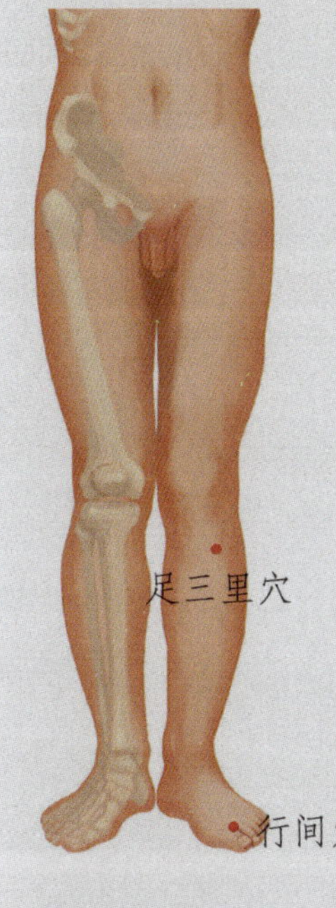

按行间穴

取穴：行间穴（在足背侧，当第 1 趾和第 2 趾间，趾蹼缘的后方赤白肉际处）。

方法：用拇指或中指点按行间穴，3 分钟即可，左右脚交替点按。

次数：每天 3~5 次。

功效：点按行间穴可缓解甘油三酯过高引起的头痛、眩晕。

按揉足三里穴

取穴：足三里穴（大腿伸直或弯曲成 90 度，外膝眼下 3 寸处）。

方法：拇指放在足三里穴上，其他四指握住胫骨，指尖有节奏地按压并配合一些揉的动作 5~10 分钟，要有一定的力度。

次数：每天 2~3 次。

功效：按揉足三里穴能调理脾胃功能、疏通经络、调和气血，从而防止痰淤的形成，来实现降低血脂的目的。

按揉漏谷穴

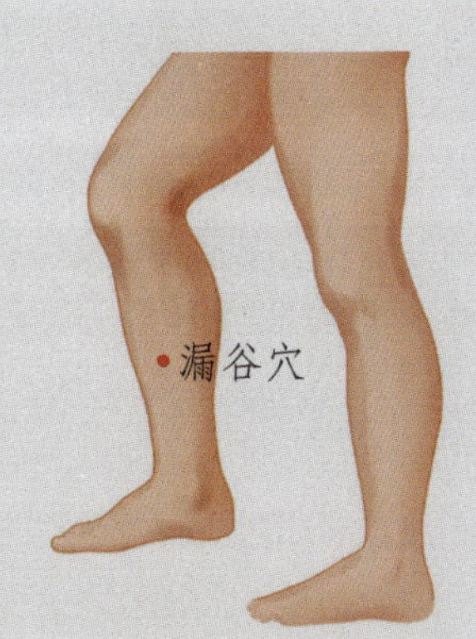

取穴：漏谷穴（位于人体的小腿内侧，距内踝尖 6 寸，胫骨内侧缘后方）。

方法：用拇指或中指按揉 5 ~ 10 分钟漏谷穴，以小腿发热、发胀为宜。

次数：每天 2~3 次。

功效：脾经其他部位的水湿之气向漏谷穴会聚，并沉降于此处，经常按摩可以健脾化痰祛湿，帮助降低甘油三酯。

环揉天枢穴

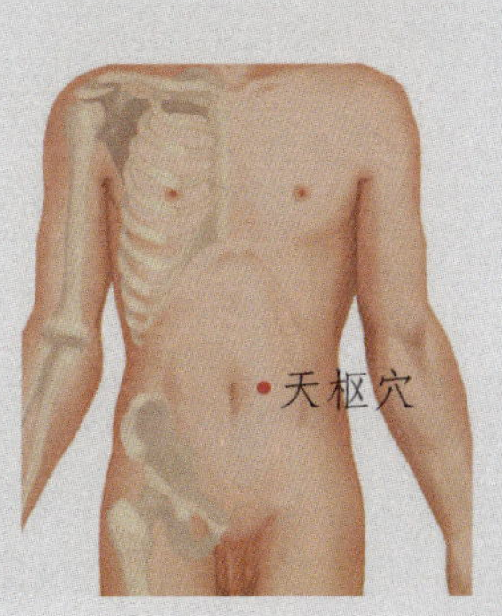

取穴：天枢穴（肚脐旁开 2 寸处）。

方法：双手食指指端同时回环揉动天枢穴 50~100 次。

次数：每天 2~3 次。

功效：按摩此穴对调节肠腹有明显的双向性疗效，既能止泻，又能通便，长期保养按摩此穴能够确保肠道健康，赶走堆积在腹部的肥肉，降低血脂。

混合型高脂血症患者的对症食谱

混合型高脂血症患者的饮食原则

1. 控制进食量及脂肪摄入量

混合型高脂血症患者应控制进食量，忌吃甜食，戒酒，以降低体重。烹调时尽量不用动物油，建议食用大豆油、玉米油、菜籽油等，且每天控制在 20 克以内。

2. 控制胆固醇摄入量

混合型高脂血症患者每天胆固醇的总摄入量应少于 200 毫克，含胆固醇高的高蛋白质食物，如动物脑、脊髓、内脏、蛋黄（每个鸡蛋蛋黄含接近 200 毫克胆固醇）、贝壳类（如蚌、螺蛳等）和软体类（如鱿鱼、墨鱼、鱼子等）应少吃。胆固醇含量不太高的高蛋白质食物，如猪瘦肉、牛肉、鸭肉、鸡肉、鱼类和奶类可以适量摄取。

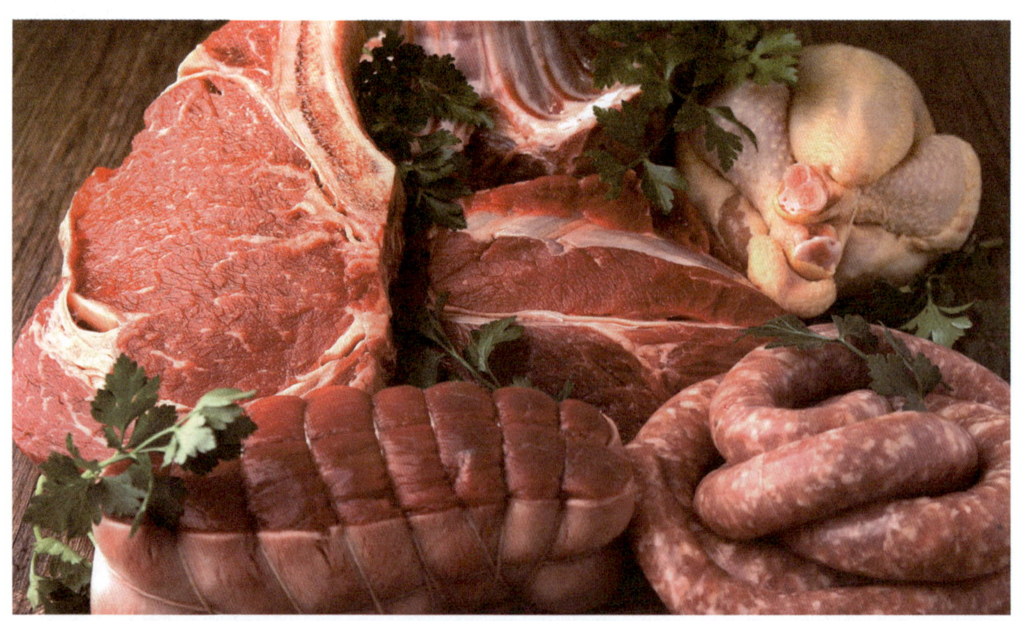

推荐降脂食谱

坚果拌菠菜

材料 坚果（如核桃仁、杏仁等）10克，菠菜100克。

调料 盐1克，香油适量。

做法

1. 菠菜掰开，洗净，放入沸水中焯烫，捞出，凉凉，切段；坚果掰碎。
2. 将菠菜放入盘中，加盐调味，滴上香油，撒上坚果碎即可。

烹饪秘招 坚果的热量比较高，食用时要控制好摄入量。

热量：92.6千卡

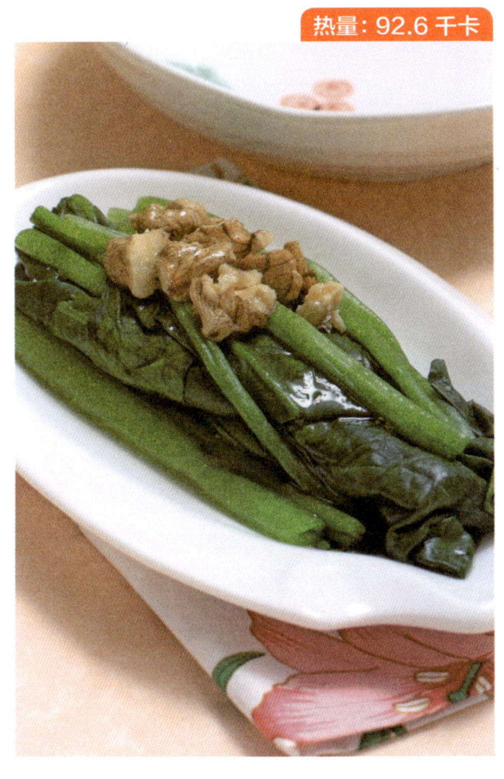

鲜蘑烩白菜

材料 大白菜100克，鲜蘑50克。

调料 葱花5克，盐1克。

做法

1. 白菜洗净，切成小片；蘑菇洗净，切成小片。
2. 锅置火上，倒油烧热，放入葱花爆香，加白菜片翻炒片刻，加蘑菇片翻炒至熟，加盐调味即可。

烹饪秘招 切白菜时，宜顺着纹理切，不但易熟，口感好，而且维生素的流失也少，降脂功效更佳。

热量：75千卡

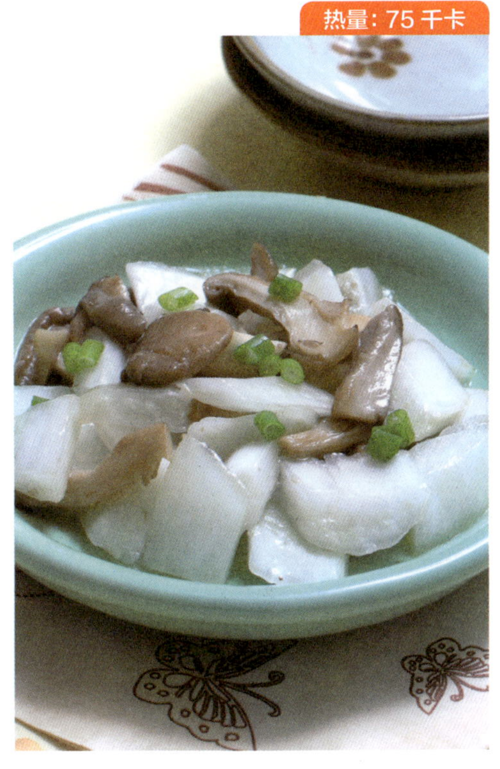

虎皮尖椒

材料 尖椒 50 克。

调料 酱油、醋、白糖、蒜末各 3 克，盐 1 克。

做法

1. 将尖椒去子和蒂，清洗干净。
2. 将酱油、醋、白糖放小碗中，调成味汁。
3. 锅置火上，烧热，不放油，直接放入尖椒，干煸至有虎皮（焦痕）翻面，至两面都有虎皮盛出。
4. 锅底放少许油烧热，下入调好的汁，加入蒜末和盐炒匀，放入尖椒翻炒 1 分钟即可。

烹饪秘招 调汁液时，可以选用橄榄油，能避免高胆固醇加重。

热量：59 千卡

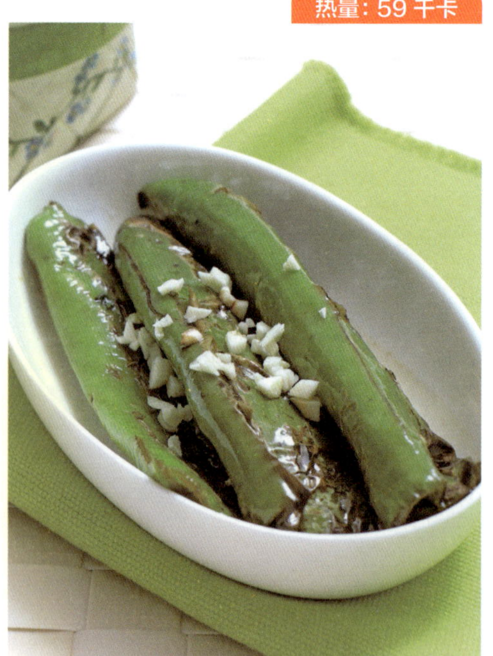

清蒸罗非鱼

材料 罗非鱼 150 克。

调料 盐 2 克，料酒 8 克，葱花、姜丝各 5 克。

做法

1. 罗非鱼去肠肚、鱼鳃，洗净，在两面划上十字刀，用盐、料酒、部分姜丝腌渍入味。
2. 腌入味的罗非鱼放入蒸锅中，大火蒸 10 分钟左右。
3. 炒锅置火上，放少许油烧热，炒香葱花和剩下的姜丝，将热油淋在鱼身上即可。

烹饪秘招 想吃肉时，白肉放入鱼肚中是最佳的选择，含有较多的不饱和脂肪酸，可降低胆固醇。

热量：192 千卡

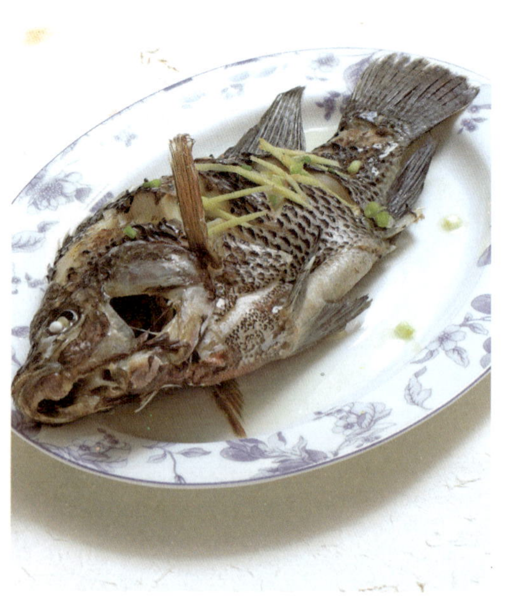

肉片炒洋葱

材料 猪瘦肉25克，洋葱100克。

调料 水淀粉5克，盐2克。

做法

1. 猪瘦肉洗净，切片，放入碗中，加水淀粉上浆。
2. 洋葱洗净，剥去外皮，切块。
3. 锅置火上，倒油烧热，放入猪瘦肉片滑散，放入洋葱翻炒至熟，加盐调味即可。

烹饪秘招 猪瘦肉和洋葱搭配，能防止人体过量吸收肉中的胆固醇和脂肪。做牛肉的时候也可以搭配洋葱炒。

热量：121千卡

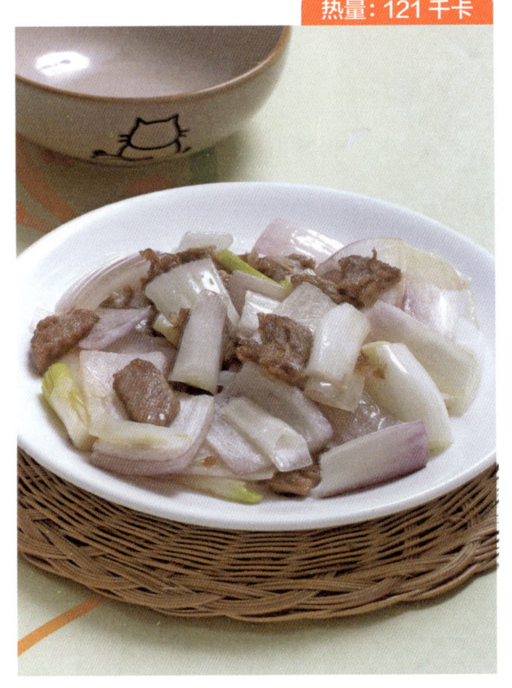

烫拌盖菜

材料 盖菜100克。

调料 生抽、醋各3克，香油2克，盐1克。

做法

1. 将盖菜去掉菜叶，留菜梗，放入沸水中焯熟。
2. 平铺菜梗，先切成片，再切丝。
3. 将盖菜丝放入大容器中，加生抽、醋、盐拌匀，滴上香油即可。

烹饪秘招 焯烫盖菜的时间要控制好，时间过长容易导致盖菜的营养流失。

热量：34千卡

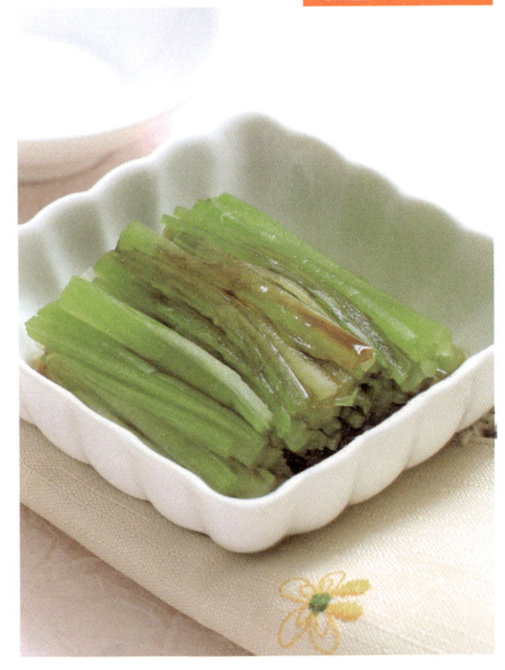

自我简易按摩调养

按揉足三里穴

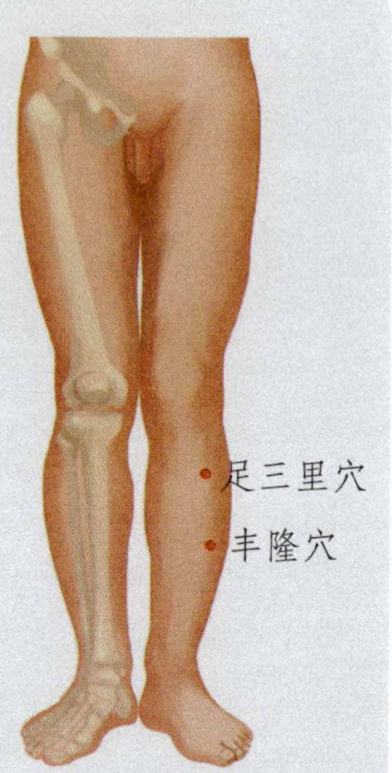

取穴：足三里穴（大腿伸直或弯曲成90度，外膝眼下3寸处）。

方法：可用指点或按揉足三里穴，指点时间较短，一般1～2分钟即可；按揉可长时间操作，以局部酸胀为宜。

次数：每天20次。

功效：具有补中益气、通经活络、疏风化湿、降脂降压的功效。

按揉丰隆穴

取穴：丰隆穴（外踝尖上8寸处）。

方法：可用拇指或中指按揉丰隆穴，操作时间可较长。

次数：每天20次。

功效：清胃气，化痰湿，对痰湿所致的高脂血症有益。

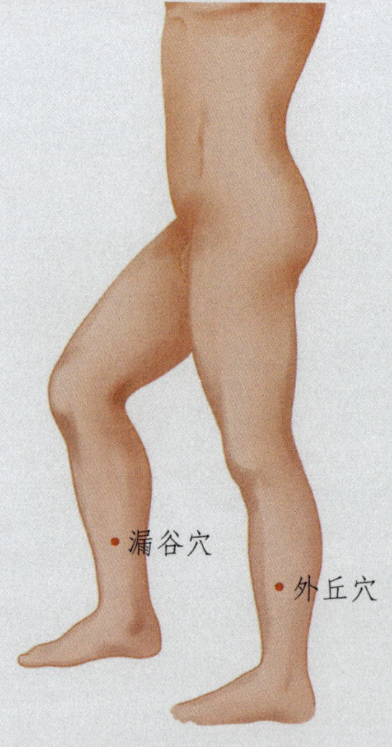

按揉漏谷穴

取穴：漏谷穴（位于人体的小腿内侧，当内踝尖与阴陵泉穴的连线上，距内踝尖6寸，胫骨内侧缘后方）。

方法：用拇指或中指按揉漏谷穴5～10分钟，以小腿发热发胀为宜。

次数：每天20次。

功效：健脾化痰祛湿。

按揉外丘穴

取穴：外丘穴（足少阳胆经穴，在小腿外侧，外踝尖上7寸，腓骨前缘）。

方法：用拇指按揉外丘穴，一般3~5分钟。

次数：每天20次。

功效：按摩此穴可流通气血，祛湿气。

低高密度脂蛋白血症患者的对症食谱

低高密度脂蛋白血症患者的饮食原则

1. 多吃含有烟酸和色氨酸的食物

增加含有烟酸和色氨酸的食物摄入量，以使“好胆固醇”水平得到提高。富含烟酸的食物有肝、肾、牛肉、羊肉、猪肉、鱼、花生、黄豆、麦麸、米糠、小米等，烟酸含量中等的有杂豆类、坚果类、大米、小麦等，而玉米、蔬菜、水果、蛋、奶中含烟酸较少。

2. 多吃有助于降低胆固醇的食物

每周增加吃鱼的次数。鱼类所含的饱和脂肪较低，特别是富含 ω-3 的深海鱼类，能降低血清黏度，也能降低血胆固醇和甘油三酯的水平。食用足够的水果、蔬菜，因其富含水溶性膳食纤维有利于降低胆固醇。单纯性低高密度脂蛋白血症患者常见于长期素食者中，适当补充肉类有利于这类患者。每天吃半头蒜，喝3杯不加糖的橘子汁，可降低血胆固醇。

3. 控制碳水化合物和咖啡因摄入

控制总热量和碳水化合物的摄入量。应少喝咖啡、茶、可乐等含咖啡因的饮料，并禁服含有咖啡因的药物，否则会增加体内的胆固醇水平。

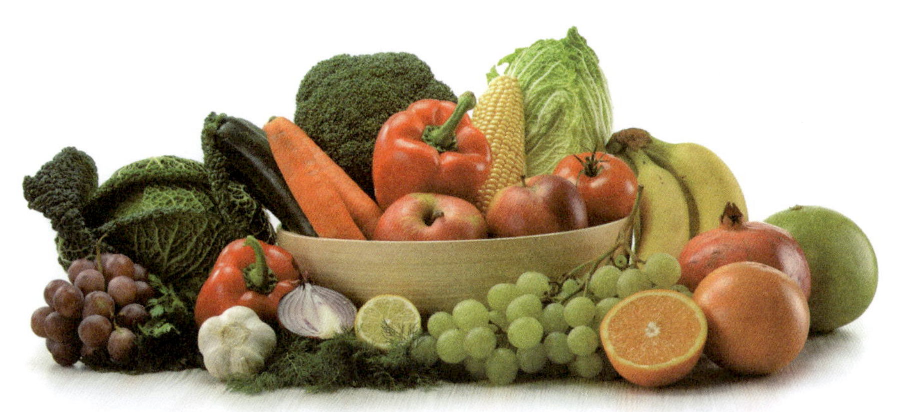

推荐降脂食谱

拌生菜

材料 生菜100克。

调料 盐1克，香油2克，醋3克。

做法

1. 生菜清洗干净，撕成小片。
2. 将生菜放入大容器中，加盐和醋拌匀，滴上香油即可。

烹饪秘招 凉拌菜时加点醋，能提升菜的口感，也能减少盐的摄入，起到限盐的作用。

热量：34千卡

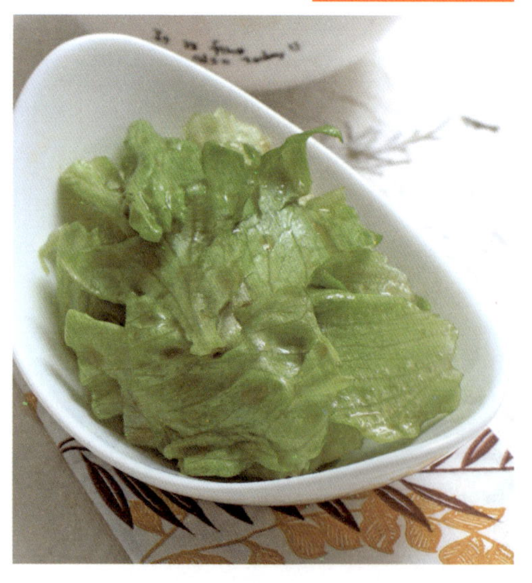

红豆饭

材料 大米75克，红豆25克。

做法

1. 大米淘洗干净，浸泡30分钟；红豆洗净，浸泡2~3小时。
2. 大米和浸泡好的红豆倒入电饭锅中，加适量清水，盖上锅盖，按下“蒸饭”键，蒸至电饭锅提示米饭蒸好即可。

烹饪秘招 用大米代替糯米，可降低红豆饭的黏度，降低糊化程度，对高脂血症并发糖尿病患者有益。

热量：341千卡

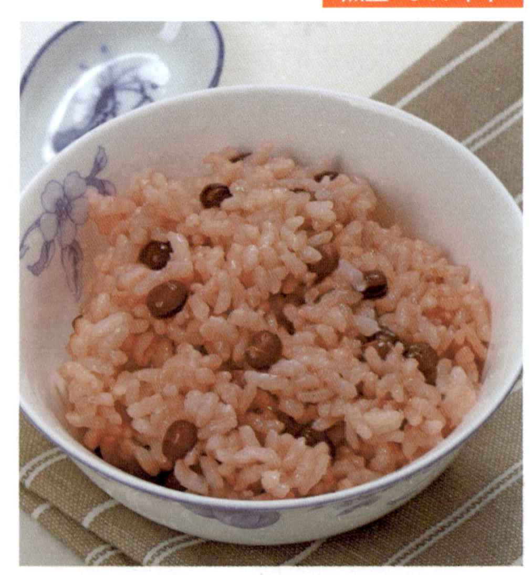

鱼头豆腐汤

材料 胖头鱼鱼头半个（约350克），豆腐300克。

调料 料酒10克，葱段、姜丝、姜片各5克，胡椒粉、盐各少许。

做法

1. 豆腐洗净，切厚片，放入沸水中烫2分钟后沥干。
2. 鱼头去鳞、鳃，洗净，抹上料酒、盐，腌渍10分钟。
3. 锅内倒油烧热，爆香葱段、姜片，将鱼头两面煎黄，放入适量水，加盖煮5分钟，放入豆腐片煮熟后装入碗中，撒上胡椒粉和姜丝即可。

烹饪秘招 这道汤可以搭配白葡萄酒，白葡萄酒中的有机酸不但能使鱼肉的味道更鲜美，还能提升人体对鱼头中不饱和脂肪酸的吸收率。

热量：700千卡

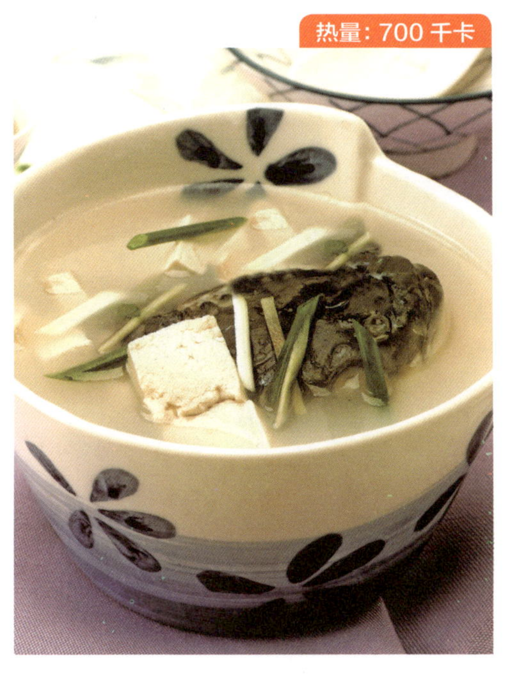

鲜蘑菠菜

材料 鲜蘑50克，菠菜200克。

调料 盐1克，生抽3克。

做法

1. 鲜蘑去蒂，洗净，放入沸水中焯烫一下，捞出，切厚片。
2. 菠菜去老叶，洗净，焯水，切段。
3. 锅置火上，倒油烧热，放入蘑菇片煸炒片刻，加菠菜稍炒，加盐、生抽调味即可。

烹饪秘招 菠菜根营养分丰富，含有膳食纤维、维生素和矿物质，有较高的食疗价值，食用时不宜丢弃。

热量：113千卡

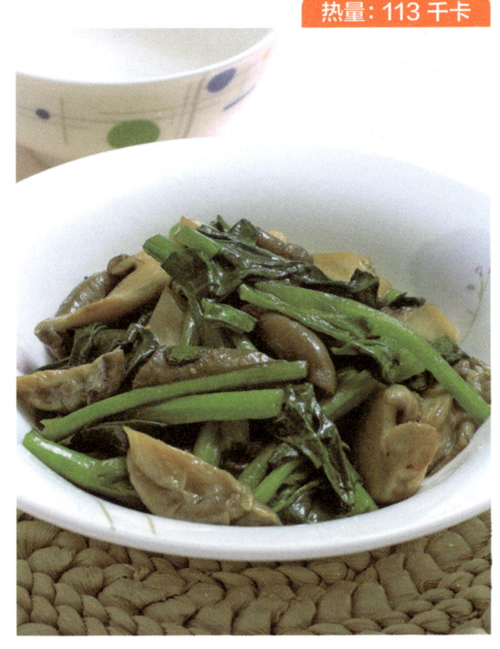

百合芦笋汤

材料 鲜百合10克，芦笋50克。

调料 盐1克。

做法

1. 百合掰成瓣，撕去内膜，用盐揉捏后洗净。
2. 芦笋洗净，切段。
3. 将百合放入清水中煮至七成熟，加入芦笋、盐稍煮即可。

烹饪秘招 芦笋有降压降脂作用，百合也有清心安神、清热解暑的功效，这两者搭配，降脂作用更加明显，是高脂血症患者的很好选择。

紫薯薏米粥

材料 紫薯、薏米各75克。

做法

1. 紫薯洗净，去皮，切块；薏米洗净，浸泡4小时。
2. 锅中放入适量清水，大火烧开，放入薏米煮沸，转小火煮20分钟，放入紫薯块煮至薏米熟透、紫薯绵软即可。

烹饪秘招 此粥能保证高脂血症患者足够的营养素摄入，并减少脂肪堆积。

热量：28千卡

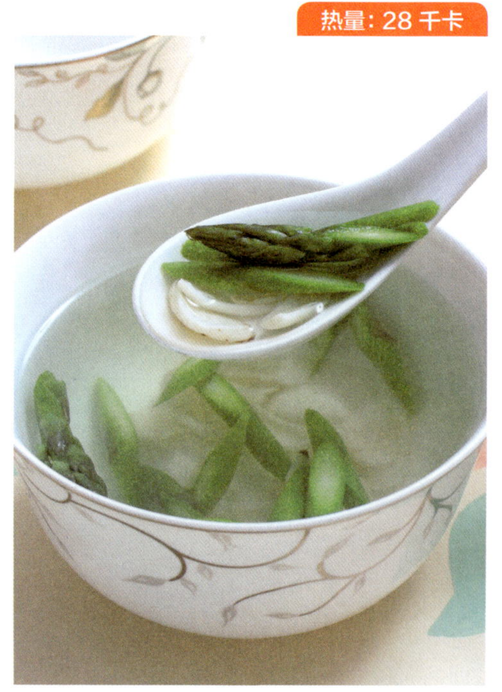

热量：347千卡

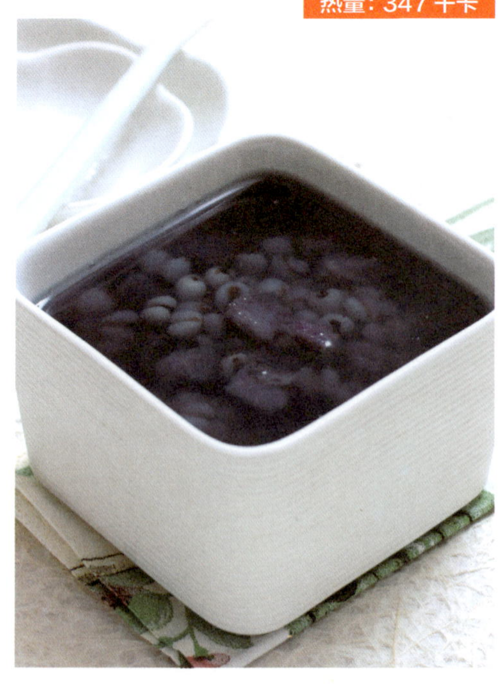

自我简易按摩调养

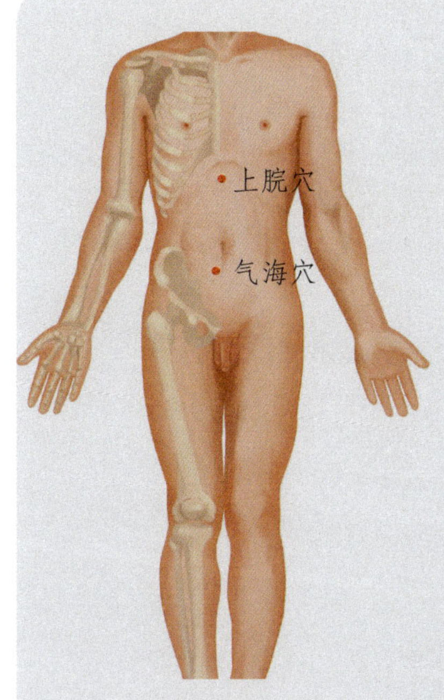

按揉上脘穴

取穴：上脘穴（在上腹部，前正中线上，当脐中上5寸）。

方法：食指和中指按揉上脘穴1.5~2分钟。

次数：每天2~3次。

功效：和胃降逆、宽胸宁神、活血散瘀。

按揉气海穴

取穴：气海穴（在下腹部，前正中线上，当脐中下1.5寸）。

方法：食指和中指按揉气海穴1.5~2分钟。

次数：每天2~3次。

功效：按揉此穴能帮助人体气血运行通畅，保持血管畅通。

按揉内关穴

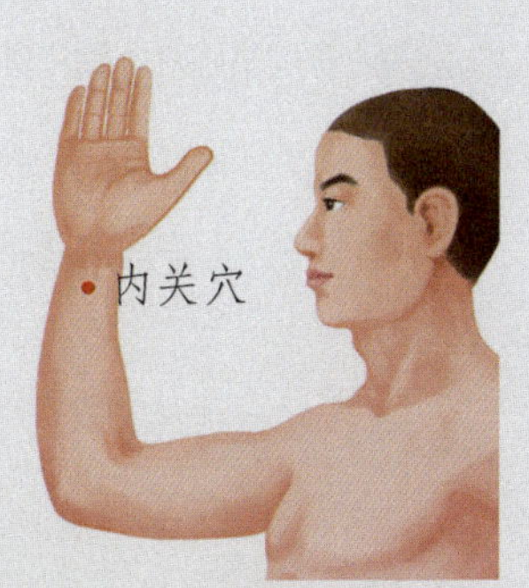

取穴：内关穴（前臂正中，腕横纹上2寸）。

方法：食指和中指按揉内关穴1.5~2分钟。

次数：每天2~3次。

功效：调补阴阳气血、疏通经脉、活散瘀阻。搭配按摩合谷穴和足三里穴效果更佳。

按揉三阴交穴

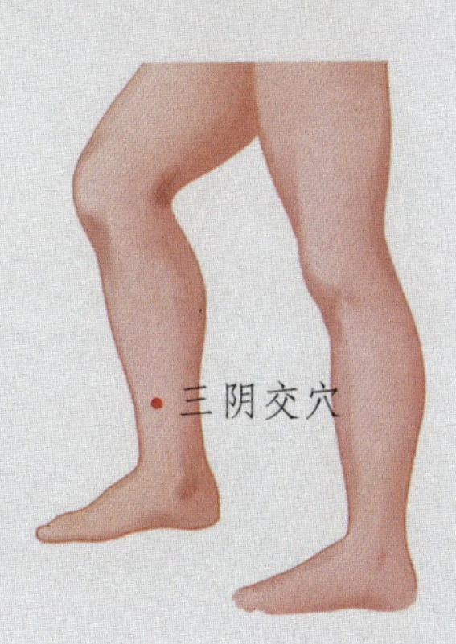

取穴：三阴交穴（位于小腿内侧，在内踝尖上方3寸的骨后缘处）。

方法：拇指按揉三阴交穴1.5~2分钟。

次数：每天2~3次。

功效：按揉此穴，对肝、脾、肾有保健作用，能增强肝脏的造血功能，疏通气血，减少胆固醇在血管内累积。

高脂血症并发糖尿病患者的对症食谱

高脂血症并发糖尿病患者的饮食原则

1. 规律进食，适当加餐

规律进食有利于血脂和血糖的控制。对于未用降脂药物，单纯饮食治疗高脂血症的患者，一日至少进食三餐，进餐要定时、定量，两餐之间间隔 4 ~ 5 小时。注射胰岛素者或易出现低血糖的人要在三次正餐之间加餐。

2. 膳食纤维每天摄入量大于 25 克

增加粗粮和蔬菜的摄入量，以补充充足的膳食纤维，每天应摄入膳食纤维大于 25 克，以缓解血脂在血管累积，防止血糖急剧升高。

3. 选择低血糖生成指数食物，且要选择合适的烹调方法

食物（薯类、蔬菜等）不要切得太小或制成泥状。多咀嚼能促进胃肠道多蠕动，对血糖和血脂控制有利。食物颗粒越小，血糖生成指数就越高。

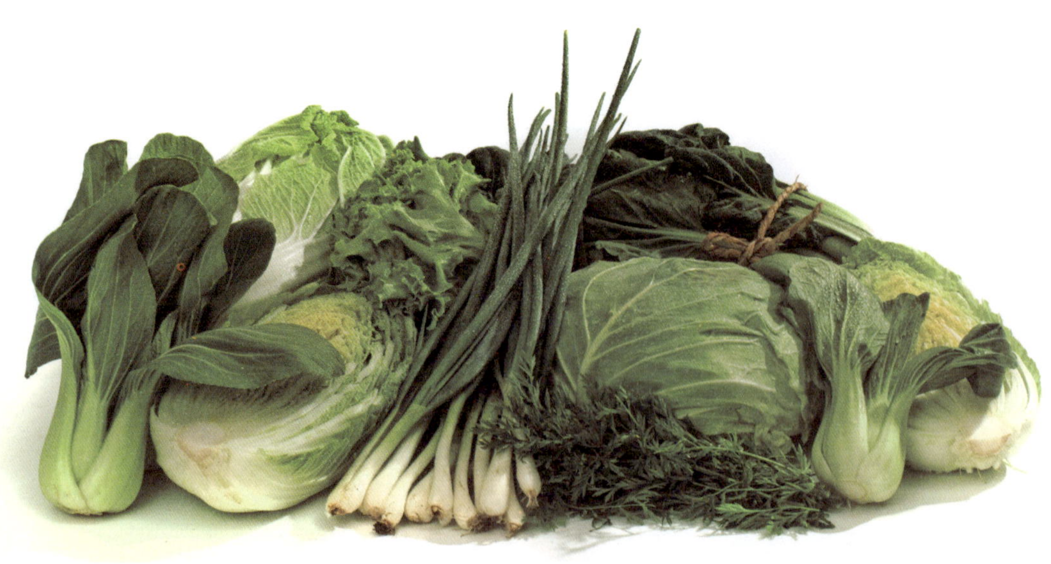

推荐降脂食谱

烩豆腐脑

材料 胡萝卜、水发腐竹、玉米粒各 20 克，豆腐脑 100 克，葱末适量。

调料 香菜、盐、水淀粉、香油、胡椒粉各 3 克。

做法

1. 将胡萝卜、香菜、腐竹分别洗净，切末。豆腐脑放入蒸笼里蒸 5 分钟，取出，摆放在盘中央，备用。
2. 锅置火上，倒植物油烧热，放入胡萝卜末、腐竹末、玉米粒翻炒，加适量水煮开，加入盐、胡椒粉调味，用水淀粉勾芡，淋在豆腐脑上，撒上香菜末、葱末，滴上香油即可。

烹饪秘招 豆腐脑比较嫩，适合用蒸的烹调方式，可保持营养成分。

热量：164 千卡

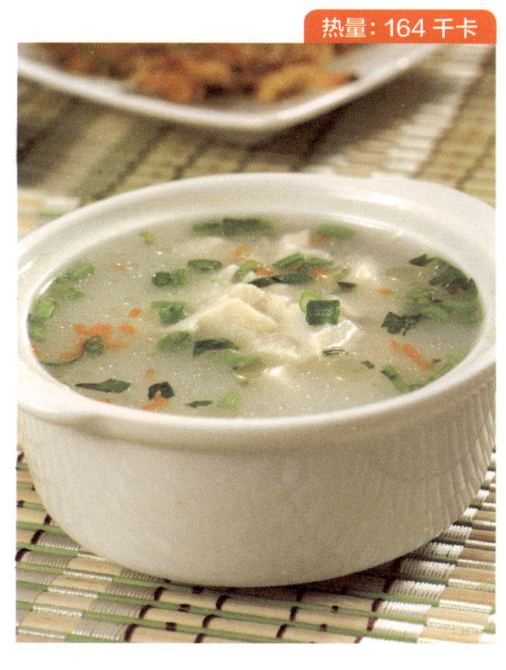

海带焖饭

材料 大米 150 克，水发海带 50 克。

做法

1. 大米淘洗干净，浸泡 30 分钟；水发海带洗净，切小块。
2. 大米和海带块放入电饭锅中，加入适量清水，盖严锅盖，按下“蒸饭”键，至电饭锅提示米饭蒸好即可。

烹饪秘招 取 0.5 ~ 1 克茶叶，泡开，滤渣，将茶水倒入淘好的大米中，再焖制，可使饭色、香、味俱佳，并有益于降血脂。

热量：527 千卡

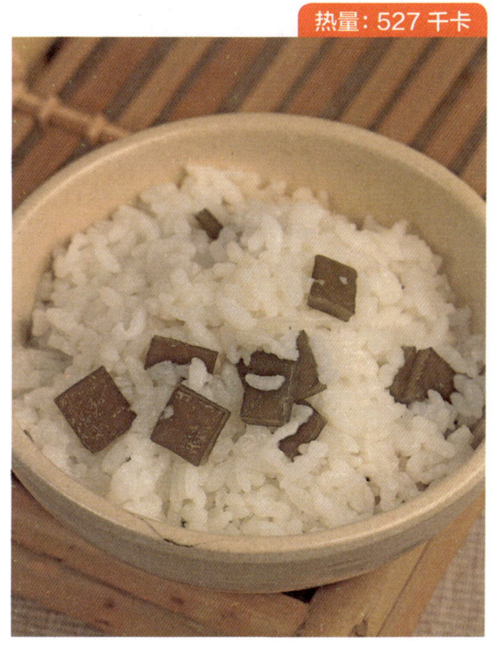

柿子椒炒茄子

材料 茄子300克，青柿子椒、红柿子椒各40克。

调料 水淀粉、葱末、蒜末、姜丝、料酒、酱油各5克，香油3克。

做法

1. 茄子洗净，去蒂，切长条；青柿子椒、红柿子椒洗净，去蒂及子，切细长条。
2. 炒锅置火上，倒植物油烧至六成热，下入葱末爆香，然后放姜丝、蒜末煸香，倒入茄子翻炒。
3. 待茄子烧至八成熟时放入青柿子椒条、红柿子椒条，放入料酒、水及酱油翻炒均匀，用水淀粉勾芡，淋入香油即可。

烹饪秘招 此菜已有酱油，可不放盐来减少盐的摄入。

热量：230千卡

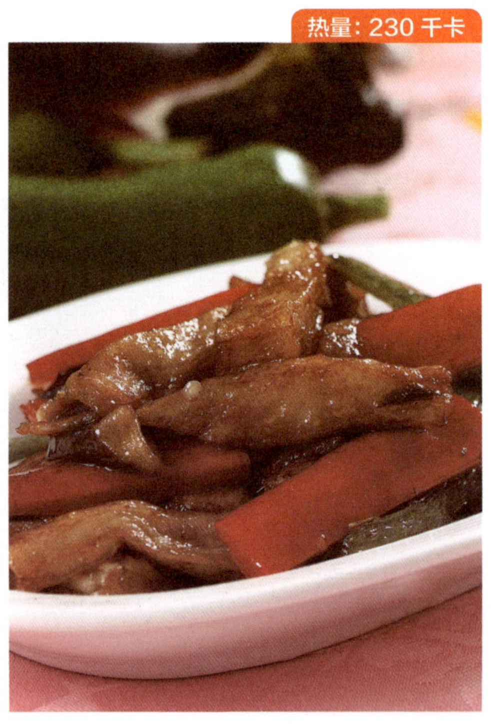

冬瓜鱼丸汤

材料 鳕鱼肉50克，冬瓜100克，鸡蛋清1个。

调料 盐、香油各2克。

做法

1. 鳕鱼肉去净鱼刺，洗净，剁成鱼泥，加入适量鸡蛋清，朝一个方向搅打至上劲，做成鱼丸。
2. 锅置火上，倒入适量冷水，放入鱼丸煮至五成熟，下入冬瓜片煮熟，加盐调味，淋上香油即可。

烹饪秘招 冬瓜片熟得很快，不要煮太久，以免烂在汤里没形状了。

热量：126.6千卡

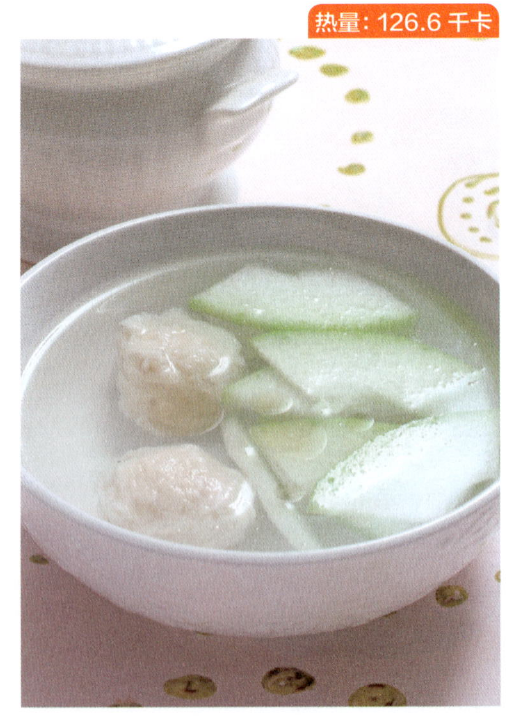

绿豆银耳粥

材料 大米50克，绿豆30克，银耳10克，无糖山楂糕20克。

做法

1. 将绿豆洗净，用清水泡3小时；银耳泡2小时，去除硬蒂，洗净，撕成小朵；无糖山楂糕切成小条；大米淘洗干净。
2. 锅置火上，放入适量清水，放入大米、绿豆、银耳，用大火煮沸后，改小火煮20分钟，煮至豆、米开花，粥黏稠。
3. 食用时，将粥盛入碗内，加无糖山楂糕条即可。

烹饪秘招 煮绿豆时大火烧开，转中火煮熟开花即可，不可长时间熬煮。

热量：411.1千卡

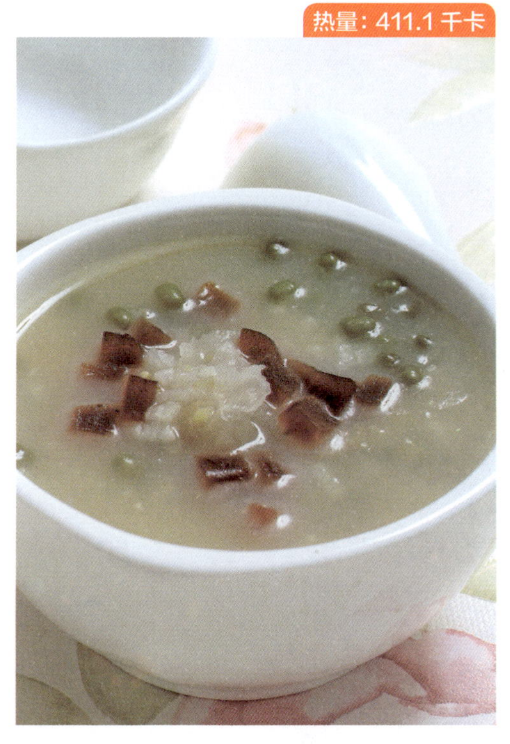

蒜蓉苦瓜

材料 苦瓜300克，红柿子椒半个（约30克）。

调料 蒜蓉10克，盐少许。

做法

1. 苦瓜对半剖开，去瓤，斜切成片；红柿子椒洗净，去蒂及子，切片。
2. 炒锅置火上，倒入植物油烧热，放入苦瓜片和红柿子椒片，炒到苦瓜渐软，放蒜蓉和盐炒匀即可。

烹饪秘招 在炒前可用沸水焯一下苦瓜，能去除苦味。

热量：177.9千卡

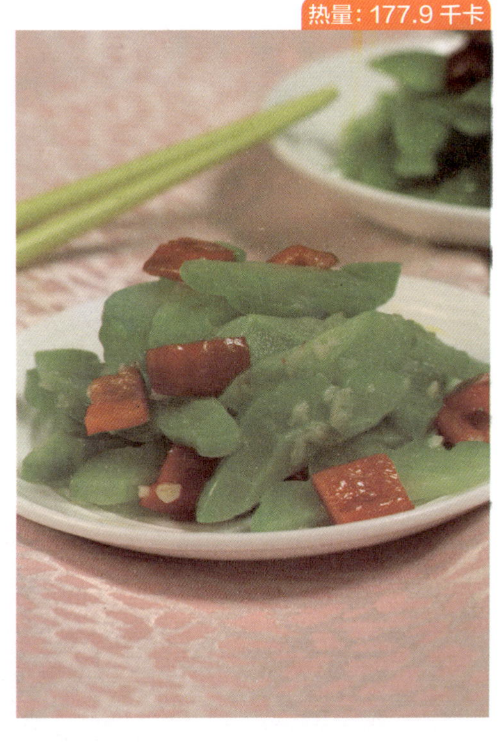

自我简易按摩调养

按捏内关穴

取穴：内关穴（前臂正中，腕横纹上 2 寸）。

方法：用左手的拇指尖按压右内关穴，左手食指压在同侧外关上，按捏 10 ~ 15 分钟；再换方位反复操作即可。

次数：每天 2 ~ 3 次。

功效：按压内关穴能宁心安神、宽胸理气、缓急止痛、疏通经脉，对高脂血症、糖尿病患者均有一定效果。

内关穴

点揉丰隆穴

取穴：丰隆穴（外踝尖上 8 寸处）。

方法：用拇指点揉丰隆穴，按揉大约 2 分钟即可。

次数：每天 2~3 次。

功效：可除痰湿，降低痰湿凝滞所致的高脂血症。

丰隆穴

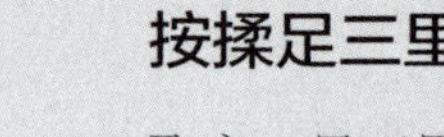

按揉足三里

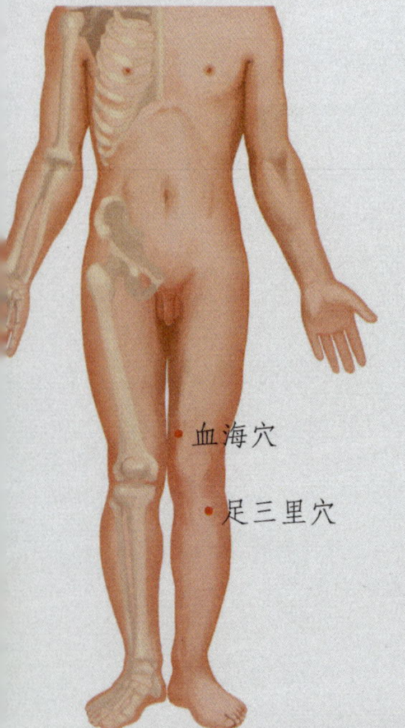
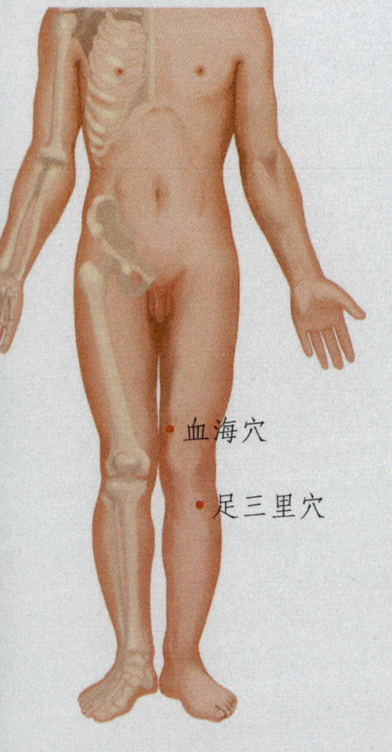

取穴：足三里穴（大腿伸直或弯曲成 90 度，外膝眼下 3 寸处）。

方法：拇指放在足三里穴上，用指尖有节奏地按压并配合一些揉的动作，要有一定的力度。

次数：每天 2 ~ 3 次。

功效：按揉足三里穴能调理脾胃功能、疏通经络、调和气血，防止痰淤的形成，来实现降脂降糖的目的。

点按血海穴

取穴：血海穴（大腿内侧，髌骨底内侧端上 2 寸，当股四头肌内侧头的隆起处）。

方法：用指尖用力点按血海穴 1 分钟，力道以有较明显的酸胀感为度，左右腿的血海穴交替点按。

次数：每天 3~5 次。

功效：点按血海穴可改善并发症引起的下肢麻木、疼痛等神经症状。

高脂血症并发高血压患者的对症食谱

高脂血症并发高血压患者的饮食原则

1. 控制热量摄入

高脂血症并发高血压患者应节制饮食，控制食物摄入量，避免进餐过饱，将体重控制在正常范围内。同时应限制热量的摄入，增加优质蛋白质的摄入，减少富含脂肪和胆固醇的食物摄入量，一日饮食中蛋白质、脂肪、碳水化合物的摄入比例为 5 ∶ 3 ∶ 2。可适当多吃鱼类、大豆制品、畜禽瘦肉类等富含优质蛋白质、低胆固醇、低饱和脂肪酸的食物。

2. 饮食应以清淡为主

高脂血症并发高血压患者应低盐饮食，轻度并发症患者每天可摄取 2~5 克食盐，中度高血压患者可摄取 1~2 克，重度患者应暂时采取无盐膳食。最好选择凉拌、蒸、煮等比较清淡的烹饪方法，能有效减少油脂和食盐的摄入。多食植物油，少食动物油，尽量选择大豆油、玉米油、菜籽油等烹饪菜肴。不建议食用油脂过高的油炸食品，避免辛辣刺激性的食物，严格控制饮酒，绝对禁止酗酒。

3. 多吃蔬果和粗粮

为保证膳食纤维、维生素、矿物质的摄入，尤其是钾和钙的摄入量，应多吃蔬菜、水果和粗粮。钾有助于排除体内多余的钠，从而控制血压。含钾丰富的食物有红枣、苹果、空心菜、大豆类及糙米等；钙则能有效降低血脂，防止血栓，通过强化动脉来降压，含钙丰富的食物有芹菜、菜花、西蓝花、紫菜、白菜以及大豆制品等。

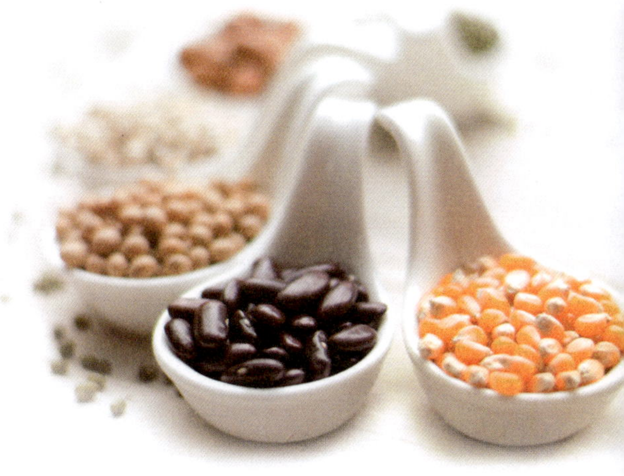

推荐降脂食谱

荞麦粥

材料 荞麦50克，大米25克。

做法

1. 将荞麦淘洗干净，浸泡3小时；大米洗净，浸泡30分钟。
2. 锅置火上，倒入适量清水煮沸，放入荞麦、大米，用大火煮沸，转小火熬成稠粥即可。

烹饪秘招 此粥有止咳、降脂作用，对高脂血症、咳嗽患者有辅助治疗作用。

热量：255千卡

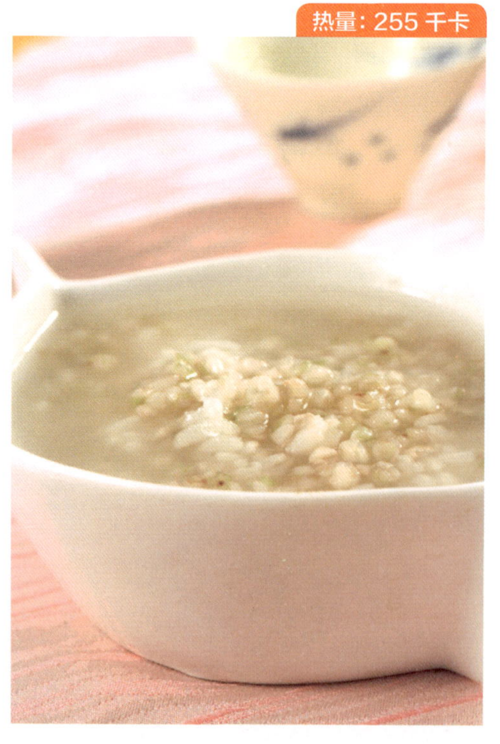

奶白馒头

材料 自发粉100克，淀粉20克。

调料 奶粉5克，炼乳适量。

做法

1. 将自发粉、淀粉、奶粉放入盆中，拌匀；炼乳用适量温水化开。
2. 将炼乳、清水倒入盆中，和成面团，醒50分钟，搓成长条，用刀切成均匀的段，制成生坯；将生坯放入蒸锅中醒10分钟，再蒸熟即可。

烹饪秘招 炼乳也可以用脱脂奶粉代替以减少脂肪摄入。

热量：480千卡

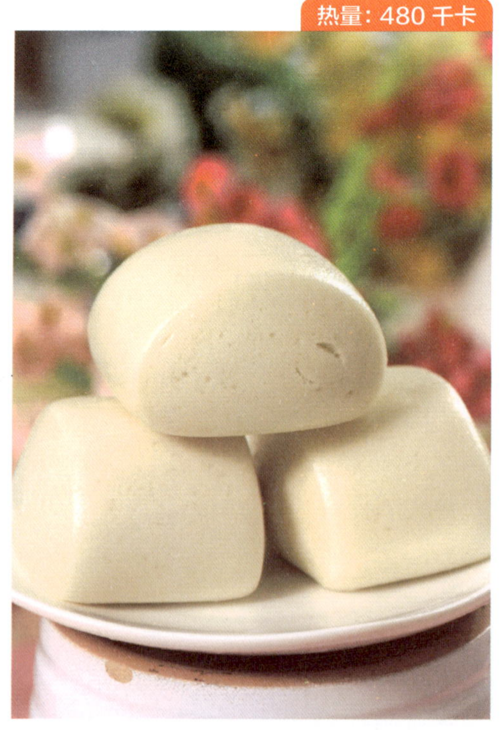

洋葱丝瓜

材料 丝瓜 300 克，洋葱 100 克。

调料 姜片、盐各 2 克，水淀粉、胡椒粉、香油各少许。

做法

1. 将丝瓜洗净，去蒂，去皮，切条；洋葱洗净，去老皮，切丝。
2. 锅置火上，倒入植物油烧热，用姜片炝锅，放入丝瓜和洋葱，加适量水烧至丝瓜熟透，加入盐、胡椒粉调味，用水淀粉勾芡，淋入香油即可。

烹饪秘招 此菜散瘀祛风，清凉解毒，通络止痛，可降血压、降血脂，对高脂血症、高血压患者有辅助治疗作用。

热量：238 千卡

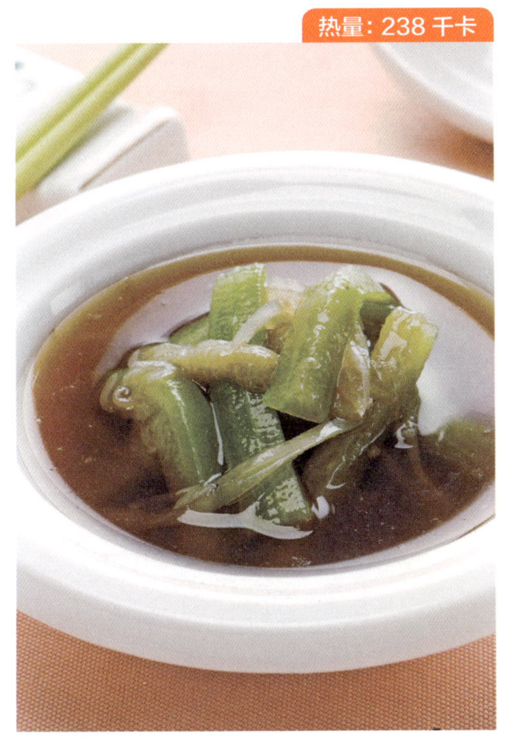

冬瓜海带汤

材料 冬瓜 150 克，海带 50 克。

调料 盐 2 克，葱花 8 克，香油 3 克。

做法

1. 将冬瓜洗净，去皮去瓤，切块；海带泡软洗净，切丝，备用。
2. 锅置火上，倒适量清水，放入冬瓜、海带煮沸，出锅前撒上葱花，放盐、香油调味即可。

热量：52 千卡

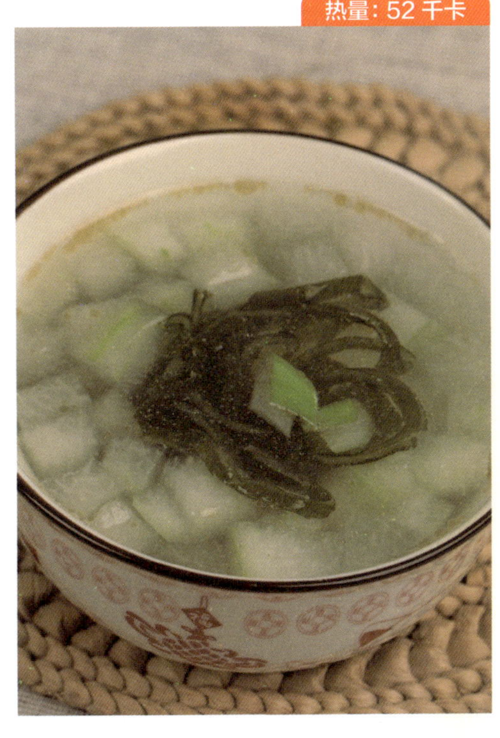

炝锅面

材料 面条50克，猪瘦肉20克，黄豆芽、小白菜各20克。

调料 葱花、姜末各5克，酱油、淀粉各3克，盐2克。

做法

1. 猪瘦肉洗净，切丝，放入酱油和淀粉抓匀，腌渍15分钟；黄豆芽、小白菜择洗干净，小白菜切段。
2. 锅放火上烧热，倒入植物油，放入葱花、姜末炒香，倒入猪瘦肉丝炒至变色，加适量清水煮沸。
3. 下入挂面煮熟，放入黄豆芽和小白菜煮2分钟，用盐调味即可。

烹饪秘招 干的挂面热量较高，最好面条选用手切面条。

热量：623千卡

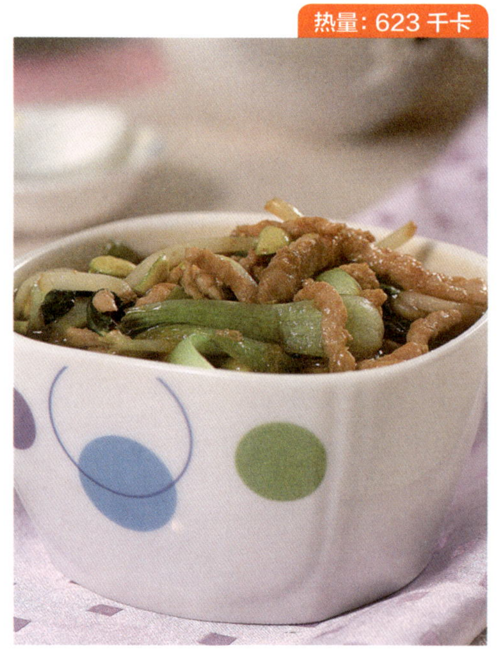

炝油麦菜

材料 油麦菜400克，红柿子椒30克。

调料 姜丝、葱丝各5克，生抽、蚝油各5克，花椒、香菜碎各3克。

做法

1. 将油麦菜择洗干净，切段；红柿子椒洗净，去蒂除子，切丝。
2. 锅内放清水、少许植物油，待烧沸后投入油麦菜焯至断生，捞出，过凉，沥干水分，装盘，加生抽、蚝油拌匀，放入姜丝、葱丝、香菜和红柿子椒丝。
3. 炒锅内放植物油烧热，下花椒炸出香味，捞出花椒不要，立即浇到油麦菜上拌匀即可。

烹饪秘招 此菜已有生抽和蚝油，不必再加盐。

热量：165千卡

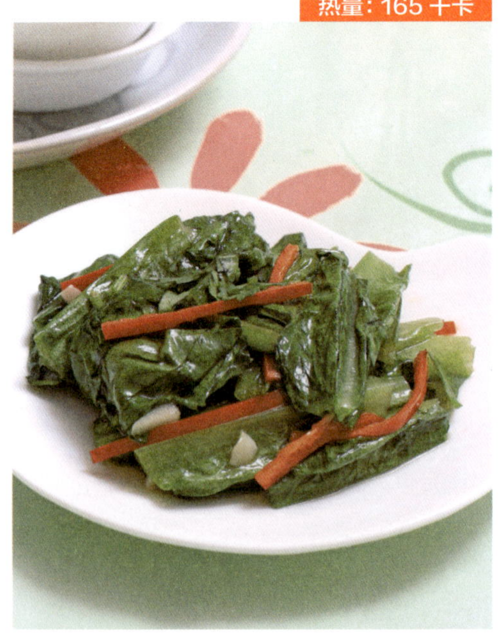

自我简易按摩调养

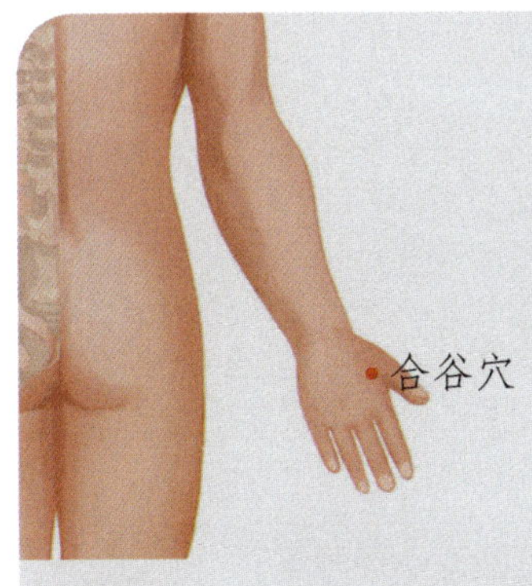

按合谷穴

取穴：合谷穴（手掌背第一掌骨和第二掌骨之间）。

方法：用拇指指腹重力按压合谷穴 2~3 分钟。

次数：每天 2~3 次。

功效：精神上的压力是造成高血压的一个重要诱因，刺激合谷穴，兴奋的神经就会得到抑制，从而降低血压。

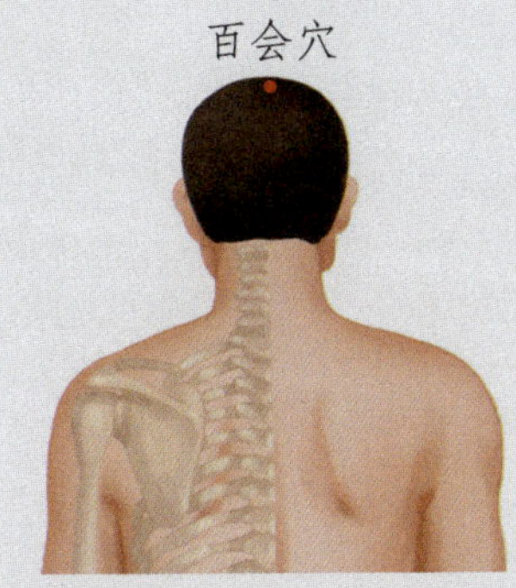

拍打百会穴

取穴：百会穴（头顶正中线与两耳尖连线的交点处）。

方法：五指并拢，用掌心由轻到重拍打百会穴。

次数：在血压急速升高时使用。

功效：拍打百会穴可使任督二脉通畅，气血流动速度加快，头部供血更加充足，动脉向上供血的压力减小，从而降低血压。

按涌泉穴

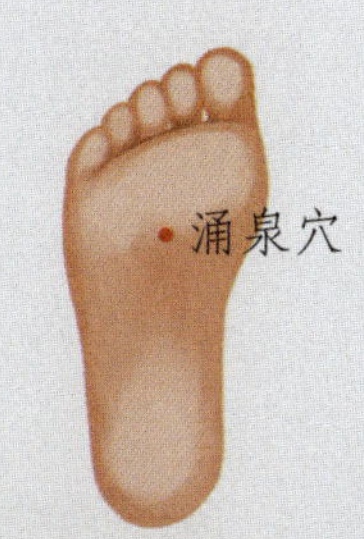

取穴：涌泉穴（足前部凹陷处第 2 趾和第 3 趾趾缝纹头端与足跟连线的前三分之一处）。

方法：用两手拇指指腹自涌泉穴推至足跟部，局部出现热感后终止操作。

次数：每天 1~2 次。

功效：按涌泉穴可以刺激肾经，起到疏经活血、降压的效果。

按足三里穴

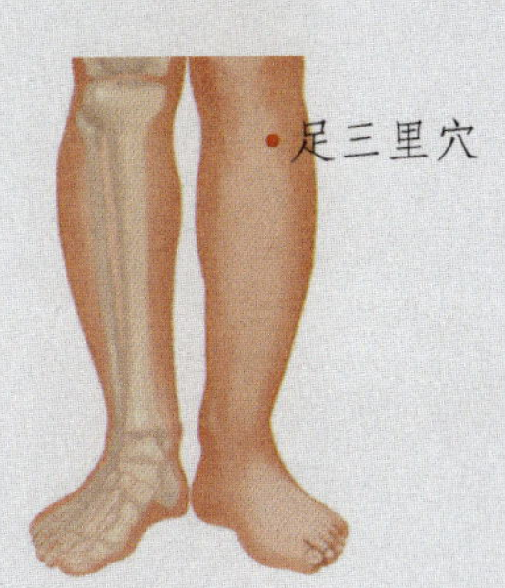

取穴：足三里穴（大腿伸直或弯曲成 90° ，外膝眼下 3 寸处）。

方法：用适中的力量按压足三里穴 3 秒钟。

次数：每天在两腿上反复操作 5~10 次。

功效：可以调节胃功能，抑制神经兴奋，降低血压。

高脂血症并发肥胖症患者的对症食谱

高脂血症并发肥胖症患者的饮食原则

1. 控制主食及热量摄入

高脂血症并发肥胖症患者应控制总热量的摄入，每天热量控制在 1200~1600 千卡，保证每天摄入的总热量低于消耗量。每餐不宜过饱，以八成饱为宜。

减少动物脂肪的摄入，日常饮食多用植物油，最好选用中链脂肪酸含量高的油。限制脂肪、糖类，尤其要控制饱和脂肪酸、单糖和双糖的摄入，尽量不食用或控制食用各种糖果、甜饮料、糕点、炸薯条、油条等高油高糖食品，以及花生、核桃、松子、芝麻、腰果等坚果。少吃零食，不吃夜宵，大米、馒头、面包、面条等米面类主食应控制食用量，多吃糙米、薏米等粗粮。

2. 多吃蔬果并补充优质蛋白质

为保证维生素、矿物质和膳食纤维的摄入量，高脂血症并发肥胖症患者应多吃蔬菜和水果，如萝卜、豆芽、竹笋、冬瓜、黄瓜、番茄、白菜、圆白菜、胡萝卜、芹菜、苹果、梨、葡萄等。同时还要适当摄入含优质蛋白质的食物，如鱼类、畜禽瘦肉、大豆类等。

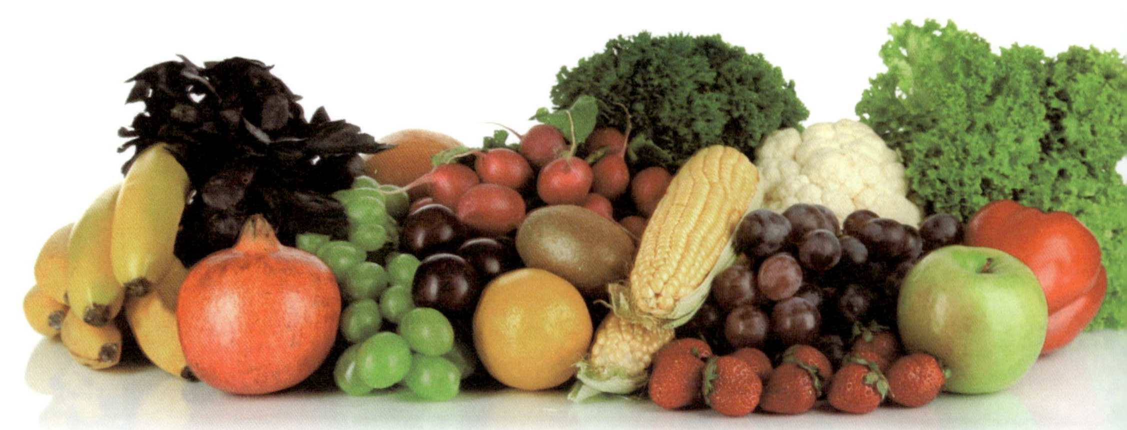

推荐降脂食谱

清炒空心菜

材料 空心菜150克。

调料 干辣椒3克，酱油、葱末、姜丝各4克，盐2克。

做法

1. 空心菜洗净，切段备用。
2. 锅置火上，倒入适量植物油烧热，放入葱末、姜丝爆香，放入空心菜翻炒至变色，放入酱油、干辣椒略炒，加盐调味即可。

烹饪秘招 空心菜炒至断生即可，不可久炒，否则会损失维生素。

热量：80千卡

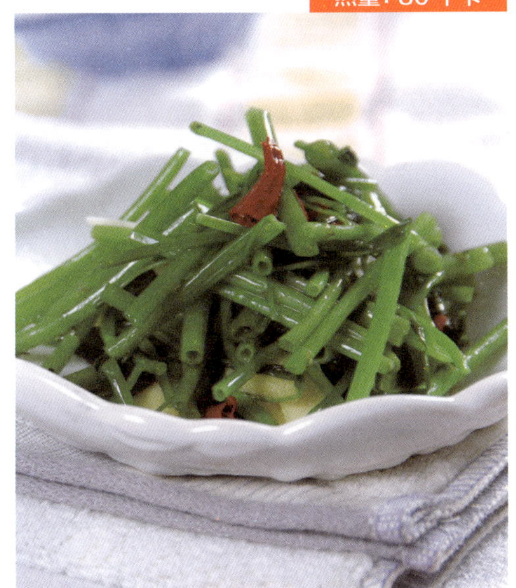

清蒸鲈鱼

材料 鲈鱼500克。

调料 生姜30克，葱、红辣椒（小）、料酒、生抽各10克，盐少许。

做法

1. 鲈鱼去内脏、鱼鳃、鱼鳞，清洗干净，两面划上十字花刀；生姜一半切片一半切丝；红辣椒切斜片，葱一半切段一半切丝。
2. 在鱼身两面抹上少量料酒和盐，腌20分钟，铺上葱段和姜丝放入盘子中入开水锅中大火蒸8分钟，关火后虚蒸5分钟，出锅，倒出盘子里的汤汁（留用）。
3. 炒锅烧热橄榄油，倒入姜丝、红辣椒片、葱丝爆香，淋入蒸鱼汤汁、生抽小火烧开淋在鱼身上即可。

热量：595千卡

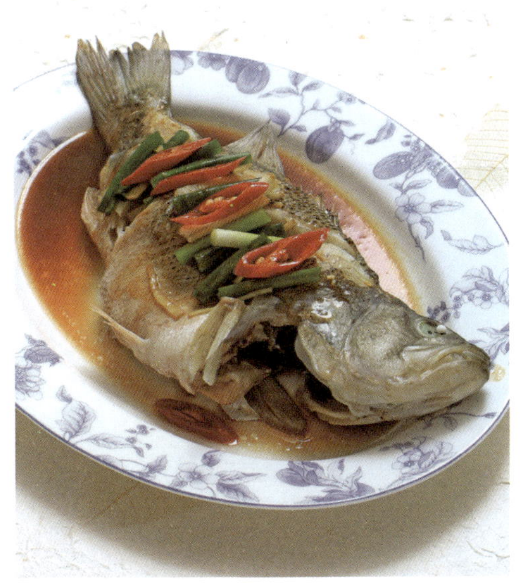

香菜拌豆腐

材料 北豆腐100克，榨菜粒5克。

调料 香菜5克，香油4克，生抽10克。

做法

1. 北豆腐洗净，切丁，入沸水中焯透，捞出，凉凉，沥干水分；香菜择洗干净，切末。
2. 取盘，放入豆腐丁，用生抽、香菜、榨菜和香油调味即可。

降脂秘招 豆腐不宜与菠菜一起烹调，否则容易形成结石。不用放盐，直接用生抽调味，不仅风味独特，而且能减少盐的摄入量。

热量：137千卡

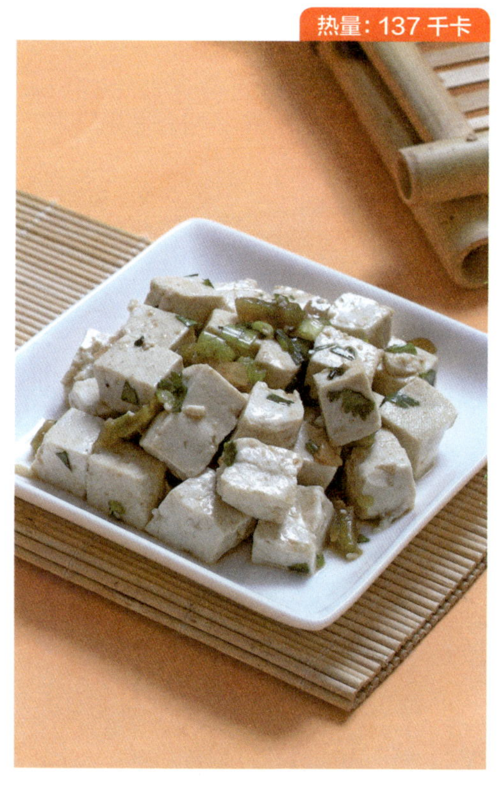

珊瑚菜花

材料 菜花150克。

调料 生抽10克，番茄酱15克。

做法

1. 菜花洗净，掰成小朵，倒入沸水中焯烫，捞出，过凉水，沥干水分，倒生抽腌制20分钟，备用。
2. 锅置火上，烧热后倒入适量植物油，烧至六成热时倒入番茄酱炒香，盛出，浇在菜花上即可。

降脂秘招 炒番茄酱一定要大火快炒，否则不仅易煳，还会破坏营养。不用盐，直接用生抽调味，减少盐的摄入。

热量：129千卡

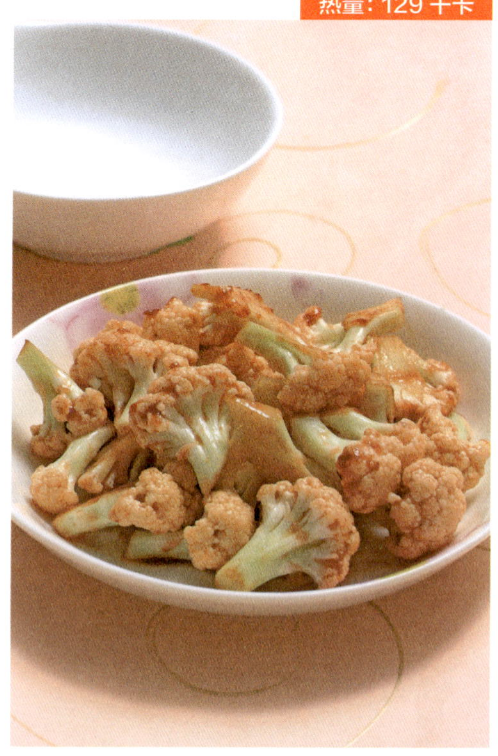

自我简易按摩调养

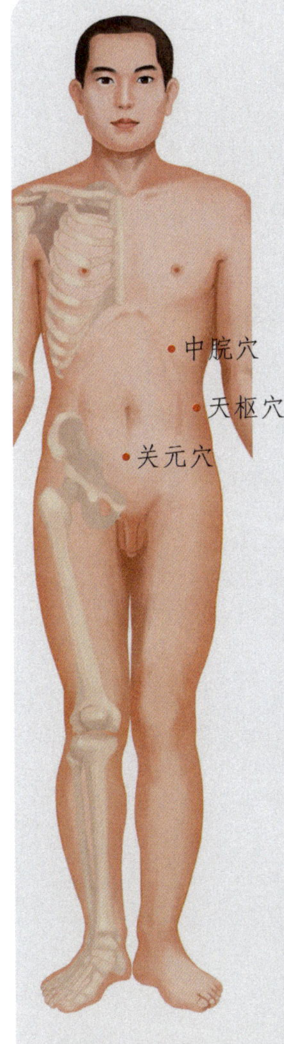

按中脘穴

取穴：中脘穴（人体前正中线，脐上 4 寸处）。

方法：将右手拇指指腹按在中脘穴，适当用力揉按 0.5~1 分钟，如此反复 10~20 次。

次数：每天 2~3 次。

功效：按中脘穴能够刺激胃部消化代谢功能，并可以适量减轻食欲，对于解除便秘也有效果，是腹部减肥的主要穴位。

按天枢穴

取穴：天枢穴（脐旁 2 寸）。

方法：两个拇指顶在天枢穴位置，做轮转按摩，一次 200 下。

次数：每天 1~2 次。

功效：可抑制食欲、帮助消化，并促进肠胃蠕动，促进皮下水分代谢。

按关元穴

取穴：关元穴（腹中线上，肚脐下 3 寸处）。

方法：取坐姿，用手掌在关元穴上先以 2 秒钟 1 次的频率缓慢按摩，然后稍稍加快至 1 秒钟 1 次，循序渐进。

次数：每天最好早晚各 1 次，每次按摩 10 分钟。

功效：按关元穴可以缩短食物在胃肠道内停留的时间，促进人体对脂肪的消耗和利用，从而达到去脂减肥的目的。

按天宗穴

取穴：天宗穴（肩胛骨冈下窝中央凹陷处，与第四脑椎相平）。

方法：以点按为主，可以借助外力，比如在健身器材上摩擦，可由轻到重，直至感觉天宗穴酸胀为止。

次数：每天 1~2 次。

功效：按天宗穴疏通小肠经，促进周身血液循环，消除背部脂肪囤积。

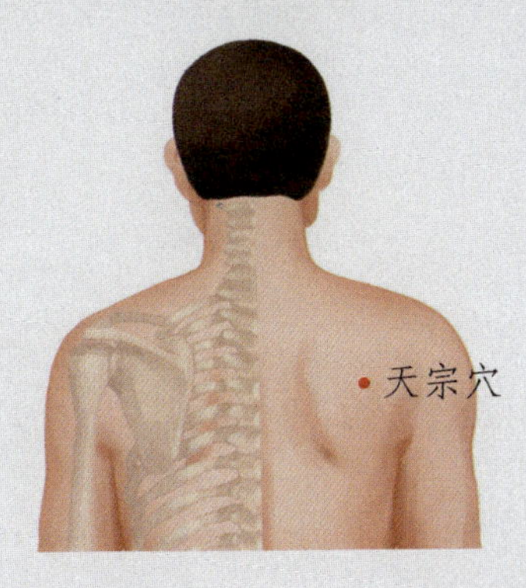

高脂血症并发脂肪肝患者的对症食谱

高脂血症并发脂肪肝患者的饮食原则

1. 尽量避免含高脂肪量、高胆固醇的食物

高脂血症并发脂肪肝患者应该尽量避免食用脂肪含量高的食物，如肥肉、黄油等；多吃海鱼，特别是深海鱼，深海鱼脂肪含量极少，而蛋白质含量很高，营养丰富；还应限制富含胆固醇食物的摄入，如动物内脏、蛋黄、鱿鱼、蟹黄等食物，每天摄入胆固醇总量不超过 300 克。在烹调时要多用植物油，如玉米油、橄榄油、香油等，应适当减少碳水化合物的摄入量，不要过多吃糖和甜食，每餐七八分饱即可。

2. 补充蛋白质、膳食纤维、维生素和矿物质

每天补充足够的蛋白质，适量食用牛奶、鸡蛋白、瘦肉类、鱼虾类及大豆制品等食物。增加膳食纤维摄入量，每天 40~60 克，因为膳食纤维可以促进脂肪和胆固醇从体内排出。

微量元素硒与维生素 E 联用，有调节血脂代谢、阻止脂肪肝形成及提高机体氧化能力的作用，对高脂血症也有一定的防治作用，所以应多食用富含各种维生素和微量元素的食物，如新鲜蔬菜、水果、菌藻类食物等。

3. 饮食应以清淡为主

不要吃对肝脏有害或有刺激性的食物，如芥末、咖喱、辣椒等，以保护肝脏，也不建议饮酒。

饮食宜清淡，不宜过咸，一般每天食盐摄入量以 4~6 克为宜。

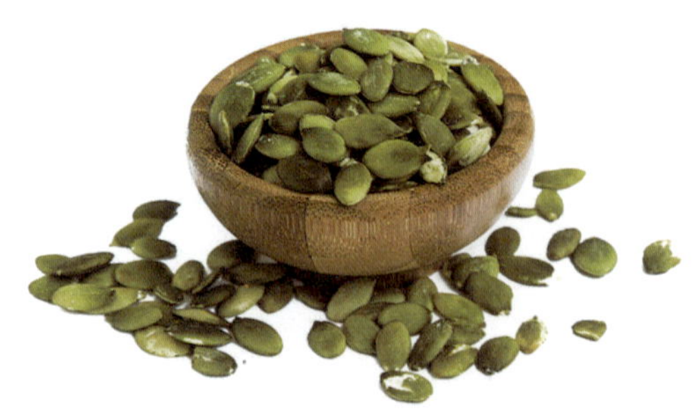

推荐降脂食谱

糖醋心里美

材料 心里美萝卜 500 克。

调料 白糖、醋各 10 克，香油 5 克。

做法

1. 心里美萝卜洗净，去皮，切丝装盘。
2. 取小碗，加入白糖、醋、香油拌匀，制成调味汁，淋入盘中拌匀即可。

烹饪秘招 选用较嫩的萝卜更加爽口。

热量：160 千卡

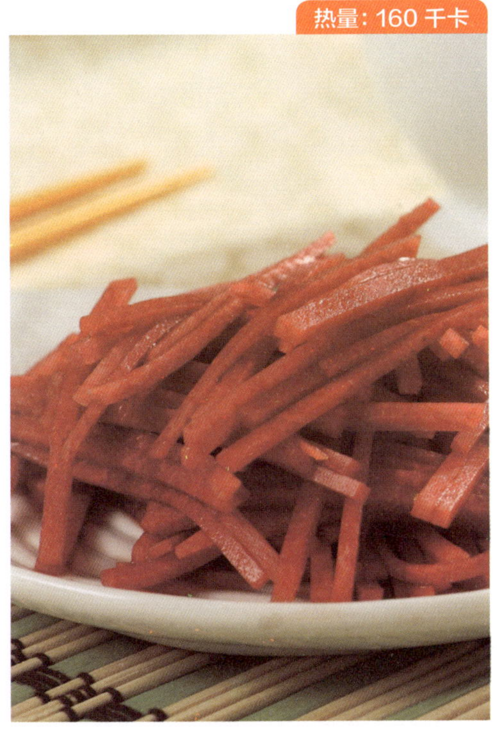

红薯饭

材料 大米 150 克，红薯 50 克。

做法

1. 大米淘洗干净，浸泡 30 分钟；红薯洗净，去皮，切块。
2. 大米和红薯块一同倒入电饭锅内，加适量水蒸熟即可。

烹饪秘招 红薯去皮切块后不宜久放，否则会氧化变黑。

热量：572 千卡

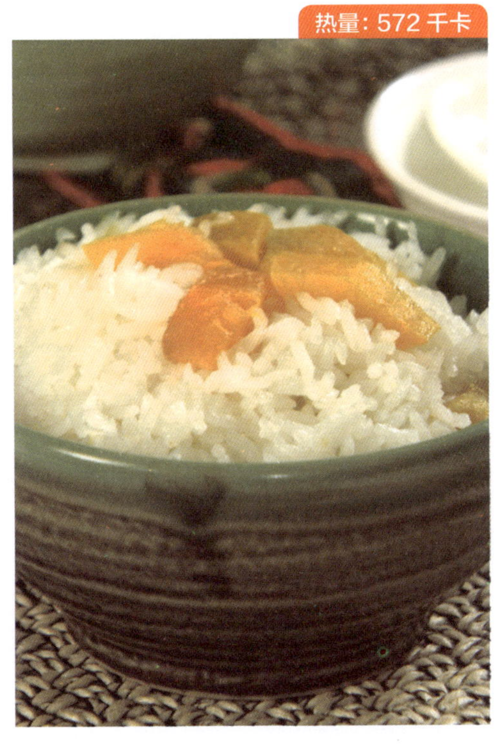

凉拌三丝

材料 海带300克，胡萝卜100克，葱50克。

调料 蒜末、醋各10克，盐、香油各2克。

做法

1. 海带洗净，放蒸锅中蒸30分钟，取出用清水浸泡片刻，捞出，沥干，切成约10厘米长的丝。
2. 胡萝卜洗净，切丝；葱洗净，切丝。
3. 将切好的食材盛盘，倒入调料拌匀装盘即可。

烹饪秘招 海带食用前浸泡6小时左右就可以了，如果浸泡时间过长，营养物质会溶解于水，降低其营养价值。

热量：119千卡

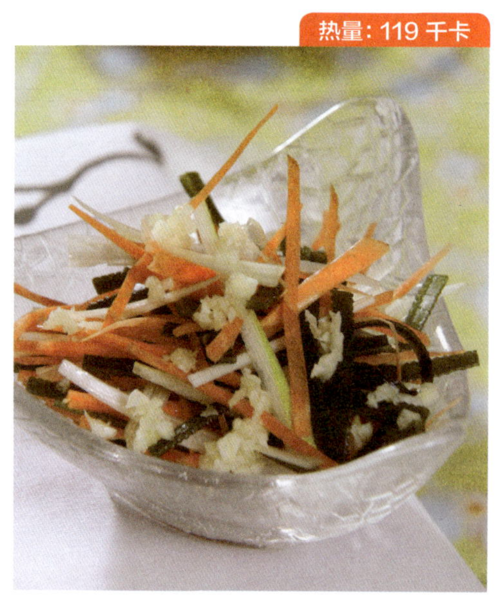

菠菜鸡丝汤

材料 菠菜150克，鸡胸肉50克，冬笋、香菇、水发木耳各25克。

调料 盐2克，料酒、酱油各5克，香油3克。

做法

1. 将菠菜择洗干净，焯水、捞出，切成3厘米长的段；鸡胸肉、冬笋、香菇、水发木耳分别洗净，切成细丝，然后一同入沸水中，至鸡丝变白色时捞出，沥水备用。
2. 锅中倒水，置大火上，烧至汤沸时放入菠菜段、鸡丝、冬笋丝、香菇丝、水发木耳丝、料酒、酱油，至沸后撇去汤面浮沫，加盐，淋入香油搅匀，起锅盛入汤碗中即可。

烹饪秘招 不用高汤、清汤，直接加清水烧沸即可。

热量：160千卡

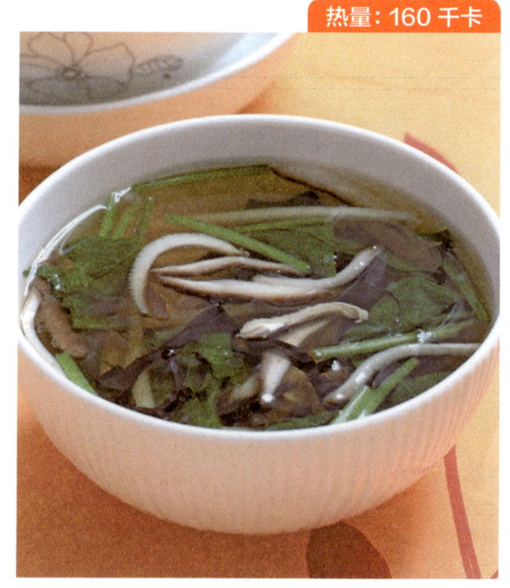

大蒜粥

材料 大蒜1头（约30克），大米100克，枸杞子10克。

调料 香油、盐各2克。

做法

1. 大蒜去皮，洗净，切碎；大米淘洗干净，浸泡30分钟。
2. 锅内加清水大火煮沸，放入大米煮25分钟，待米粒开花时，加入蒜末、枸杞子，继续熬煮5分钟，下盐调味，淋上香油即可。

烹饪秘招 大米浸泡30分钟再煮会熟得更快。

热量：456千卡

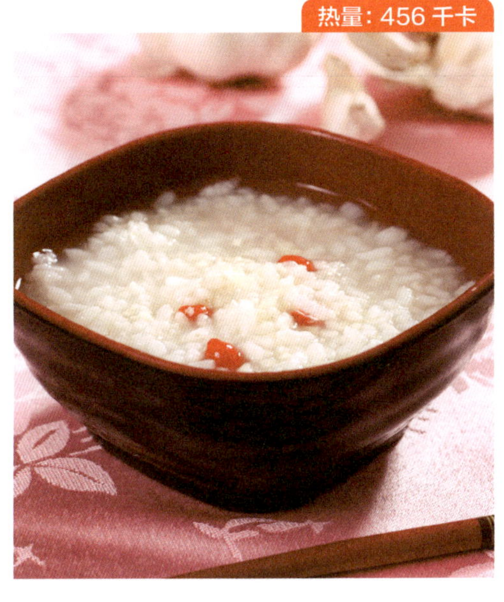

番茄烧豆腐

材料 豆腐500克，番茄100克。

调料 葱末、生抽各5克，盐2克。

做法

1. 番茄洗净，去蒂，切块；豆腐洗净，切块，备用。
2. 炒锅置火上，倒油烧热，放入豆腐块略炒，倒入番茄块，调入生抽略炒，然后盖锅盖焖煮5分钟，最后加盐、葱末炒匀即可。

烹饪秘招 如果没有番茄，用番茄酱代替番茄也可以。

热量：565千卡

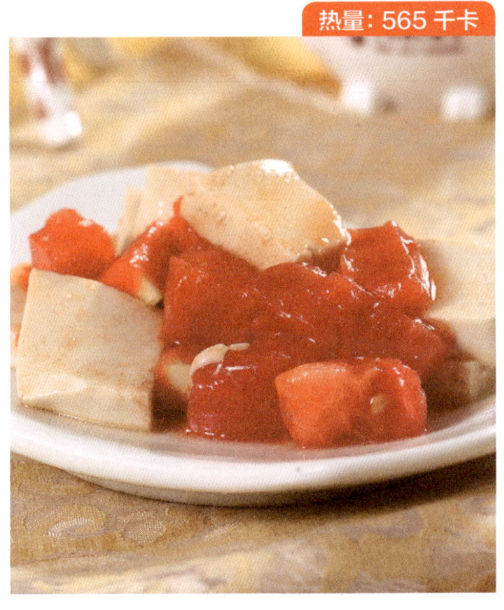

自我简易按摩调养

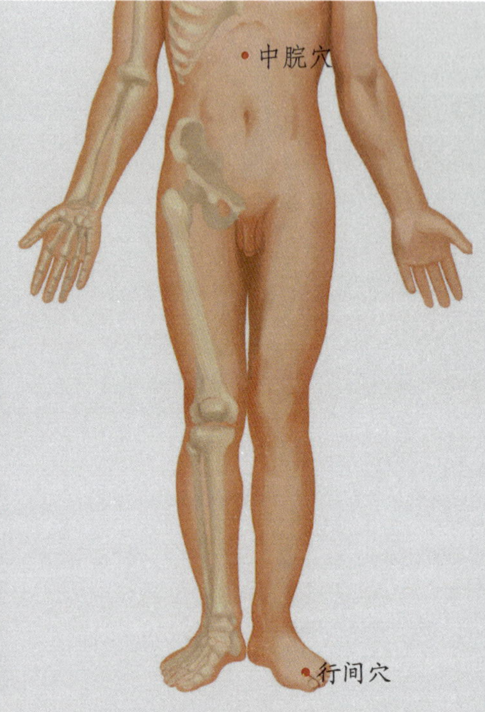

按压中脘穴

取穴：中脘穴（人体前正中线，脐上 4 寸处）。

方法：用拇指按压中脘穴，连续做 20~30 次。

次数：每天 1 次。

功效：按压中脘穴具有健脾益气，消食和胃的功效，多用于脂肪肝、胃炎、胃溃疡等症的辅助治疗。

点揉行间穴

取穴：行间穴（在足背侧，当第 1 趾和第 2 趾间，趾蹼缘的后方赤白肉际处）。

方法：点揉行间穴 3~5 分钟。

次数：每天 1 次。

功效：具有泄肝火，疏气滞的作用。

点拨阳陵泉穴

取穴：阳陵泉穴（小腿外侧、腓骨头前下方的凹陷处）。

方法：用拇指点拨阳陵泉穴 5 分钟。

次数：每天 1 次。

功效：此穴对肝胆上的任何疾病都有效。

点揉三阴交穴

取穴：三阴交穴（位于小腿内侧，在内踝尖上方 3 寸的骨后缘处）。

方法：用手指点揉三阴交 5 分钟。

次数：每天 1 次。

功效：此穴是肝、脾、肾三条阴经交会的地方，点揉三阴交穴可以很好地保养肝、脾、肾，使气血充足、流畅。

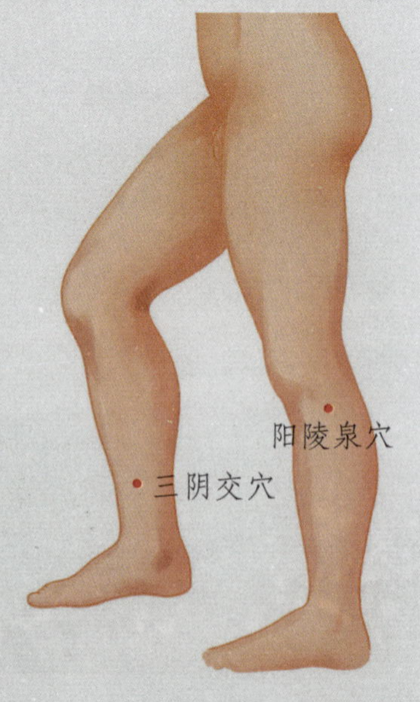

高脂血症并发冠心病患者的对症食谱

高脂血症并发冠心病患者的饮食原则

1. 多吃海产品

每周吃 1 ~ 2 次青鱼、带鱼、金枪鱼、鳕鱼等海鱼，海鱼中富含的 EPA 和 DHA 有明显的降血脂作用，还能防止冠状动脉痉挛和动脉粥样硬化，对冠心病和动脉粥样硬化的一级预防、二级预防具有重要的意义。

据药理研究证明，海藻中的固醇化合物具有降血脂的功效，并能明显地降低胆固醇，阻碍人体对胆固醇的吸收，对降血脂、预防动脉硬化、预防冠心病是非常有好处的。

2. 多喝脱脂奶、酸奶或绿茶

高脂血症并发冠心病患者可多饮用脱脂牛奶或酸奶。牛奶含有丰富的钙和乳清酸，可以降低食物中胆固醇的吸收，从而达到减缓冠心病发展的目的。另外，牛奶含有的钙对心肌有保护作用。

如果喜欢喝茶，可以喝些绿茶，绿茶能降低血中胆固醇的水平，减轻动脉硬化程度，增强毛细血管壁的弹性，是预防冠心病极好的饮料。

3. 宜清淡饮食

高脂血症并发冠心病患者应避免进食过多的脂肪和甜食，烹饪时应用植物油，不要用动物油；饮食应清淡，少吃盐，并增加钙的摄入量；要多吃蔬菜和水果。

推荐降脂食谱

香菇油麦菜

材料 油麦菜250克，鲜香菇6朵（约100克）。

调料 葱花、蒜末、盐3克。

做法

1. 油麦菜择洗干净，切段；鲜香菇去蒂，洗净，放入沸水中焯烫，捞出，沥干水分，切片。
2. 炒锅置火上烧热，倒入植物油，炒香葱花、蒜末，放入油麦菜翻炒至断生，加焯烫好的香菇，加盐翻炒均匀即可。

烹饪秘招 如果有干香菇，泡发后用来炒油麦菜，别有风味。

热量：156千卡

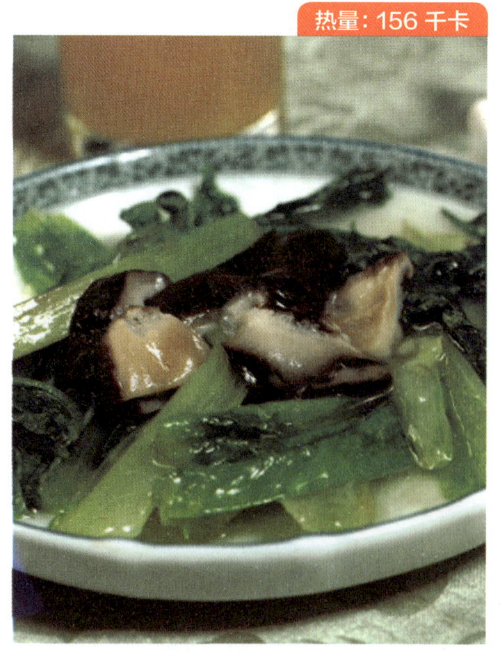

蒜味饭

材料 大米100克，猪瘦肉、去皮大蒜瓣各50克。

调料 葱花、香油各3克。

做法

1. 大米淘洗干净，浸泡30分钟；猪瘦肉洗净，切丁；大蒜瓣洗净。
2. 将猪瘦肉丁、大米和大蒜瓣一同倒入电饭锅内，加适量水蒸至电饭锅开关跳起，放入葱花和香油拌匀即可。

烹饪秘招 蒜香能增进人的食欲，但此饭不要吃太多，以免摄入过多热量。

热量：509.5千卡

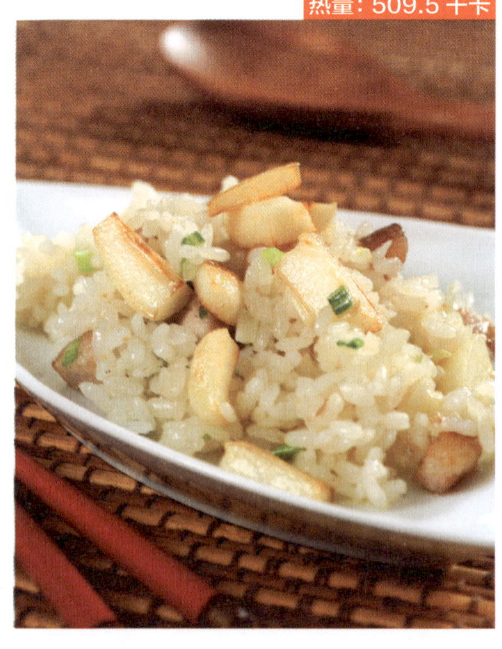

番茄炒丝瓜

材料 丝瓜、番茄各100克。

调料 盐、白糖各2克。

做法

1. 丝瓜洗净，切成滚刀块；番茄洗净，用开水烫一下，去皮，切块。
2. 炒锅置大火上，倒油烧热，投入丝瓜块、番茄块翻炒片刻，加盐和白糖调味即可。

烹饪秘招 丝瓜加适量水炒会更加可口。

鸡丝紫菜汤

材料 鸡胸肉100克，干紫菜5克，小白菜150克。

调料 葱花、盐各3克。

做法

1. 鸡胸肉洗净，沥干水分，切丝；小白菜择洗干净；干紫菜撕成小片。
2. 汤锅置火上烧热，倒入植物油，炒香葱花，放入鸡肉丝翻炒至变色，倒入适量开水中火烧开，转小火煮2分钟，下入小白菜煮熟，加入撕成小片的紫菜搅拌均匀，调入盐调味即可。

烹饪秘招 小白菜不要煮太久，不然口感不好。

热量：135千卡

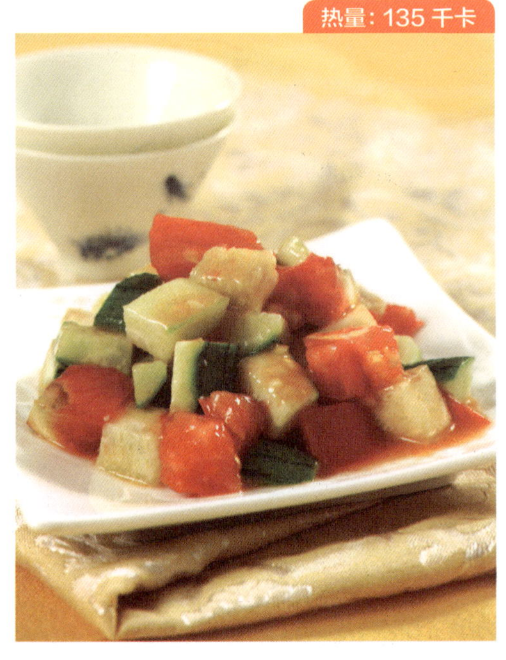

热量：216千卡

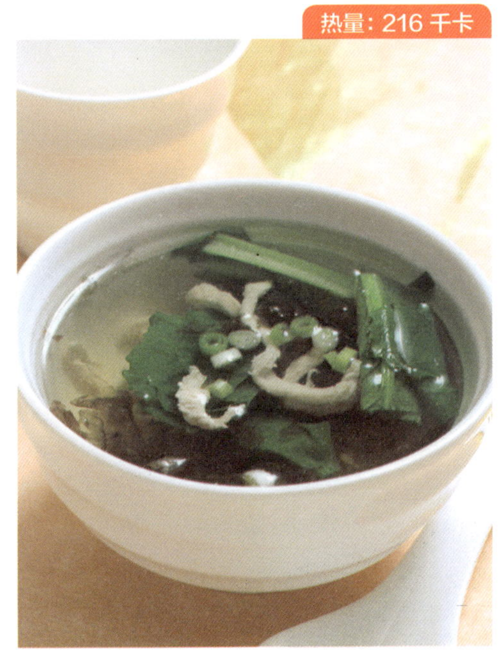

胡萝卜素包

材料 发酵面团500克，胡萝卜、豆腐各150克，水发木耳100克。

调料 葱末、姜末各5克，盐2克。

做法

1. 豆腐洗净切小块，入热油锅中炒上颜色，盛出碾碎；木耳洗净，切碎。
2. 胡萝卜洗净，切碎，挤去水分，加入炒豆腐碎、木耳碎、葱末、姜末、盐、植物油拌匀，制成馅料。
3. 将发酵面团搓条，下剂子，擀皮，包入馅料，做成生坯上蒸屉，大火蒸10分钟即可。

烹饪秘招 将馅炒熟再包入面皮，味道会更好。

热量：2134千卡

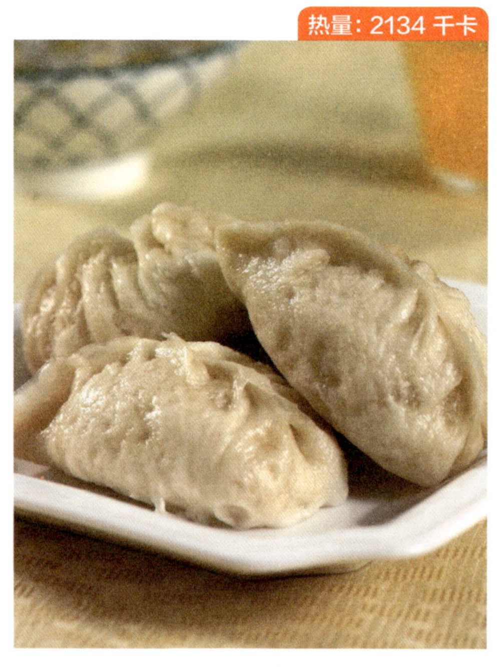

苦瓜豆腐汤

材料 苦瓜150克，豆腐250克。

调料 料酒、酱油各5克，香油5克，盐2克，水淀粉少许。

做法

1. 苦瓜洗净，去瓤，切片；豆腐洗净，切片。
2. 锅置火上，倒油烧热，加入苦瓜片翻炒数下，倒入沸水，放入豆腐片，加入料酒、酱油、盐煮沸，用少许水淀粉勾薄芡，淋上香油即可。

烹饪秘招 苦瓜斜着切，将肉露出，调味料才能充分渗透进苦瓜肉中，中和苦味。

热量：283千卡

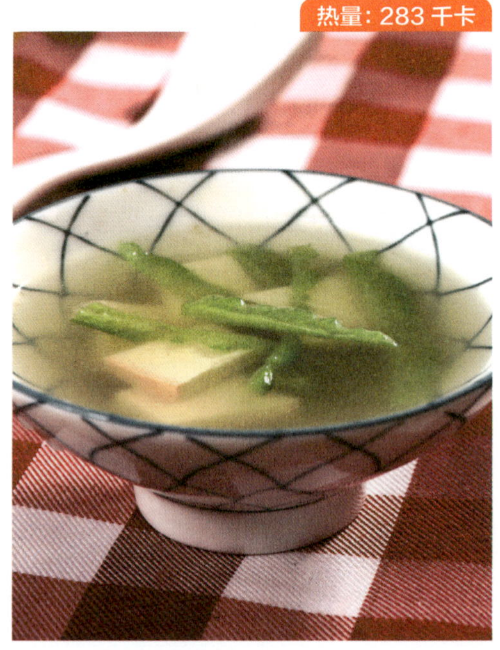

紫米杂粮粥

材料 紫米、糙米、薏米各30克，大米15克。

做法

1. 紫米、薏米、糙米分别淘洗干净，浸泡2小时；大米洗净，浸泡30分钟。
2. 锅置火上，倒入适量清水煮沸，放入紫米、糙米、薏米用大火煮沸后，再改用小火熬煮20分钟，加入大米煮至黏稠即可。

烹饪秘招 煮紫米杂粮粥时，可用泡过紫米的水煮，这样可以更好地获取紫米的营养。

热量：374.6千卡

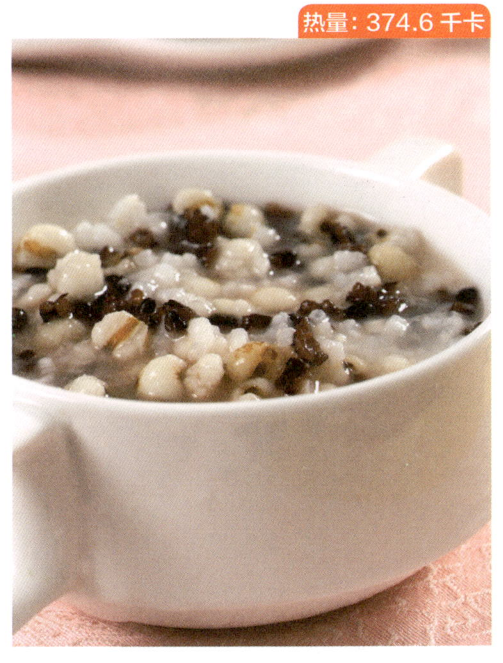

香椿拌豆腐

材料 豆腐200克，香椿100克。

调料 香油、盐各2克。

做法

1. 豆腐洗净，放沸水中焯烫，捞出，凉凉，切块，装盘；香椿洗净，放沸水中焯一下，捞出，立即放凉开水中过凉，捞出，沥干，切碎，放入豆腐中。
2. 在香椿碎、豆腐块中加入盐、香油拌匀即可。

热量：271千卡

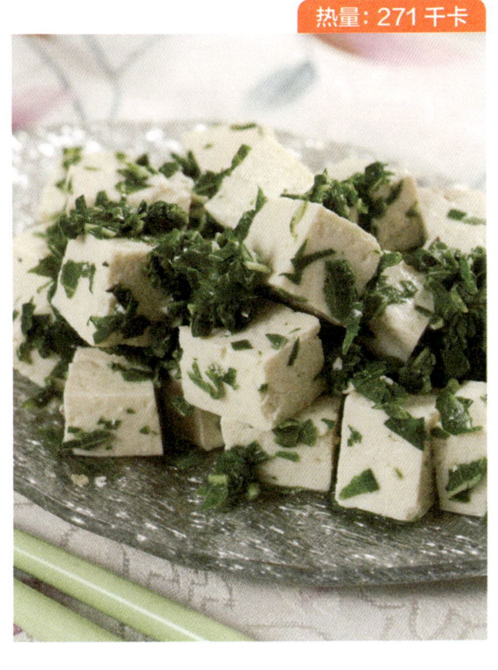

自我简易按摩调养

揉灵道穴

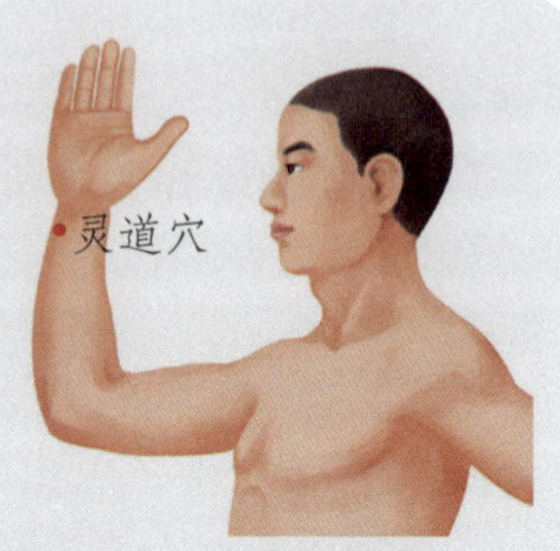

取穴：灵道穴（在前臂掌侧，当尺侧腕屈肌腱的桡侧缘，腕横段上 1.5 寸）。

方法：用拇指先轻揉灵道穴 1 分钟，然后重压按摩 2 分钟，最后轻揉 1 分钟。

次数：每天上下午各揉 1 次。

功效：揉灵道穴可减轻心绞痛症状。

点揉内关穴

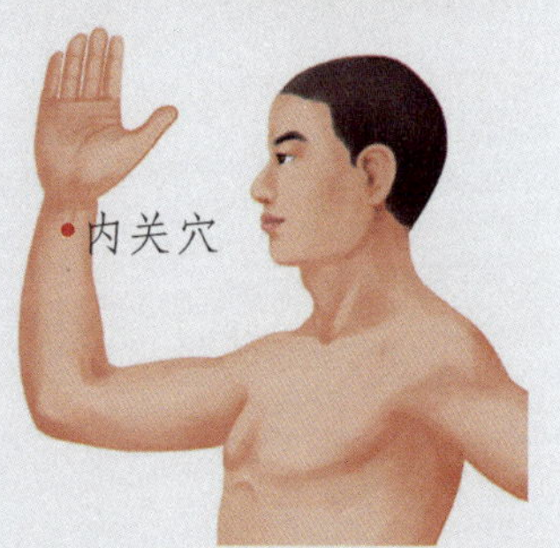

取穴：内关穴（前臂正中，腕横纹上 2 寸）。

方法：用拇指点揉内关穴 1 分钟。

次数：每天 1 次。

功效：点揉内关穴能够有效提高心肌无氧代谢的能力，令心肌在缺血缺氧环境中仍能正常工作。

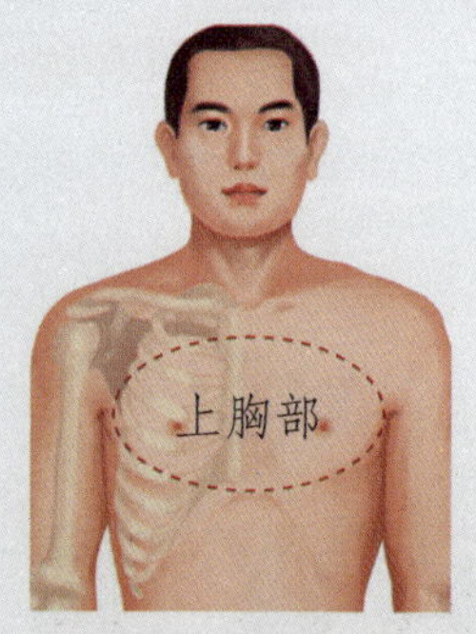

分擦上胸部

取穴：上胸部（双侧乳头至两侧锁骨下缘之间这一扇形区域的胸部）。

方法：两手掌放松伸开，分别置于同侧上胸部，由上向两侧腋窝部斜行分擦。手掌要紧贴皮肤，力量和缓、均匀。

次数：分擦 20 次。

功效：能调节心律，扩张冠状动脉增加心肌供血。

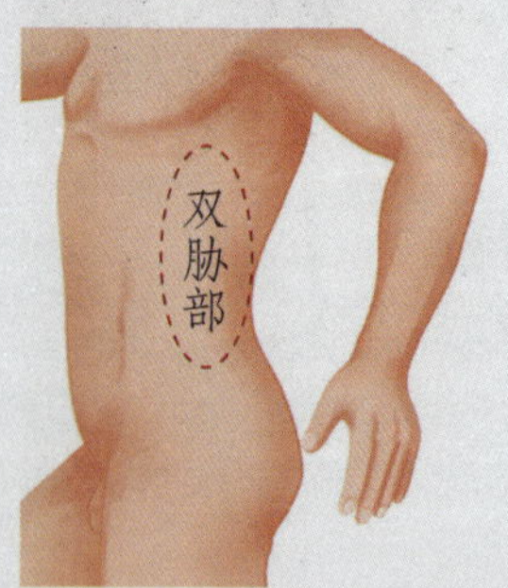

擦双胁部

取穴：双胁部（两侧乳头之下至双侧肋弓下缘之上的侧胸区）。

方法：双手掌放松至于胸胁部，从后向前，用力均匀地分擦。

次数：分擦 20 次。

功效：擦双胁部能够刺激肋间神经，反射性地调节心脏功能，更能调节心肌传导和增加血液供应。

第5章

8周降低血脂的饮食方案

8 周科学饮食可以改善高脂血症

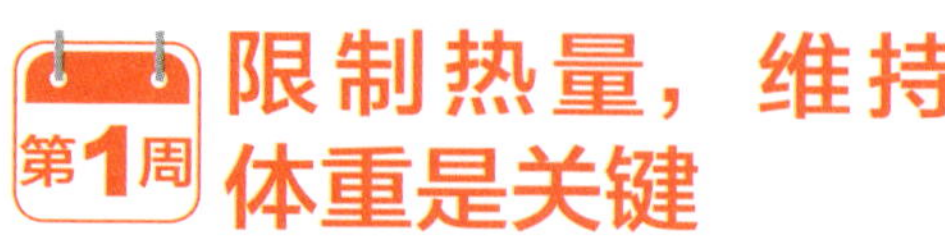

限制热量，维持体重是关键

低热量饮食是关键

低热量饮食能降低甘油三酯，对高脂血症患者稳定血脂有益；低热量饮食能够有效地帮助体重控制不佳的高脂血症患者减重，进而达到控制体重和减少其他相关疾病的目标。

维持理想体重只能低热量饮食

为使体重保持在标准范围内，摄入总热量应视病情和患者体重与标准体重之间的差距而定。病情越重，体态越胖，越应严格控制摄入的总热量；而消瘦型患者则要提高全日饮食的总热量。但要注意，低热量饮食不是“饥饿疗法”，在控制全天总热量的情况下，三大营养素：碳水化合物、蛋白质、脂肪，所提供的热量应分别占总热量的50%～65%、15%～20%、20%～30%，儿童、孕妇、哺乳期女性、消瘦者的蛋白质摄入比例可适当增加，消瘦者脂肪的摄入比例可适当提高。

选择新鲜的天然食物很重要，新鲜的天然食物一般热量都比加工食物要低。例如胚芽米的热量低于白米，新鲜水果的热量低于果汁，新鲜猪肉的热量低于香肠、肉干等。选择清炖、清蒸、水煮、凉拌等烹饪方式，这些食物比油炸、油煎、油炒食物热量低得多，例如，清蒸鱼、凉拌青菜、辣白菜等。肉类尽量选择鱼肉、鸡肉等。肉类所含热量依种类不同，大致热量从高到低排列如下，猪肉 > 羊肉 > 牛肉 > 鸭肉 > 鸡肉 > 鱼肉。

第2周

严格控制胆固醇的摄入量

胆固醇是调控血脂的关键

胆固醇是人体所必需的营养成分，但是人体自己生产的胆固醇已经足够了，不用再从外界吸收胆固醇。可是除非完全素食，否则人们不可能不吸收胆固醇，因为动物和人一样能生产胆固醇，肉类食品中便很自然地携带了胆固醇。

一半以上中年男性胆固醇高或者介于临界值。饮食上不加控制的话，很多人的胆固醇就会超标。即使目前不超标的，如果不注意饮食，将来也很有超标的可能。因此，控制胆固醇指标是每一个人必须要做的事。

控制胆固醇摄入该吃什么

购买食物的时候要养成习惯挑一

挑，尽量买胆固醇含量低的食物。

不管怎样避免，只要吃肉、油、糕点等，总会吃胆固醇。因此，除了尽可能避免吃胆固醇，还要多吃降低胆固醇的食物。降胆固醇的食物中最有效的是大豆类及其制品、坚果和富含膳食纤维的食物。因此，多吃水果、蔬菜、大豆制品、粗杂粮，用橄榄油做食用油，适量吃鱼，少吃肉，辅以减肥，完全可能把胆固醇控制在正常水平之内。

第3周
合理摄入不饱和脂肪酸

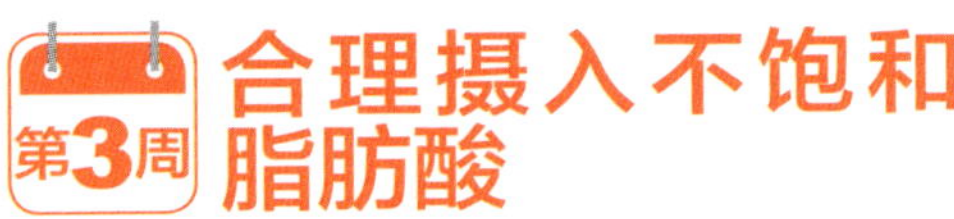

调控血脂，合理摄入不饱和脂肪酸

含高饱和脂肪酸的饮食可能导致心脏病、高血压和癌症。一般来说，食物中饱和脂肪酸对血胆固醇的影响甚至大于食物中胆固醇对血胆固醇的影响。因此，对高脂血症患者来说，合理摄入含不饱和脂肪酸的食物非常重要。

这样吃，才会减少饱和脂肪酸的摄入

动物脂肪是饱和脂肪酸的一个主要来源，所以，在所吃食物的成分上，要尽可能限制动物脂肪的摄入量。吃肉要越瘦越好，最好吃鸡胸肉，因为鸡肉比其他肉所含的脂肪少，鸡的脂肪主要在皮和关节上，如果只吃鸡胸的话，摄入的脂肪就非常少。

奶制品是动物脂肪的又一大来源，因此要选低脂或无脂的，很多人少吃了肉，结果全脂奶没有少喝，脂肪吸收一样过量。除了这些明显的饱和脂肪酸外，隐藏的脂肪也要少吃，比如含黄油和人造黄油的食品，沙拉酱、油炸食品、点心等。

植物油里面饱和脂肪酸和不饱和脂肪酸都有，因此在选用食用油的时候要选用不饱和脂肪酸含量高的油。其中多不饱和脂肪酸因为有 ω-3 脂肪酸，能够预防心脏病，所以建议选择中链脂肪酸的油，因为中链脂肪酸的油不进入血液循环，可以迅速燃烧，快速供能，还能促进新陈代谢，增加脂肪的燃烧。

第4周
每天摄入足够的膳食纤维量

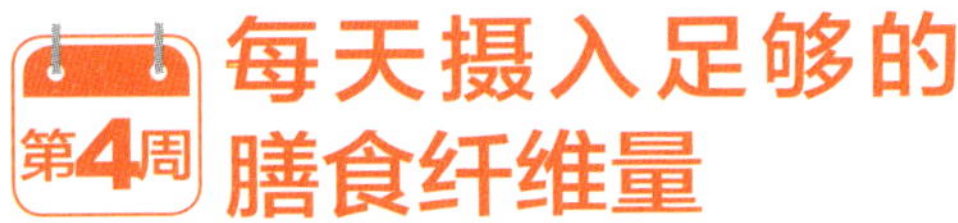

膳食纤维有益身体，摄入量要适宜

美国一项为期 10 年的跟踪研究表明，多吃膳食纤维的人健康状况明显好于少吃膳食纤维的人：这批人很少超重，甚至在 10 年内体重不怎么增加，很少得高脂血症、高血压等。膳食纤维的作用，通俗地说就是吃下去以后占了地方，其他东西就吃不下了。而且膳食纤维大多不被身体吸收，很快就跑到大肠、结肠去了，加快了消化的速度。所以，高脂血症患者的膳食中应适当多一些膳食纤维。但进食膳食纤维的量要控

制在合理范围内，否则过多的膳食纤维会影响钙、铁、锌和维生素的吸收。

建议小于50岁的男性每天吃25克膳食纤维，大于50岁的男性每天要吃35克，女性这两个数值为21克和25克。

膳食纤维的摄入量要每天一点点地增加

日常增加膳食纤维摄入量的办法一是多吃菜，二是在家里的米、面上打主意，米要多吃糙米，面要多吃全麦面。糙米如果觉得不好吃的话，可以和其他米混在一起蒸。全麦面也一样，可以和正常面粉混在一起食用。

高脂血症患者摄取膳食纤维还应注意循序渐进。因为如果高脂血症患者突然在短时间内由低纤饮食转为高纤饮食，可能会出现胃胀气、腹痛、腹泻等一系列消化道不适的反应。

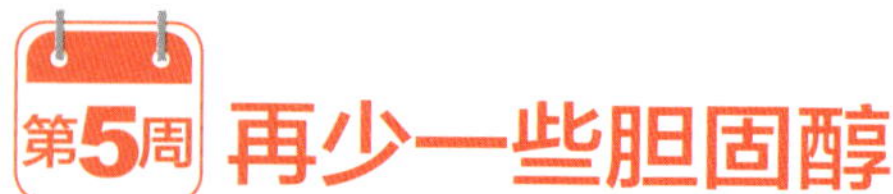

第5周 再少一些胆固醇

高脂血症患者饮食中，大家也慢慢适应了这样的饮食习惯，本周要再降低胆固醇量，每天摄取量在200毫克以内，循序渐进地降脂。

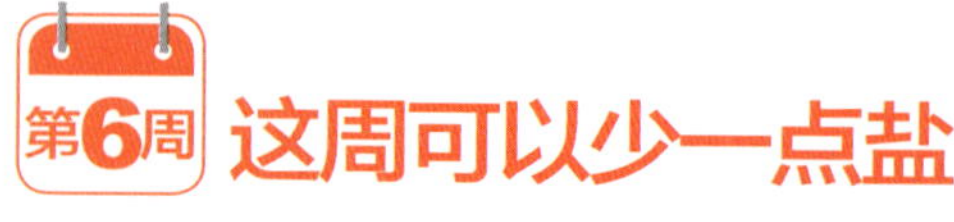

第6周 这周可以少一点盐

摄入过多的盐，使人们患高血压，甚至得心脏病的可能性大大提高。从现在开始做清淡的饭菜，吃清淡的食物。

控制盐比较困难，无论中餐还是西餐，都需要盐调味，往往导致多数人盐的摄入量都过大。要想真正控制盐的摄入量，只能从自己的口味下手，要有意识地训练自己习惯吃清淡的食物，长期坚持下来口味就会慢慢变淡。

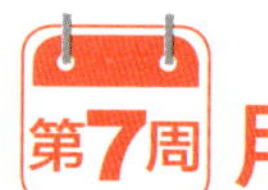

第7周 用醋和大豆来降脂

每天20~40克醋帮助降低胆固醇

醋具有减少血中胆固醇的作用。人体摄取醋后，血中总胆固醇就会有所下降。这是因为醋酸抑制了肝脏等的胆固醇合成。每天20~40克的醋即可控制稍高的血中总胆固醇值，并且对人体不会产生不良效果。

所有的醋（黑醋、白醋、粮食醋、果实醋、谷物醋）都含有醋酸，所以任何种类的醋都具有降脂的效果。而且醋的效果不会因为烹调而发生变化，无论是直接饮用还是烹调食用都具有减少血中胆固醇的效果。

摄取大豆有利于降血脂

大豆是人们饮食生活中不可或缺的家常食品，含优质蛋白质35%~40%；含脂肪15%~20%，其中85%为不饱和脂肪酸；大豆中还含有皂苷和大豆异黄酮，具有抗氧化、降血脂、抗溶血、抗真菌、抗细菌、抑制肿瘤等作用。因而增加大豆及其制品的摄入，对高脂血症患者预防心脑血管疾病有很好的效果。

另外，将大豆加工后制成的大豆制品，如豆腐、豆浆、腐竹、豆芽、豆豉、纳豆、腐乳，其蛋白质的吸收率可达95%，是日常生活中价格低廉，营养丰富的食品。

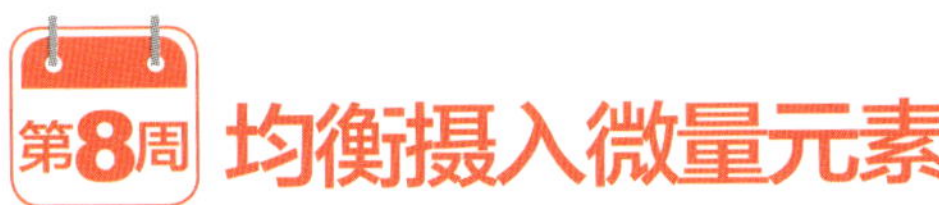

第8周 均衡摄入微量元素

什么是微量元素

微量元素是指其量极微，但是维持人体正常生命活动中不可缺少的元素。通常微量元素包括锌、硒、碘、铜、铬、锰、铁、钴、镍、氟、钼、锡等，它们是人体不能自身合成的营养素。

均衡补充微量元素是辅助治疗高脂血症最为有效的途径

高脂血症还有一个很重要的原因——体内微量元素失衡。

体内铬元素的降低可导致血脂代谢紊乱，促使动脉粥样硬化和脑血管病；锰能改善动脉粥样硬化患者的代谢，防止动脉粥样硬化的发生；锌可在一定程度上抑制血小板对钙的摄取，减少血小板凝聚、减少血栓形成；稀土元素钪、钇、镧可以防止或延缓动脉粥样硬化的形成；铜、钒、钼都具有降低胆固醇、改善胆固醇代谢的作用，使血脂和胆固醇降低。

因此，均衡补充微量元素是辅助治疗高脂血症最为有效的途径。

对高脂血症患者有益的微量元素	最佳膳食来源	含量
锌	奶制品、大豆、红肉、蛋类、禽类、蟹、龙虾、牡蛎、坚果、扁豆	每100克中至少含锌4.0毫克
锰	糙米、小麦、大麦、坚果、大豆、全谷物食品、莴笋、蓝莓、土豆、茶叶	每100克中至少含锰0.1毫克
铬	红肉、土豆、番茄、苹果、香蕉、葡萄、柑橘	每100克中至少含铬2.0微克
硒	糙米、贝类、鱼、禽类、全麦面包	每100克中含硒至少40.0微克
钒	蔬菜类、五谷类、鱼类、坚果、橄榄油、大豆油	每100克中含钒至少1.8毫克
铜	肝、芝麻、海产品、全谷类、坚果类	每100克中至少含铜2.0毫克

低热量、高纤维、低胆固醇的8周美味健康配餐

限制热量，维持体重是关键

	早餐	加餐	午餐	加餐	晚餐
周一	全麦面包50克，牛奶250克，拌芹菜腐竹100克（芹菜60克、腐竹40克）	柚子100克	二米饭100克，清蒸鲈鱼75克，蒜蓉西蓝花100克，紫菜汤（紫菜3克、萝卜50克）	苹果100克	玉米面发糕75克，红枣紫米粥100克，鸡蓉豆腐（鸡蓉50克、豆腐50克），木耳炒油菜（水发木耳50克、油菜150克）
周二	麻酱卷75克，豆浆250克，拌莴笋豆腐丝（莴笋100克、豆腐丝50克）	葡萄60克	南瓜饭130克，冬瓜氽羊肉丸子（冬瓜100克、羊肉75克），白灼菜心（菜心100克）	梨100克	馒头75克，小米山药粥（小米10克、山药20克），拌海带丝（海带100克），拌紫甘蓝丝（紫甘蓝150克）
周三	芝麻饼75克，蒸蛋羹（鸡蛋1个），酸奶250克，拌柿子椒丝100克	橙子100克	牛肉胡萝卜饺子100克，蒜蓉生菜150克，拌苦瓜80克	香蕉100克	荞麦馒头75克，绿豆粥100克，黄瓜虾仁（黄瓜50克、虾仁50克），香菇白菜豆腐（白菜100克、豆腐50克）

续表

	早餐	加餐	午餐	加餐	晚餐
周四	白面包 50 克，牛奶 250 克，拌生菜 100 克	圣女果 100 克	红豆饭 130 克，鲜蘑菠菜（鲜蘑 50 克、菠菜 150 克），百合芦笋汤	橘子 100 克	玉米面窝头 75 克，紫薯薏米粥 100 克，白萝卜炖鸭块（白萝卜 75 克、鸭块 75 克），麻酱油麦菜 125 克
周五	豆沙包 75 克，燕麦片粥 100 克，拌胡萝卜海带丝（胡萝卜 40 克、海带丝 60 克）	草莓 100 克	鸡蛋茴香包子（鸡蛋 1 个、茴香 200 克调馅），什锦菜花（菜花 80 克、西芹 40 克、玉米粒 20 克、胡萝卜 20 克），虾皮汤 100 克	酸奶 250 克	紫米馒头 75 克，南瓜粥 100 克，拌芹菜香干（芹菜 200 克、香干 50 克）
周六	银丝卷 75 克，豆腐脑 250 克，拌木耳黄瓜 100 克	火龙果 100 克	莜麦面条 75 克，鲫鱼豆腐汤（鲫鱼 75 克、豆腐 50 克），白灼芥蓝（芥蓝 100 克）	哈密瓜 100 克	花卷 75 克，枸杞银耳粥 100 克，拌樱桃萝卜 100 克
周日	白米粥 100 克，全麦花卷 75 克，拍黄瓜 100 克	苹果 100 克	米饭 130 克，肉末番茄炒茄子（肉末 50 克、番茄 100 克、茄子 100 克），蒜蓉蒿子秆 100 克	柿子 100 克	烙饼 75 克，红豆粥 100 克，清炒莴笋 100 克，拌豆腐 50 克

注：本周低热能的食谱热量为 1600 千卡 / 日，要严格限制炒菜用油、用糖的量；适量增加膳食纤维的摄入量，以减少食物在体内停留的时间，加快废物排出体外。

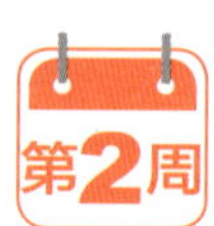

严格控制胆固醇的摄入量

	早餐	加餐	午餐	加餐	晚餐
周一	花卷70克，豆浆200克，番茄100克	无花果100克	米饭130克，肉炒圆白菜（圆白菜100克、猪瘦肉25克），小白菜汤（小白菜100克）	榛子20克	发糕100克，鸡丝炒柿子椒（柿子椒60克、鸡胸肉50克、植物油5克），素炒菠菜（菠菜100克）
周二	烙饼50克，豆浆300克，拌白菜心（大白菜心100克、香油2克）	李子100克	花卷100克，葱烧海带（葱30克、海带300克），菠菜汤（菠菜100克）	石榴100克	米饭80克，清蒸鱼（草鱼肉75克），清炒茼蒿250克
周三	馒头75克，豆腐脑200克	山楂100克	米饭130克，芹菜烧胡萝卜（芹菜50克、胡萝卜20克、火腿20克），番茄汤（番茄100克、香油2克）	梨100克	馄饨（面粉50克、肉末25克），拌生菜200克，炒三丁（莴笋100克、豆腐干50克、胡萝卜20克）

续表

	早餐	加餐	午餐	加餐	晚餐
周四	馒头75克，豆浆250克	樱桃100克	米饭130克，炒芥蓝100克，百合芦笋汤（百合20克，芦笋50克）	橘子100克	玉米粥100克，烧双笋（春笋50克、莴笋50克），兔肉烧土豆（兔肉50克，土豆50克）
周五	花卷75克，豆浆220克，炒杂菜（胡萝卜50克、水发木耳10克、洋葱50克）	猕猴桃100克	米饭130克，清蒸鱼（鲤鱼50克、香油1克），炒西蓝花150克	杏100克	过水面75克，醋烹豆芽200克，豆腐干炒鸡丁（鸡肉25克、豆腐干50克、花生米20克）
周六	馒头75克，绿豆粥（绿豆10克、大米25克），番茄100克	桃子100克	米饭130克，清炒木耳菜200克，紫菜火腿汤（火腿20克、紫菜10克、香油2克）	西瓜100克	米饭100克，炒南瓜丝150克，豆腐萝卜汤（萝卜50克、豆腐25克、香油2克）
周日	馒头75克，牛奶220克，火腿拌黄瓜（黄瓜100克、火腿20克、香油3克）	杨梅100克	米饭130克，韭菜炒春笋（韭菜50克、春笋150克），紫菜虾皮汤（紫菜5克、虾皮3克、香油3克）	苹果100克	米饭100克，炒芹菜（芹菜150克、白萝卜50克），蘑菇豆腐汤（鲜蘑菇50克、南豆腐100克）

注：1. 减少动物脂肪、高热量高胆固醇食物的摄入。

2. 降低胆固醇在体内合成的速度。

3. 增加膳食纤维。

4. 补充钾、钙等矿物质，以加强细胞代谢，有利于降低胆固醇。

合理摄入不饱和脂肪酸

	早餐	加餐	午餐	加餐	晚餐
周一	豆浆250克，米饭（大米25克），茶叶蛋1个	葵花子20克	馒头75克，冬瓜肉丸汤（冬瓜150克、猪瘦肉75克），蒜泥海带（水发海带100克、香油2克），炒菠菜100克	开心果30克	红豆饭130克，炒洋葱100克，拌豆芽（绿豆芽100克、香油2克），瓜片汤（黄瓜75克、紫菜2克、香油2克）
周二	牛奶250克，苏打饼干100克，黄瓜拌豆腐丝（黄瓜50克、豆腐丝25克、香油2克）	橘子100克	米饭130克，白菜烧香菇（白菜170克、香菇30克），虾皮紫菜汤（虾皮5克、紫菜2克、香油2克）	杨桃100克	花卷（面粉75克），雪里蕻烧豆腐（雪里蕻50克、豆腐100克、猪瘦肉25克），素炒茼蒿（茼蒿150克、香油2克）
周三	奶香燕麦粥100克，咸面包35克，拌苋菜（苋菜100克、香油3克）	菠萝100克	荞麦饭130克，肉丝炒萝卜150克，虾仁油菜汤（油菜100克、鲜虾仁50克、香油3克）	松子20克	烧饼75克，熘豆腐100克，炒素什锦（圆白菜100克、洋葱50克、胡萝卜50克）

续表

	早餐	加餐	午餐	加餐	晚餐
周四	牛奶250克，花卷（面粉25克），拌白菜心（白菜心100克、香油2克）	梨100克	米饭130克，素炒菠菜200克，番茄汤（番茄50克、紫菜2克、香油2克）	橙子100克	馒头100克，柿子椒烧肉（柿子椒60克、猪瘦肉50克），豆腐丝芹菜（芹菜100克，豆腐丝50克）
周五	馒头75克，豆腐脑300克，洋葱拌豆芽（绿豆芽100克、洋葱25克、香油2克）	酸奶200克	紫米饭130克，清炖平鱼（平鱼75克），拌油麦菜100克	香蕉100克	花卷（面粉75克），番茄菜花（菜花80克、番茄50克），鱼香莴笋（莴笋150克）
周六	麻酱烧饼（面粉50克、麻酱5克），拌黄瓜150克	火龙果100克	二米饭100克，清蒸草鱼75克，拌生菜100克	柚子100克	发糕（面粉50克、玉米面25克），西芹百合（西芹、百合各50克），炝扁豆丝（扁豆150克、香油4克）
周日	豆浆200克，素包子（面粉50克、鸡蛋1个、韭菜100克），小番茄100克	脱脂酸奶100克	燕麦饭130克，肉烧空心菜（空心菜100克、猪瘦肉75克），丝瓜烧鲜蘑（丝瓜100克，鲜蘑100克）	木瓜100克	花卷（面粉75克），盐水煮毛豆75克，清炒油菜200克

注：高脂血症患者每人每日用油量不超过20克，少食动物性食品，忌用炸、煎等烹调方法。此周菜谱适合肝、胆、胰疾病及高脂血症患者。

每天摄入足够的膳食纤维

	早餐	加餐	午餐	加餐	晚餐
周一	馒头75克，清炒蒜薹100克，牛奶250克	豆浆150克	米饭130克，香菇烧青菜（青菜100克、香菇50克），油菜豆腐汤（小油菜、豆腐各50克，海米5克）	猕猴桃150克	玉米面发糕75克，大米粥80克，蘑菇烧肉（鲜蘑菇100克、猪瘦肉50克、黄瓜50克）
周二	全麦面包75克，豆浆200克，圣女果100克	葡萄60克	荞麦饭130克，猪肝炒韭菜（韭菜100克、猪肝40克），冬瓜汤（冬瓜50克、海米5克）	香蕉150克	凉拌魔芋（魔芋150克），馄饨（面粉50克、肉末25克、香油3克），白菜炖豆腐150克（豆腐120克、白菜30克），拌海带（水发海带100克、黄瓜50克、香油3克）
周三	玉米面窝头35克，牛奶燕麦片粥100克，拌黄瓜75克	柚子100克	高粱米饭130克，烧茄子100克，炖排骨（白菜50克、带骨排骨100克、干香菇5克）	草莓100克	烧饼75克，黑米粥100克，鲜蘑烧芹菜200克（芹菜150克、鲜蘑50克）

续表

	早餐	加餐	午餐	加餐	晚餐
周四	豆浆200克，馒头片（面粉25克），拌茄泥（茄子50克、香油3克）	番石榴100克	米饭130克，柿子椒炒肉（柿子椒60克、猪瘦肉50克），小白菜豆腐汤（小白菜50克、豆腐50克、香油3克）	梨100克	花卷75克，炒三丝（白萝卜50克、青笋50克、熟火腿20克），紫菜海米汤（紫菜20克、海米5克、香油3克）
周五	馒头75克，牛奶250克，白菜心拌海米（白菜心100克、海米5克、香油3克）	红枣100克	热汤面150克，肉炒茼蒿（茼蒿100克、猪瘦肉25克）	酸奶200克	烙饼75克，薏米粥100克，海带烧冬瓜（冬瓜200克、水发海带丝100克）
周六	牛奶250克，饭团80克，拌紫甘蓝（紫甘蓝50克、香油3克）	花生米15克	过水面100克，炒鲜蘑100克，肉末海带（猪瘦肉50克、水发海带100克）	苹果100克	米饭100克，鸡丁炒柿子椒（鸡丁25克，柿子椒100克），芹菜拌豆芽（芹菜、绿豆芽各25克、香油3克）
周日	无糖酸奶200克，咸面包75克，蔬菜沙拉（生菜、黄瓜各25克、香油2克）	葡萄100克	馒头100克，西芹百合（西芹100克、百合50克），南瓜炖牛肉（南瓜45克、牛肉80克）	西瓜100克	米饭100克，豆干炒苦瓜（苦瓜100克，豆腐干50克），清炒胡萝卜75克

再少一些胆固醇

	早餐	加餐	午餐	加餐	晚餐
周一	白面包75克，鸡蛋白50克，牛奶250克，拌魔芋黄瓜丝（魔芋50克、黄瓜丝50克）	杏仁20克	米饭130克，酱兔肉75克，香菇冬瓜素炒小白菜（香菇25克、冬瓜100克、小白菜50克）	西瓜100克	紫米馒头75克，小米粥100克，蒜蓉盖菜100克
周二	花卷75克，豆奶250克，小泥肠50克，拌海蜇胡萝卜丝（海蜇25克、胡萝卜丝60克）	葡萄60克	红豆饭130克，拌洋葱紫甘蓝丝100克，鲜蘑菠菜（菠菜100克、鲜蘑50克）	酸奶200克	玉米面饼75克，紫米粥100克，白菜豆腐（白菜50克，豆腐100克），蒜蓉蒿子秆150克
周三	全麦面包75克，鸡蛋白25克，酸奶拌芹菜豆腐丝（豆腐丝25克、芹菜100克、酸奶50克）	猕猴桃100克	牛肉西葫芦饺子150克，醋熘圆白菜50克，紫菜汤100克	香蕉100克	发糕75克，红薯粥100克，清炒鸡毛菜100克

续表

	早餐	加餐	午餐	加餐	晚餐
周四	南瓜饼75克，豆浆250克，拌木耳莴笋丝（水发木耳30克、莴笋丝100克）	牛奶150克	二米饭130克，萝卜羊肉汆丸子（萝卜100克，羊肉75克），蒜蓉茼蒿150克	橘子100克	杂豆面条75克，番茄炒茄丁（番茄60克，茄丁100克）
周五	千层饼50克，豆腐脑250克，拌小萝卜100克	芝麻糊100克	家常饼100克，炖小黄鱼75克，什锦西蓝花（西蓝花50克、菜花50克、胡萝卜25克、红辣椒25克）	草莓100克	煮玉米100克，百合绿豆粥100克，海带烧白菜（海带50克、白菜100克）
周六	豆包75克，燕麦片粥100克，火腿肠50克，拌土豆丝50克	柚子100克	米饭130克，酱牛蹄筋75克，白灼芥蓝100克，白菜豆腐汤（豆腐50克、芥蓝50克、白菜50克）	南瓜子20克	荞麦馒头75克，南瓜粥100克，清炒菜心150克
周日	果酱包75克，豆奶250克，培根30克，拌菠菜150克	荸荠100克	麻酱花卷130克，红烧沙丁鱼75克，大拌菜150克	榛子20克	葱花饼75克，八宝粥100克，油菜烧面筋（油菜150克、面筋50克）

注：本周食谱胆固醇含量< 200毫克/日。

这周可以少一点盐

	早餐	加餐	午餐	加餐	晚餐
周一	凤尾酥100克，牛奶150克，水果100克	苹果100克	二米饭130克，清蒸罗非鱼75克，蒜蓉西蓝花150克	奶酪干10克	炒河粉100克，炒生菜100克
周二	黑芝麻汤圆75克，豆浆250克，拌莴笋豆腐丝100克	葡萄60克	南瓜饭130克，冬瓜汆羊肉丸子（冬瓜100克、羊肉50克），炒豇豆150克	酸奶200克	葱花饼75克，芸豆粥100克，拌紫甘蓝丝150克
周三	芝麻桃酥75克，酸奶100克，拌彩柿子椒丝100克	橙子100克	牛肉胡萝卜饺子100克，玉米面粥100克，拌苦瓜80克	西瓜子20克	排骨米线100克，香菇豆腐（香菇30克，豆腐70克），拌黄瓜100克

续表

	早餐	加餐	午餐	加餐	晚餐
周四	年糕 50 克，牛奶 250 克，拌生菜 150 克	松子 20 克	米饭 130 克，炖鱼块 75 克，百合芦笋汤（百合 30 克、芦笋 50 克）	橘子 100 克	玉米面窝头 75 克，红薯粥 100 克，拌豌豆苗 50 克
周五	艾窝窝 75 克，豆奶 250 克，拌胡萝卜 50 克	草莓 100 克	鸡蛋韭菜馅饼 100 克，小米粥 100 克，炝拌圆白菜 50 克	香蕉 100 克	米饭 100 克，炖扁豆 100 克，拌柿子椒豆腐丝 150 克
周六	蛋糕 75 克，豆腐脑 250 克，木耳拌黄瓜（木耳 50 克，黄瓜 50 克）	麦片粥 100 克	荞麦面条 75 克，鲫鱼豆腐汤（鲫鱼 75 克、豆腐 100 克），炒豌豆尖 50 克	奶豆腐 100 克	芋头饼 75 克，小米粥 150 克，拌番茄 150 克
周日	茯苓饼 75 克，牛奶 250 克，拌土豆丝 50 克	火龙果 100 克	米饭 130 克，肉片丝瓜（肉片 50 克、丝瓜 100 克），紫菜汤 150 克	榛子 20 克	通心面 100 克，肉末豌豆（肉末 25 克、豌豆 50 克），拌豆腐 100 克

注：1. 根据病情需要限盐量并不一样，一般每人每天 1~5 克不等。

2. 因限盐后菜没有味，可以在出锅后再放盐，用盐量同等时，盐味会重些。

3. 可借用其他味道调味，如用番茄调味；用坚果调味：将坚果烤熟烤香，擀碎拌在菜里，起到调味作用；利用食物与食物之间的气味调味。

用醋和大豆来降脂

	早餐	加餐	午餐	加餐	晚餐
周一	全麦面包50克，豆浆250克，拌芹菜100克	柚子100克	二米饭130克，蒜蓉西蓝花150克，紫菜汤（紫菜5克，萝卜50克，醋10克）	醋泡豆（醋100克，豆子50克）	发糕50克，红枣紫米粥100克，虾皮豆腐150克，醋熘豆芽100克
周二	麻酱花卷75克，豆浆250克，拌蕨菜豆腐丝（蕨菜100克、豆腐丝50克）	葡萄60克	米饭130克，熘黑鱼片70克，海米西葫芦（海米5克，西葫芦100克，醋10克），海鲜汤150克	酸奶200克	馒头75克，小米山药粥100克，木耳炒青笋（青笋100克，水发木耳10克），拌黄瓜海蜇丝（黄瓜150克、海蜇丝50克，醋15克）
周三	芝麻饼75克，豆腐脑100克，酸奶100克，拌海带丝（海带丝100克、蒜末5克、醋10克）	橙子100克	三鲜水饺100克，拌苦瓜（苦瓜80克、醋10克、蒜20克），虾皮汤（虾皮5克、火腿15克、白菜心150克）	酸奶100克	荞麦馒头75克，绿豆粥150克，香菇白菜炖豆腐（香菇50克、白菜100克、豆腐50克）

续表

	早餐	加餐	午餐	加餐	晚餐
周四	面包50克，牛奶200克，醋拌裙带菜150克	奶豆腐100克	米饭130克，醋熘白菜150克，菠菜百合芦笋汤（菠菜100克、芦笋70克、百合30克）	橘子100克	玉米面窝头75克，薏米粥100克，蒜蓉蒸扇贝100克，拌麻酱油麦菜（油麦菜150克、麻酱20克、醋10克）
周五	豆沙包75克，豆奶250克，拌胡萝卜50克	草莓100克	三鲜包子100克，什锦菜花（白菜花50克、西蓝花50克、胡萝卜25克、红辣椒15克），虾皮汤150克	双皮奶100克	紫米馒头75克，南瓜粥150克，葱烧海参（海参70克、葱50克），拌芹菜香干（芹菜100克、芹菜50克、醋10克）
周六	银丝卷75克，豆腐脑200克，拌木耳黄瓜50克	火龙果100克	莜麦面条100克，鲫鱼豆腐汤150克（鲫鱼75克，豆腐75克），白灼芥蓝100克	奶豆腐100克	麻酱花卷75克，枸杞银耳粥（枸杞3克、水发银耳10克），拌小萝卜50克
周日	枣糕75克，豆浆200克，拌海蜇白菜丝100克	苹果100克	米饭130克，清蒸鲈鱼70克，蒜蓉蒿子秆100克，鸡蛋汤100克	榛子15克	烙饼75克，小米粥100克，海带炖豆腐（海带50克，豆腐50克），虾皮小白菜（虾皮3克，小白菜50克）

均衡摄入微量元素

	早餐	加餐	午餐	加餐	晚餐
周一	全麦面包50克，牛奶250克，拌藕片100克	柚子100克	二米饭130克，猪肉片洋葱（猪肉片50克、洋葱100克），紫菜汤（紫菜5克、白萝卜60克）	苹果100克	玉米面发糕75克，桂圆紫米粥100克，木耳炒油菜（木耳50克、油菜100克）
周二	麻酱花卷75克，豆浆250克，拌莴笋黄花菜（莴笋100克、黄花菜50克）	葡萄60克	红薯饭130克，猪肉炖扁豆（猪肉30克、扁豆100克），海米冬瓜白萝卜汤（海米5克、冬瓜50克、白萝卜50克、香油3克）	梨100克	馒头75克，小米山药粥150克，猪肉炖口蘑（猪肉40克、口蘑30克）
周三	芝麻饼75克，蒸蛋羹50克，酸奶250克，拌番茄100克	橙子100克	猪肉荠菜饺子100克，炒蒜薹150克，拌苦瓜80克，芦笋汤150克	香蕉100克	荞麦馒头75克，绿豆粥100克，拍黄瓜150克，香菇白菜（香菇50克、白菜100克）

续表

	早餐	加餐	午餐	加餐	晚餐
周四	白面包 50 克，牛奶 200 克，拌芹菜 150 克	圣女果 100 克	红豆饭 130 克，炖鱼块 75 克，鲜蘑菠菜（鲜蘑 50 克、菠菜 150 克）	橘子 100 克	玉米面窝头 75 克，红薯粥 150 克，小葱拌豆腐（豆腐 100 克、小葱 50 克、香油 3 克）
周五	豆沙包 75 克，燕麦片粥 150 克，拌胡萝卜银耳（胡萝卜 60 克、水发银耳 50 克）	草莓 100 克	鸡蛋韭菜包子 100 克，香菇炖鸡块（香菇 50 克、鸡块 70 克），虾皮汤 150 克（虾皮 5 克，白萝卜丝 50 克）	荸荠 100 克	紫米馒头 75 克，玉米粥 150 克，拌芹菜香干（芹菜 100 克、香干 50 克）
周六	银丝卷 75 克，豆腐脑 200 克，拌土豆丝 100 克	火龙果 100 克	杂面面条 75 克，雪里蕻烧鲫鱼（鲫鱼 75 克、雪里蕻 20 克），紫菜汤（紫菜 10 克、海米 5 克、香油 3 克）	哈密瓜 100 克	花卷 75 克，枸杞银耳粥 150 克，拌苋菜 150 克
周日	枣糕 50 克，牛奶 200 克，拌木耳黄瓜（水发木耳 50 克、黄瓜 50 克）	苹果 100 克	米饭 130 克，肉末豇豆 100 克（肉末 25 克，豇豆 75 克），蒜蓉蒿子杆 150 克，番茄鸡蛋汤（鸡蛋 50 克，番茄 60 克）	柿子 100 克	烙饼 75 克，红枣粥 150 克，醋熘土豆丝 200 克

高脂血症膳食控制这样吃

食物类别	限制量	可以选择的品种	减少或避免的膳食种类
肉类	75 克 / 日	猪瘦肉、牛肉、羊肉、去皮禽肉、鱼	肥肉、加工肉制品（肉肠类）、鱼子、鱿鱼、动物内脏
蛋类	3~4 个 / 周	鸡蛋、鹌鹑蛋、鸭蛋蛋清	蛋黄
奶类	250 克 / 日	牛奶、酸奶	全脂奶粉、奶酪等奶制品
食用油	20 克 / 日（2 平勺）	花生油、菜籽油、大豆油、葵花子油、色拉油、调和油、香油、橄榄油	棕榈油、猪油、牛油、羊油、奶油、鸡鸭油、黄油
油炸食品、糕点、甜食	建议不吃		油饼、油条、炸糕、奶油蛋糕、冰淇淋、雪糕
糖类	10 克 / 日（1 平勺）	红糖、白糖	
新鲜蔬菜	400~500 克 / 日	深绿叶菜、红黄色蔬菜	
新鲜水果	200 克 / 日	各种水果	加工果汁，加糖果味饮料
盐	6 克 / 日（半勺）		黄酱、豆瓣酱、咸菜
谷类	500 克 / 日（男） 400 克 / 日（女）	米、面、杂粮	含碳水化合物多的薯类
干豆	30 克 / 日	黄豆（或豆腐 150 克 / 日，油豆腐、豆腐泡、素什锦等 45 克 / 日）	

此方案是根据食物来源来指导患者限制食物摄入量，是对高脂血症患者膳食调整的总体要求，患者可根据自己的实际情况加以调整。

注：此表适用于体力或轻体力劳动且体重正常者。

附录

能显著降血脂的运动

除了科学合理的饮食，适当的运动也很重要，只有二者相辅相成，并配以合理的药物治疗，才可以有效帮助高脂血症患者降低血脂。

运动对机体的脂质代谢具有积极的影响，它能提高脂蛋白脂肪酶的活性，加速脂质的运转、分解和排泄。可是，并不是所有运动都能控制和降低血脂，如提哑铃、俯卧撑、排球、足球、快跑等无氧短促的运动。因为在做这些运动的过程中，肌肉无足够的氧气供应，血中脂肪不易消耗，因此也就无法改善高脂血症。只有选择有氧运动，才能显著降低血脂。

一般可采用的有氧运动有很多，如散步、慢跑、快走、爬山、跳绳、游泳、跳舞、做体操、打网球、骑自行车等，患者可根据自身的兴趣爱好，适当选用。

需注意的是，患者在进行体育运动之前应咨询医生，以防止意外情况的发生。此外，做有氧运动贵在坚持、有序、适度，要遵循循序渐进和持之以恒的原则，不可断断续续，也不能操之过急。

1. 选择自己喜欢的，这样有利于坚持下去。
2. 有氧运动要从热身开始，慢慢来。
3. 选择适宜的强度。如果运动影响呼吸，那就有点过了。强度适中的运动，运动后心率最好在 130~150 次 / 分钟，保持下去，运动后 3~5 分钟恢复正常。
4. 贵在坚持。每次至少持续 20~30 分钟，要长期坚持。
5. 肥胖者可以适当增加运动量。

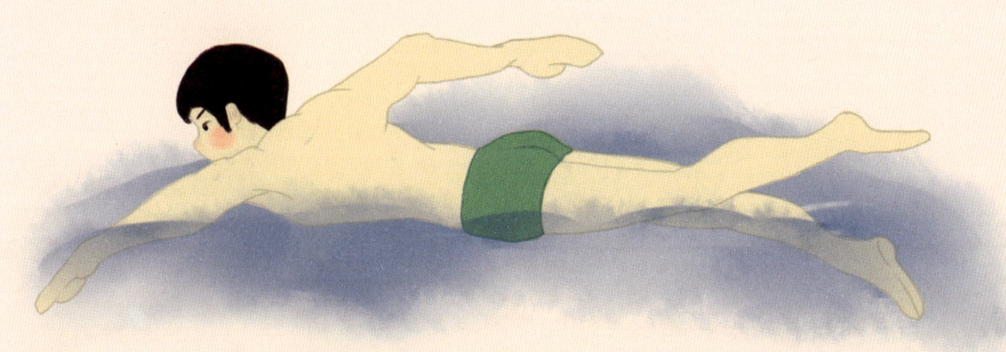

有氧运动要运动量、运动强度、运动方式等适宜，不能逞强。

运动法降血脂的注意事项

研究发现，运动疗法和饮食疗法相结合可以有效地减轻体重。而减轻体重和运动锻炼不仅促进胆固醇水平下降，而且会带来其他益处，如降低甘油三酯、升高高密度脂蛋白胆固醇、降低血压、减少冠心病的危险……所以，运动也是降血脂的必要手段。

有氧运动才降脂

高脂血症患者的运动锻炼方式以有氧为主，因为有氧运动可以增强肺活量，使“坏胆固醇”水平下降，“好胆固醇”水平上升，促进脂肪代谢，防止动脉硬化。

高脂血症患者可以根据自身情况，选择连续不断反复多次的活动，比如远足、慢跑、骑自行车、体操、太极拳、气功、游泳、爬山、乒乓球、羽毛球、网球、健身操等。

运动强度要合理

1. 运动的强度主要标志是运动时稍出汗，轻度呼吸加快，但不影响对话，早晨起床时感觉舒适，无持续的疲劳感或其他不适感为准。
2. 单纯高脂血症患者可保持中等强度运动量，每天做慢跑 3 ～ 5 千米的运动量。
3. 合并有轻度高血压（收缩压在 140~180 毫米汞柱及舒张压在 90~105 毫米汞柱）、肥胖症、糖尿病等疾病患者应根据自身情况进行运动，以运动时不发生明显的身体不适为原则，必要时应在医生监护下进行。

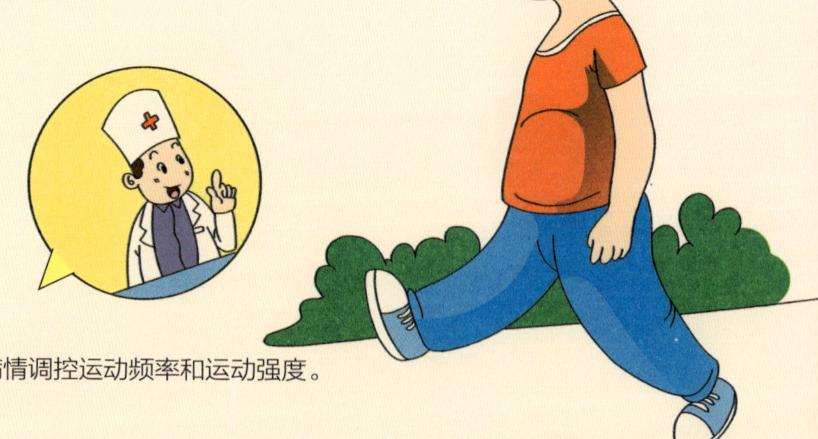

高脂血症患者要根据病情调控运动频率和运动强度。

④ 伴有重度高血压、严重心脏病（如急性心肌梗死、心力衰竭、严重心律失常等）、严重糖尿病以及严重肝肾功能不全者不宜擅自运动。

根据病情调控运动频率

关于运动频率，各研究不一。一般情况下高脂血症患者运动频率最低运动量为每周 5 次，最高的每周 7 次。但中老年高脂血症患者，疲劳后恢复的时间较长，因此运动频率应视自身情况增减，一般以一周 3~4 次为宜。

持之以恒的运动才有效

开始运动锻炼时，应慢慢逐渐增至所要求的运动量，循序渐进。降脂效果至少 6 周才会出来，但是一旦终止锻炼只要 4 天就会恢复到训练前状态。因此，高脂血症患者的运动锻炼要持之以恒，才能达到降脂效果。

运动时的注意事项

高脂血症患者要在运动锻炼过程中定期监测血脂，在锻炼期间注意运动、饮食和药物三者的协调。既要控制饮食，又要满足身体的营养需求，还要注意及时调整药物剂量，同时保持适量运动加速身体脂肪的代谢。

另外需要注意的是有些降脂药物兼具降压、降心率的作用，在制订运动强度时，如以心率为运动强度指标时尤其需注意。

附录

常见食材的胆固醇含量表

食物中胆固醇的含量，对高脂血症患者来说十分重要。无论什么类型的高脂血症患者都应保持每日食物胆固醇的摄入量 < 300 毫克。

标准：毫克 / 100 克

食物	胆固醇	食物	胆固醇
蛋奶类			
鸡蛋黄	1510	奶油	209
鸭蛋黄	608	牛奶	15
鹌鹑蛋	515	酸奶	15
动物内脏类			
鸡肝	356	猪肝	288
猪肾	354	猪小肠	183
羊肝	349	猪肚	165
水产品			
鱿鱼（干）	871	海蟹	125
银鱼	361	鳕鱼	114
鲍鱼	242	青鱼	108
河虾	240	生蚝	94
鳗鱼	177	黄鱼（大）	86
蛤蜊	156	平鱼	77
鲫鱼	130	带鱼	76
肉制品			
猪大排	165	鸡胸肉	82
鸡腿肉	162	山羊肉（冻）	81
猪小排	146	猪肉	80
鸡翅根	113	牛肉（后腿）	74
鸽肉	99	大腊肠	69
五花肉	98	牛里脊	63
鸭肉	94	兔肉	59
羊肉	92	牛瘦肉	58
牛肉	84	猪里脊	55